中医药文化与医患沟通：标准化病历

魏丹霞　付　义　张在倖　王　寅　葛元靖　主编

汕頭大學出版社

图书在版编目（CIP）数据

中医药文化与医患沟通 ： 标准化病历 / 魏丹霞等主编. -- 汕头 ： 汕头大学出版社， 2020.12
ISBN 978-7-5658-4250-4

Ⅰ. ①中… Ⅱ. ①魏… Ⅲ. ①医药卫生人员－人际关系学②病案－书写规则 Ⅳ. ①R192 ②R197.323

中国版本图书馆 CIP 数据核字（2020）第 262005 号

中医药文化与医患沟通：标准化病历

ZHONGYIYAO WENHUA YU YIHUAN GOUTONG BIAOZHUNHUA BINGLI

主　　编：魏丹霞　付　义　张在侼　王　寅　葛元靖
责任编辑：邹　峰
责任技编：黄东生
封面设计：李　静
出版发行：汕头大学出版社
广东省汕头市大学路 243 号汕头大学校园内　邮政编码：515063
电　　话：0754-82904613
印　　刷：廊坊市海涛印刷有限公司
开　　本：880mm × 1230mm　1/32
印　　张：15
字　　数：350 千字
版　　次：2020 年 12 月第 1 版
印　　次：2024 年 4 月第 1 次印刷
定　　价：88.00 元
ISBN 978-7-5658-4250-4

医患沟通问诊流程

一、准备

二、信息收集

三、信息给予

四、理解安慰病人

五、结束问诊

六、小结

目 录

一、内科

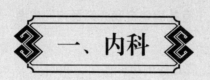

1. 眩晕（痰浊中阻）

李硕苗

一、准备（有礼貌地自我介绍及询问患者一般资料，工作等情况）

D：您好，我是您的接诊医生，我叫 ×××，请问您叫什么名字？

P：叫 ×××

D：您家住哪里？

P：学府路 ××× 号。

D：今年多大年龄？

P：52 岁。

D：您从事什么工作呢？

P：以前文员，现在退休。

D：您的联系电话是？

P：12345678910。

二、信息收集

1. 主诉：

D：请问哪里不舒服？

P：头晕，天旋地转，而且头昏昏沉沉，像裹着东西一样。

D：有多久了呢？

P：有 2 周了，最近这两天感觉更严重了。

D：您自己认为是什么原因呢？过去有过这种情况么？

P：检查过颈椎不太好，以前也有过头晕。

D：从发病到现在有去哪里诊疗过吗？做过哪些检查吗？诊断是什么？服用过药物没？效果怎么样？

P：以前在医院检查说颈椎病，也没具体治疗过，后来断断续续就偶尔头晕，也没有在意，最近感觉头晕晕沉沉，像包块布。

D：除了这个症状以外，还有哪里不舒服？还有别的症状吗？最近体力怎么样，有没有感觉累？

P：最近总恶心，吃不下饭，感觉胸前发闷，而且浑身没力气，不想动，爱躺着。

D：那平时血压怎么样？现在来我给你量个血压。

P：平时偶尔量，有一点高，也吃药。

D：最初由什么原因导致眩晕呢？（感染、生活方式、行为方式、饮食、劳累）最近有没有吃过多的辛辣刺激食物或者生气？

P：没有，我饮食比较清淡，也没生气。

2. 询问既往史：

D：您过去身体怎么样？有没有得过什么疾病吗？有过麻疹、水痘等传染病史吗？

P：之前一直挺好的，没什么病。无传染病史。

D：是否做过手术？是否输过血？

P：都没有。

D：接种过什么疫苗吗？什么时候接种的？

P：生后 1 周接种卡介苗，6 个月时服小儿麻痹糖丸，18 个月注射百日破三次联疫苗。

D：您是否对某些药物过敏？饮食方面呢？其他，比如有海鲜类的食物过敏吗？

P：没有。

3. 询问个人史：

D：有没什么特殊嗜好？平时吸烟、喝酒吗？喜欢吃辛辣刺激或者喜欢吃生冷寒凉食物吗？

P：没有。

D：经常居住的地方会潮湿吗？平时卫生习惯怎么样？

P：不会。卫生习惯还算正常吧，偶尔会有不注意。

D：平时月经周期准时吗？量多吗？颜色是淡还是深？

P：以前还挺正常，已经绝经了。

D：您的配偶有没有相关感染疾病呢？

P：没有。

D：您的婚姻状况是？

P：已婚。

D：是否有孩子？孩子身体状况挺好的吧？

P：有孩子，很健康。

三、信息给予

1. 解释诊断性操作的理论依据，如体格检查、实验室检查等

D：您最好再去拍一个颈椎六位片，更好地明确诊断。排除这个眩晕与颈椎有无关系，明确了才能更好地对症下药，还有血脂血糖，接下来我们将根据实际情况来共同确定治疗方案。谢谢您的配合。

P：好的。

D：看看舌苔（舌淡红，苔白腻）

摸摸脉象（脉濡滑）

常规检查（体温36.5℃，脉率80/min，呼吸24/min，血压150/94mmHg）

2. **告诉病人他 / 她目前身体情况，如体格检查、实验室检查的结果，解剖学异常诊断的结果**

X线颈椎六位片：颈椎退行性改变，颈4、5椎体向后移位。

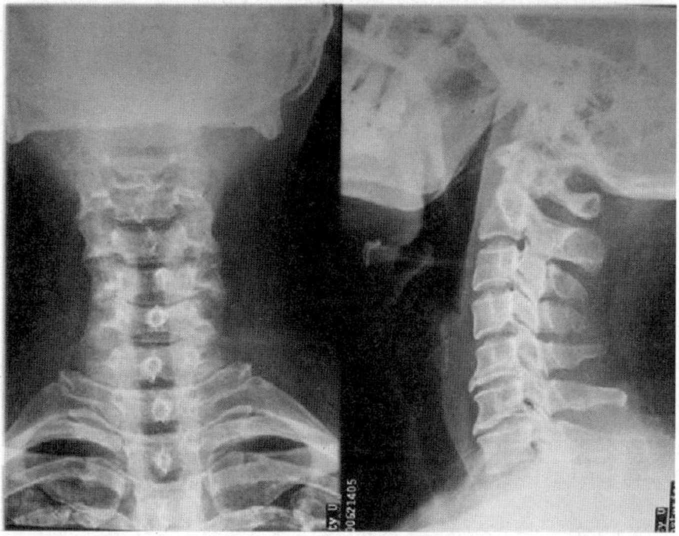

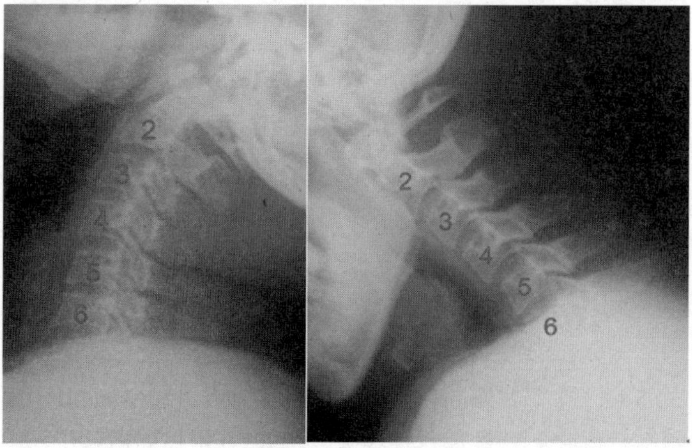

D：检查回来，根据您的X线结果和血脂结果，我认为您的初步诊断是眩晕，结合中医特点伴随呕恶，胸闷，乏力，舌淡苔白脉濡滑，可辩证为痰浊中阻证。西医是高血压病，颈椎病。

我先给您用中药内服，您一周后来随访。

四、理解安慰病人

（认同病人所付出的努力、所取得的成就、所需要克服的困难，如感谢病人的配合，体察病人的暗示、配合、默契）

D：您这次检查很配合，这个病不严重的，您不要有心理压力，但是也不能忽视它，有不舒服要及时就医，之后您可能需要注意按时吃药，给您用了中药方半夏白术天麻汤，每天一剂，早晚两次分服。禁止辛辣刺激或寒凉食物。我会关注您的病情。

五、结束问诊

（问病人是否还有其他的问题需要探讨，并进一步说明下一步的诊治方案）

治疗法则：化痰祛湿，健脾和胃

方药：半夏白术天麻汤

法半夏5g、天麻3g、茯苓3g、橘红3g、白术9g、甘草2g、生姜1片、大枣6g、远志3g、竹茹3g

3剂水煎服，日一剂，早晚温服，有变化随诊。

六、病例小结

×××，52岁，自觉眩晕2周加重2天，无任何治疗。体温36.5℃，脉率80/min，呼吸24/min，血压150/94mmHg）。X线颈椎六位片：颈椎退行性改变，颈4、5椎体向后移位。中医四诊：神志清，精神差，舌淡红，苔白腻，脉濡滑，指纹浮红。

中医诊断：眩晕——痰浊中阻证；西医诊断：高血压病，颈椎病。

治疗法则：化痰祛湿，健脾和胃

方药：半夏白术天麻汤

法半夏 5g、天麻 3g、茯苓 3g、橘红 3g、白术 9g、甘草 2g、生姜 1 片、大枣 6g、远志 3g、竹茹 3g

3 剂水煎服，日一剂，早晚温服，有变化随诊。

2. 眩晕（肾精不足证）

纪泽云

一、准备（有礼貌地自我介绍及询问患者一般资料，工作等情况）

D：你好，我是您的接诊医生，我姓 ×，现在针对您的病情向您了解一下相关情况，希望您配合。

P：好的。

D：请问您家住哪里？

P：学府路 ××× 号。

D：今年多大年纪？

P：67 岁。

D：您从事什么工作呢？

P：在昆明经营一家物流公司，现在老了，干不动了。

D：您的联系电话是？

P：12345678910。

二、信息收集

1. 主诉：

D：请问哪里不舒服？

P：头晕，天旋地转，而且头昏昏沉沉，耳朵总嗡嗡响，一整天都没什么精神，而且腰背总是酸软，推拿、按摩都做过，也总不见好。

D：有多久了呢？

P：这是老毛病了，我想想起码也有四五年了。最近这两天感觉更严重了，我这不是才来看嘛。

D：您自己认为是什么原因呢？过去有过这种情况么？

P：检查过颈椎不太好，以前也有过头晕。但是自从过了60大寿这毛病就越来越重了。

D：从发病到现在有去哪里诊疗过吗？做过哪些检查？诊断是什么？服用过药物没？效果怎么样？

P：以前在医院检查说颈椎病，也没具体治疗过。不过，年龄大了嘛，腰腿无力更是常有的事，也就没放在心上。

D：除了这个症状以外，还有哪里不舒服？还有别的症状吗？最近体力怎么样，有没有感觉累？

P：最近总是浑身没力气，整日昏昏沉沉，头晕眼花，对了还有耳朵边嗡嗡直响，什么活都干不了，不想动，爱躺着。嗯，最近眼睛又干又涩的，视力也下降得厉害。

D：那平时血压怎么样？现在来我给你量个血压。

血压测得：150/96mmHg

P：平时偶尔量，有一点高，也吃药。

2. 询问现病史：

D：最初由什么原因导致眩晕呢？（感染。生活方式、行为方式、饮食、劳累）

P：我也不知道，好像没。最近什么也没干啊，这是老毛病了，我也一直没放在心上。

3. 诊治经过：

D：从发病到现在有去哪里看过吗？

P：有的，以前在医院检查说颈椎病，也没具体治疗过，后来断断续续就偶尔头晕，也没有在意，最近感觉头晕晕沉沉，稍微走动就头晕眼花，耳朵也嗡嗡响，一天只想躺着，什么都干不了。

4. 病后一般状况：

D：饮食怎么样？

P：还行，正常。

D：最近体重有没有变化？

P：没什么变化。

D：大小便怎么样，有没有变化？

P：小便次数增多了，尤其晚上爱起夜，而且小便比较清长。

D：最近睡眠怎么样？

P：我的睡眠一直不好，老爱做梦，一晚上就像看电影一样，睡不好，白天一整天没有精神，可愁死我了。前段时间去开了几片安眠药晚上才勉强睡着。

D：这个问题有没有影响到您的生活工作？

P：怎么能没有，这毛病弄得一整天都没什么精神，我还有生意要管但是没有精力，现在只能在家待着，什么都干不了了。

5. 询问既往史：

D：您过去身体怎么样？有没有得过什么疾病吗？

P：之前一直挺好的，没什么病。

D：是否做过手术？

P：大约十年前吧，做过一回肾结石手术。

D：您是否对某些药物过敏？

P：没有。

D：饮食方面呢？比如有海鲜类的食物过敏吗？蛋白质、花粉等呢？

P：没有

6. 询问个人史：

D：做什么工作的？

P：在昆明开了一家物流公司，自己干。

D：有没什么特殊嗜好？平时吸烟、喝酒吗？

P：哎，生意总要应酬，算起来年轻时抽烟喝酒瘾都大，最近这两年身体不行了也才慢慢戒了。

D：（或者平时习惯晚睡）或者喜欢吃辛辣刺激或者喜欢吃生冷寒凉食物吗？

P：以前一周起码应酬两到三次，回家都到半夜了。现在倒是早早上床了可是却睡不着了。吃的么我不怎么挑。

D：经常居住的地方会潮湿吗？

P：年轻时家里条件不好住了几年平房，是有些返潮。这两年生意做得不错，家里条件好了都住上商品房了，再说还有暖气、空调，倒是一点也不潮。

D：平时卫生习惯怎么样？

P：卫生习惯还算正常吧，偶尔会有不注意。

D：性生活方面有影响吗？和以前比呢？

P：说起这个还真有些不好意思，年轻时候应酬不加节制，现在也是有心无力了。甚至最近还偶尔遗精，说起来真是惭愧。

D：您的配偶有没有相关感染疾病呢？

P：没有。

D：您的婚姻状况是？

P：已婚。

D：是否有孩子？孩子身体状况挺好的吧？

P：有一子一女，很健康。

三、信息给予

1. 解释诊断性操作的理论依据，如体格检查、实验室检查等

D：您最好再去拍一个颈椎六位片，更好地明确诊断。排除这个眩晕与颈椎有无关系，明确了才能更好地对症下药，还有血脂血糖，接下来我们将根据实际情况来共同确定治疗方案。谢谢您的配合。

P：好的。

D：看看舌苔（舌淡红，苔白腻）

摸摸脉象（脉濡滑）

常规检查（体温 36.5℃，脉率 80/min，呼吸 24/min，血压 150/94mmHg）

2. **告诉病人他 / 她目前身体情况，如体格检查、实验室检查的结果，解剖学异常诊断的结果**

X 线颈椎六位片：颈椎退行性改变，颈 4、5 椎体向后移位。

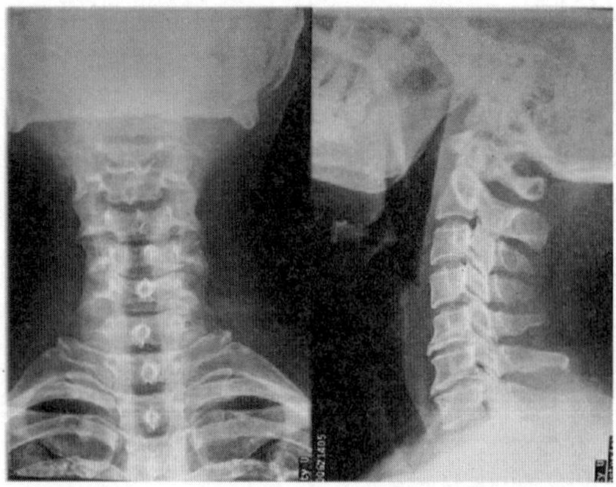

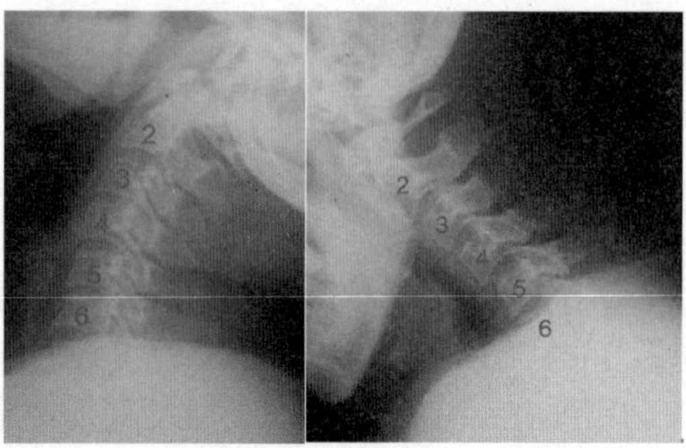

D：检查回来，根据您的X线结果和血脂结果，我认为您的初步诊断是眩晕，结合中医特点伴随呕恶，胸闷，乏力，舌淡苔白脉濡滑，可辩证为痰浊中阻证。西医是高血压病，颈椎病。

我先给您用中药内服，您一周后来随访。

四、理解安慰病人

（认同病人所付出的努力、所取得的成就、所需要克服的困难，如感谢病人的配合，体察病人的暗示、配合、默契）

D：您这次检查很配合，这个病不严重的，您不要有心理压力，但是也不能忽视它，有不舒服要及时就医，之后您可能需要注意按时吃药，给您用了中药方半夏白术天麻汤，每天一剂，早晚两次分服。禁止辛辣刺激或寒凉食物。我会关注您的病情。

五、结束问诊

（问病人是否还有其他的问题需要探讨，并进一步说明下一步的诊治方案）

治疗法则：化痰祛湿，健脾和胃

方药：半夏白术天麻汤

法半夏5g、天麻3g、茯苓3g、橘红3g、白术9g、甘草2g、生姜1片、大枣6g、远志3g、竹茹3g

3剂水煎服，日一剂，早晚温服，有变化随诊。

六、病例小结

×××，52岁，自觉眩晕2周加重2天，无任何治疗。体温36.5℃，脉率80/min，呼吸24/min，血压150/94mmHg。X线颈椎六位片：颈椎退行性改变，颈4、5椎体向后移位。中医四诊：神志清，精神差，舌淡红，苔白腻，脉濡滑，指纹浮红。

中医诊断：眩晕——痰浊中阻证；西医诊断：高血压病，颈椎病。

治疗法则：化痰祛湿，健脾和胃

方药：半夏白术天麻汤

法半夏 5g、天麻 3g、茯苓 3g、橘红 3g、白术 9g、甘草 2g、生姜 1 片、大枣 6g、远志 3g、竹茹 3g

3 剂水煎服，日一剂，早晚温服，有变化随诊。

3. 眩晕（气血亏虚）

韩智云

一、准备（有礼貌地自我介绍及询问患者一般资料，工作等情况）

1. 你好，我是您的接诊医生，我姓 ×，现在针对您的病情向您了解一下相关情况，希望您配合。

D：请问您家住哪里？

P：学府路 ××× 号。

D：您好，我叫 ×××，请问你叫什么名字？

P：我叫 ×××。

D：今年多大年纪？

P：52 岁。

D：您从事什么工作呢？

P：以前文员，现在退休了。

D：你的联系方式？

P：12345678910。

二、信息收集

1. 主诉：

D：请问哪里不舒服？

P：头晕，天旋地转，活动之后明显。平时身体乏力。

D：有多久了呢？

P：有 2 周了，最近这两天感觉更严重了。

D：您自己认为是什么原因呢？过去有过这种情况吗？

P：检查过颈椎不太好，以前也有过头晕。

D：从发病到现在有去哪里去诊疗过吗？做过哪些检查吗？诊断是什么？服用过药物没？效果怎么样？

P：以前在医院检查说颈椎病，也没具体治疗过，后来断断续续就偶尔头晕，也没有在意，最近感觉头晕无力，活动后加剧；稍劳作即感不适。

D：除了这个症状以外，还有哪里不舒服？还有别的症状吗？最近体力怎么样，有没有感觉累？

P：最近心慌，感觉胸前发闷，而且浑身没力气，不想动，不想说话，吃得少，腹胀。

D：那平时血压怎么样？现在来我给你量个血压。

血压测得：150/96mmHg

P：平时偶尔量，有一点高，也吃药。

2. 询问现病史：

3. 诊治经过：

4. 病后一般状况：

5. 询问既往史：

D：您过去身体怎么样？有没有得过什么疾病？

P：之前一直挺好的，没什么病。

D：是否做过手术？

P：没有。

D：您是否对某些药物过敏？

P：没有。

D：饮食方面呢？比如对海鲜类的食物过敏吗？蛋白质、花粉等？

P：没有。

6. 询问个人史：

D：有没什么特殊嗜好？平时吸烟、喝酒吗？喜欢吃辛辣刺激或者喜欢吃生冷寒凉食物吗？

P：没有。

D：经常居住的地方会潮湿吗？平时卫生习惯怎么样？

P：不会。卫生习惯还算正常吧，偶尔会有不注意。

D：平时月经周期准时吗？量多吗？颜色是淡还是深？

P：以前还挺正常，现在已经绝经了。

D：您的配偶有没有相关感染疾病呢？

P：没有。

D：您的婚姻状况是？

P：已婚。

D：是否有孩子？孩子身体状况挺好的吧？

P：有孩子，很健康。

三、信息给予

1. 解释诊断性操作的理论依据，如体格检查、实验室检查等

D：您最好再去拍一个颈椎六位片，更好地明确诊断。排除这个眩晕与颈椎有无关系，明确了才能更好地对症下药，还有血脂血糖，接下来我们将根据实际情况来共同确定治疗方案。谢谢您的配合。

P：好的。

D：看看舌苔（舌淡，苔白）。

摸摸脉象（脉细弱）

常规检查（体温 36.5℃，脉率 80/min，呼吸 24/min，血压 150/94mmHg）

2. 告诉病人他 / 她目前身体情况，如体格检查、实验室检查的结果、解剖学异常诊断的结果

检查回来，根据检查结果。

X 线颈椎六位片：颈椎退行性改变，颈 4、5 椎体向后移位。

检查回来，根据您的 X 线结果和血脂结果，我认为您的初步诊断是眩晕，结合中医特点伴随动则加剧，劳累即发，神疲乏力，倦怠懒言，舌淡苔白脉细弱，可辩证为气血亏虚证。西医是高血压病，颈椎病。

我先给您用中药内服，您一周后来随访。

四、理解安慰病人

（认同病人所付出的努力、所取得的成就、所需要克服的困难，如感谢病人的配合，体察病人的暗示、配合、默契）

五、结束问诊

（问病人是否还有其他的问题需要探讨，并进一步说明下一步的诊治方案）

六、病例小结

4. 眩晕（瘀血阻窍）

一、准备（有礼貌地自我介绍及询问患者一般资料，工作等情况）

D：您好，我是您的接诊医生，我叫 ×××，请问您叫什么名字？

P：叫 ×××。

D：您家住哪里？

P：雨花路 × 号。

D：今年多大年龄？

P：50 岁。

D：您从事什么工作呢？

P：在昆明一所学校工作，当老师。

D：您的联系电话是？

P：12345678910。

二、信息收集

1. 主诉：

D：请问哪里不舒服？

P：头晕还有点刺疼刺疼的，感觉房子在转，而且头昏昏沉沉，耳朵总感觉有蚊子在叫，记不住东西，晚上也睡不好，一天都没什么精神。

D：有多久了呢？

P：起码也有四五年了。最近这个把星期感觉更严重了，我这不是才来看嘛。

D：您自己认为是什么原因呢？过去有过这种情况么？

P：以前也有过头晕头疼。但是自从过了45岁头就是又晕又刺疼了。

D：从发病到现在有去哪里诊疗过吗？做过哪些检查吗？诊断是什么？服用过药物没？效果怎么样？

P：以前在医院检查说没啥子大毛病，也没治疗过。年龄大了腿脚不方便也是常有的事，也就没放在心上。

D：除了这个症状以外，还有哪里不舒服？还有别的症状吗？最近体力怎么样，有没有感觉累？

P：最近总是浑身没力气，整日昏昏沉沉，头晕眼花，对了还有耳朵边嗡嗡作响，什么活都干不了，不想动，爱躺着。眼睛也又干又涩的，视力也下降得厉害。

D：那平时血压怎么样？现在来我给你量个血压。

P：平时偶尔量，有一点高，也吃药。

D：最初由什么原因导致眩晕呢？比如感染、生活方式、行为方式、饮食、劳累等

P：我也不知道，最近什么也没干啊，这是老毛病了，我也一直没放在心上。

2. 询问现病史：

3. 诊治经过：

4. 病后一般状况：

5. 询问既往史：

D：您过去身体怎么样？有没有得过什么疾病吗？有过麻疹、水痘等传染病史吗？

P：之前一直挺好的，没什么病。无传染病史。

D：是否做过手术？是否输过血？

P：都没有。

D：接种过什么疫苗吗？什么时候接种的？

P：生后1周接种卡介苗，6个月时服小儿麻痹糖丸，18个月注射百日破三次联疫苗。

D：您是否对某些药物过敏？饮食方面呢？比如有海鲜类的食物过敏吗？

P：没有。

6. 询问个人史：

D：有没什么特殊嗜好？平时吸烟、喝酒吗？喜欢吃辛辣刺激或者喜欢吃生冷寒凉食物？

P：哎，年轻时抽烟、喝酒瘾都大，最近这两年身体不行了才慢慢戒了。以前带高三毕业班，批完作业回家都到半夜了。现在倒是早早上床了可是却睡不着了。吃的么我不怎么挑。

D：经常居住的地方会潮湿吗？平时卫生习惯怎么样？

P：不会。卫生习惯还算正常吧，偶尔会有不注意。

D：您的配偶有没有相关感染疾病呢？

P：没有。

D：您的婚姻状况是？

P：已婚。

D：是否有孩子？孩子身体状况挺好的吧？

P：有个女儿，很健康。

三、信息给予

1. 解释诊断性操作的理论依据，如体格检查、实验室检查等

D：您最好再去拍一个头颅 CT，更好地明确诊断。排除这个眩晕与头颅病变有无关系，明确了才能更好地对症下药，还有血脂血糖，接下来我们将根据实际情况来共同确定治疗方案。谢谢您的配合。

P：好的。

D：看看舌苔（面唇紫暗，舌暗有瘀斑）。摸摸脉象：脉涩。

常规检查：体温 37℃，脉率 70/min，呼吸 22/min，血压 150/98mmHg

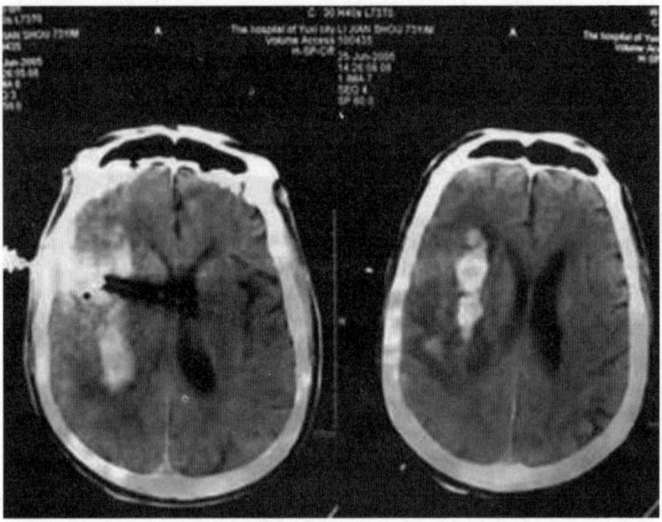

2. 告诉病人他 / 她目前身体情况，如体格检查、实验室检查的结果，解剖学异常诊断的结果

检查回来，根据您的 CT 结果和血脂结果，我认为您的初步诊断是眩晕，结合中医特点伴随失眠，耳鸣，乏力，面唇紫暗，舌暗有瘀斑，可辩证为瘀血阻窍证。

我先给您用中药内服，您一周后来随访。

四、理解安慰病人

（认同病人所付出的努力、所取得的成就、所需要克服的困难，如感谢病人的配合，体察病人的暗示、配合、默契）

您这次检查很配合，这个病不严重的，您不要有心理压力，但是也不能忽视它，有不舒服要及时就医，之后您可能需要注意按时吃药，个人卫生方面也要注意了。就当是趁着这段日子好好养养身体吧，工作方面的事就尽量放放吧，操心太多也伤神啊。给您用了中药方通窍活血汤，在这里开成汤剂，日一剂，早晚分服。服药期间禁性生活，禁辛辣刺激或寒凉食物。关于你的高血脂，也不要怕，要长期综合治疗，强调以控制饮食及体育锻炼为主。你出去药店买点花茶喝喝：生首乌、生山楂、草决明、冬瓜皮、乌龙茶这些泡水喝，饮食呢话平时就少吃动物肝脏这些了，要低油低脂。我会关注您的病情。

五、结束问诊

（问病人是否还有其他的问题需要探讨，并进一步说明下一步的诊治方案）

您今天是因为眩晕来就诊，这种情况已经持续 5 年，近日症状加重。

D：通过刚才和您的交流，您的中医诊断是眩晕（瘀血阻窍证）。西医诊断高血压病 I 级高血脂。

治疗法则：祛瘀生新，活血通窍。

方药：通窍活血汤加减

川芎 24g	赤芍 10g	桃仁 9g
红花 6g	白芷 9g	菖蒲 12g

老葱 6g　　当归 10g　　地龙 6g
全蝎 6g
3 剂水煎服，日一剂，早晚温服。

六、病例小结

×××，男，50 周岁，因头晕头疼，为刺痛，耳鸣耳聋，失眠健忘，精神不振，遂来我院就诊，主诉：头晕头痛 5 年，加重伴耳鸣一周。血压 150/98mmHg。

辅助检查：头颅 CT 未见异常。血脂：总胆固醇 6.5mmol/L；甘油三酯 1.7mmol/L；低密度脂蛋白 3mmol/L；高密度脂蛋白 2mmol/L。

中医四诊：神清，精神差，面唇紫暗，舌暗有瘀斑，脉涩。

中医诊断：眩晕（瘀血阻窍证）。

西医诊断：高血压病 I 级高血脂。

治则：祛瘀生新，活血通窍。

方药：通窍活血汤加减

川芎 24g　　赤芍 10g　　桃仁 9g
红花 6g　　白芷 9g　　菖蒲 12g
老葱 6g　　当归 10g　　地龙 12g
全蝎 6g
3 剂水煎服，日一剂，早晚温服。

5. 高血压：头痛（肝阳上亢证）

一、准备（有礼貌地自我介绍及询问患者一般资料，工作等情况）

D：请问您家住哪里？

P：雨花路。

D：您好，我叫 ×××，请问你叫什么名字？

P：我叫 ×××。

D：今年多大年纪？

P：23 岁。

D：您从事什么工作呢？

P：学生。

D：您的联系方式？

P：12345678910。

二、信息收集

1. 主诉：

D：请问哪里不舒服？

P：头胀痛，耳鸣，天旋地转，恼怒后明显。平时口干口苦。

D：有多久了呢？

P：有 2 周了，最近这两天感觉更严重了。

D：您自己认为是什么原因呢？过去有过这种情况吗？

P：检查过血压有点高，以前也有过头痛。

D：从发病到现在有去哪里诊疗过吗？做过哪些检查？诊

断是什么？服用过药物没？效果怎么样？

P：以前在医院检查说血压偏高，也没具体治疗过，后来断断续续就偶尔头痛，也没有在意，最近感觉头胀痛，运动后加剧。

D：除了这个症状以外，还有哪里不舒服？还有别的症状吗？最近体力怎么样，有没有感觉累？

P：最近失眠，感觉耳鸣，烦躁。

D：那平时血压怎么样？现在来我给你量个血压。

血压测得：180/94mmHg

P：平时偶尔量，有一点高，也吃药。

2. 询问现病史：

3. 诊治经过：

4. 病后一般状况：

5. 询问既往史：

D：您过去身体怎么样？有没有得过什么疾病吗？

P：之前一直挺好的，没什么病。

D：是否做过手术？

P：没有。

D：您是否对某些药物过敏？

P：没有。

D：饮食方面呢？比如有海鲜类的食物过敏吗？蛋白质、花粉等？

P：没有。

6. **询问个人史：**

D：有没什么特殊嗜好？平时吸烟、喝酒吗？喜欢吃辛辣刺激或者喜欢吃生冷寒凉食物？

P：口味重，经常喝酒。

D：经常居住的地方会潮湿吗？平时卫生习惯怎么样？

P：不会。卫生习惯还算正常吧，偶尔会有不注意。

D：平时月经周期准时吗？量多吗？颜色是淡还是深？

P：还挺正常。

D：您的婚姻状况是？

P：未婚。

三、信息给予

1. 解释诊断性操作的理论依据，如体格检查、实验室检查等

D：您最好再去拍一个头颅 CT，更好地明确诊断。排除这个头痛与颅脑病变有无关系，明确了才能更好地对症下药，还有血脂血糖，接下来我们将根据实际情况来共同确定治疗方案。谢谢您的配合。

P：好的。

D：看看舌苔（舌红苔黄）。

摸摸脉象（脉弦）。

常规检查（体温 36.5℃，脉率 80/min，呼吸 24/min，血压 180/94mmHg）

2. 告诉病人他 / 她目前身体情况，如体格检查、实验室检查的结果，解剖学异常诊断的结果

检查回来，根据检查结果。

头颅 CT：未见明显异常。

检查回来，根据您的血压结果和血脂结果，我认为您的初步诊断是头痛，结合中医特点伴随动则加剧，耳鸣，失眠，舌红苔黄脉弦，可辩证为肝阳上亢证。西医是高血压病。

我先给您用中药内服，您一周后来随访。

四、理解安慰病人

（认同病人所付出的努力、所取得的成就、所需要克服的困难，如感谢病人的配合，体察病人的暗示、配合、默契）

您这次检查很配合，这个病不严重的，您不要有心理压力，但是也不能忽视它，有不舒服要及时就医，之后您可能需要注意按时吃药，给您用了中药方天麻钩藤饮，每天一剂，早晚两次分服。禁辛辣刺激或寒凉食物。我会关注您的病情。

五、结束问诊

（问病人是否还有其他的问题需要探讨，并进一步说明下一步的诊治方案）

治疗法则：平肝潜阳，清火熄风。

方药：天麻钩藤饮

天麻 15g	钩藤 9g	益母草 15g
桑寄生 9g	栀子 6g	黄芩 15g
石决明 9g	杜仲 6g	牛膝 6g
茯神 9g	夜交藤 6g	

3 剂水煎服，每日一剂，早晚温服。

六、病例小结

×××，23 岁，自觉头痛 2 周加重 2 天，无任何治疗。血压 180/94mmHg）。头颅 CT：未见明显异常。中医四诊：神志清，精神差，舌红，苔黄，脉弦。

中医诊断：眩晕——肝阳上亢证；西医诊断：高血压病，

颈椎病。

治疗法则：平肝潜阳，清火熄风

方药：天麻钩藤饮

天麻 15g	钩藤 9g	益母草 15g
桑寄生 9g	栀子 6g	黄芩 15g
石决明 9g	杜仲 6g	牛膝 6g
茯神 9g	夜交藤 6g	

3 剂水煎服，每日一剂，早晚温服。

6. 不寐（心脾两虚证）

一、准备（有礼貌地自我介绍及询问患者一般资料，工作等情况）

D：您好，我是您的接诊医生，我叫 ×××，请问你叫什么名字？

P：叫 ×××

D：您家住哪里？

P：学府路 ××× 号。

D：今年几岁？做什么职业？

P：33 周岁。是一名高中老师。

D：联系电话是？

P：12345678910。

二、信息收集

1. 主诉：

D：您觉得哪里不舒服？

P：我主要是夜里睡不着觉，好不容易睡着了又容易醒，醒了就再难入睡了。一般只能睡 3 个小时。

D：能告诉我这种症状持续多长时间了吗？

P：大概有半年多了，尤其近 1 月来愈发严重，有时彻夜难眠。

D：你有没有找医生看过或到医院检查过？

P：开始没有，只是自己在家休息，后来在我们当地医院看过，医生说是失眠，做过针灸、理疗，还有吃药。

D：效果怎么样，后来又发生过这种情况吗？

P：经过治疗后好转，但最近教学任务重，压力比较大，又开始睡不着觉了。

D：除了刚刚说的症状，还有其他不舒服吗？

P：嗯，有时感觉心慌，头晕，浑身没劲，比较疲惫，食欲也不太好。

D：平时身体好吗？

P：从小身体就比较弱，比较容易生病。

D：大小便呢？

P：最近有些拉肚子，感觉肚子胀胀的，不太舒服，小便还可以。

D：平时月经情况还好吗，量怎么样，颜色呢？

P：平时月经量少，颜色比较淡。

D：体重有没有改变？

P：没有太大变化

2. 询问现病史：

3. 诊治经过：

4. 病后一般状况：

5. 询问既往史：

D：您有高血压，糖尿病吗？

P：没有。

D：您有心脏病吗？

P：不知道，没检查过。

D：您的头部有没有受过伤或者做过手术？

P：没有。

D：有没有去过外地，比如说血吸虫或其他什么疫区？

患者：没有。

D：你过去身体怎么样？有没有得过什么疾病吗？有过麻疹、水痘等传染病史吗？

P：之前一直挺好的，没什么病。无传染病。

D：是否做过手术？是否输过血？

P：都没有。

D：您是否对某些药物过敏？

P：没有。

D：饮食方面呢？比如有海鲜类的食物过敏吗？

P：没有。

6. 询问个人史：

三、信息给予

1. 解释诊断性操作的理论依据如体格检查、实验室检查等

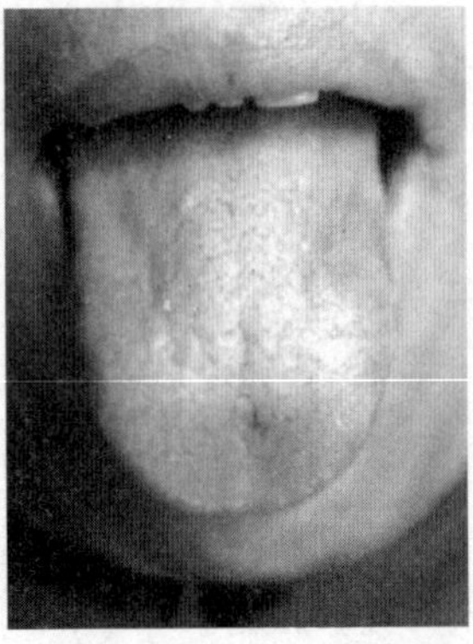

D：建议您去做个脑电图，更好地明确诊断。明确了才能更好地对症下药。

P：好的。

D：现在，请您伸舌我给您看下舌象，请配合一下。

P：好的。

D：好的，现在请您将手臂放在诊垫儿上，我给你您把下脉。

（舌淡红，苔薄白）

（脉细无力）。

常规检查（体温 36℃，脉率 120/min，

呼吸 39/min，血压 110/70mmHg）

2. 告诉病人他 / 她目前身体情况，如体格检查、实验室检查的结果，解剖学异常诊断的结果

检查回来，根据检查结果指数正常。

D：根据您的症状和体征以及检查结果，您的失眠是由于心脾两虚引起的，我给您开个方子先吃一个礼拜看看效果。

四、理解安慰病人

（认同病人所付出的努力、所取得的成就、所需要克服的困难，如感谢病人的配合，体察病人的暗示、配合、默契）

D：您这次检查很配合，这个病不严重的，您不要有心理压力，但是也不能忽视它，有不舒服要及时就医，之后您可能需要注意按时吃药，一会儿去药房取药就可以了，每日两次，早晚分服。另外还需注意保持平日心情愉快，工作上不要给自己太大压力，适当进行些体育锻炼，跑步呀，跳绳呀等等。

P：好的，谢谢您。

五、结束问诊

（问病人是否还有其他的问题需要探讨，并进一步说明下一步的诊治方案）

D：您是否还有不清楚的地方呢？

P：没有了，谢谢医生。

D：您今天是因为睡眠质量差来就诊，这种情况已经持续半年。

通过刚才和您的交流，予以补益心脾，养血安神的治疗

法则。

方药：归脾汤

党参 9g	蜜黄芪 9g	白术 9g
茯神 9g	当归 9g	枣仁 6g
远志 6g	阿胶 3g	焦山栀 3g
丹皮 3g	广木香 3g	龙眼肉 5 枚
炙甘草 10g		

六、病例小结

×××，33 周岁，失眠半年，加重一月就诊。未经系统治疗。脑电图是正常。

中医四诊：神志清，精神差，舌淡红，苔薄白，脉细无力。

中医诊断：不寐，心脾两虚证；西医诊断：神经官能症。

治疗法则：补益心脾，养血安神

方药：归脾汤

党参 9g	蜜黄芪 9g	白术 9g
茯神 9g	当归 9g	枣仁 6g
远志 6g	阿胶 3g	焦山栀 3g
丹皮 3g	广木香 3g	龙眼肉 5 枚
炙甘草 10g		

3 剂，水煎服，日一剂，早晚分服。

7. 不寐（心胆气虚证）

一、准备（有礼貌地自我介绍及询问患者一般资料，工作等情况）

D：我是医生，现在来了解一下您的病情，希望您能配合一下。

P：好的。

D：请问您的姓名，多大年龄？

P：我叫 ×××，今年 23 岁。

D：您是从事什么职业的？

P：我是银行职员。

二、信息收集

1. **主诉：**

D：您觉得哪里不舒服？

P：我最近主要是睡不着觉，总是心慌得厉害。

D：能告诉我还有什么其他症状吗？

P：我特别愿意出汗，有时候感觉喘不上气，还感觉特别累，还有总是感觉一激灵，胆儿越来越小了，做什么事情都提不起精神。

2. **询问现病史：**

D：这个病从什么时间开始的？

P：大概有 4 年多了，但以前没有这么明显，最近越来越严重，尤其近 1 月来更加难以入睡。

D：能说一下当时的情况吗？

P：当时可能是学习压力大，就慢慢地睡不着觉了，我没有在意，以为是太累了，过两天就好了。

D：您能详细形容一下是什么原因导致睡不着的吗？

P：开始是因为在学校要考试，总是紧张，从小就总心慌，不能受惊吓，最近是跑业务太忙了，晚上也睡不着，白天更没有精神了。

D：有发烧吗？

P：没有。

D：小便怎么样？

P：感觉尿比较清长。

3. 诊治经过：

D：你有没有找医生看过或到医院检查过？

P：开始没有，只是自己在家休息，后来在我们当地医院看过，医生说是失眠，做过针灸、理疗，还有吃药。

D：效果怎么样，后来又发生过这种情况吗？

P：经过治疗后好转，但后来又严重了。

D：一般在什么时间发生？

P：就是每当业务忙的时候就更失眠了。

D：请您说一下加重的表现。

P：就是喘不上气，还感觉心神不定的。

D：平时身体好吗？

P：一般。

D：这些天精神怎么样？

P：还可以。

D：吃饭怎么样？

P：还可以。

D：体力、体重有没有改变？

P：没什么变化。

4. 病后一般状况：

5. 询问既往史：

D：过去身体怎么样？

P：还可以。

D：您有高血压吗？

P：没有。

D：您有心脏病吗？

P：不知道，没检查过。

D：您有没有受过伤或者做过手术？

P：没有。

D：您有什么药物过敏吗？

P：青霉素。

D：青霉素过敏什么表现？

P：出些皮疹。

6. 询问个人史：

D：有没有去过外地，比如说血吸虫或其他什么疫区？

P：没有。

D：平时月经情况还好吗？

P：平时月经很规律。

D：您家里其他人身体好吗？

P：很好，没有什么。

D：您还有其他什么不舒服吗？

P：没了。

三、信息给予

1. 解释诊断性操作的理论依据，如体格检查、实验室检查等

看看你的舌苔（舌淡），摸摸你的脉象（脉弦细）。

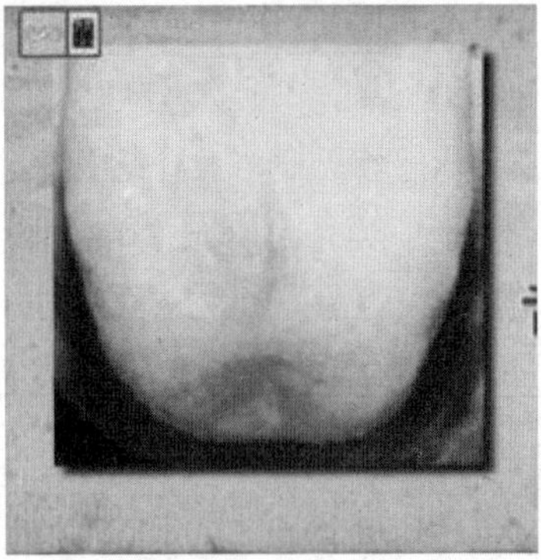

专科检查：好的，我先给您量个血压，因为您有心慌心悸的表现，之后还要去电生理科做个心电图检查。还有您喘不上气的话，需要先拍个胸片看看。我给您开个单子，那这些去挂号处交费再去相应科室做检查，最后拿结果到我这来即可。

2. 告诉病人他/她目前身体情况，如体格检查、实验室检查的结果，解剖学异常诊断的结果

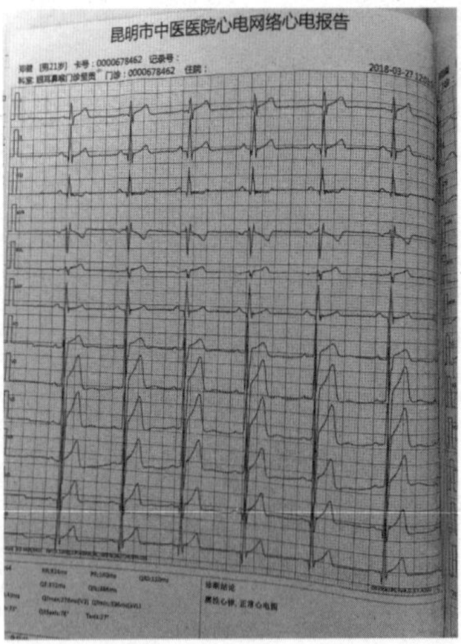

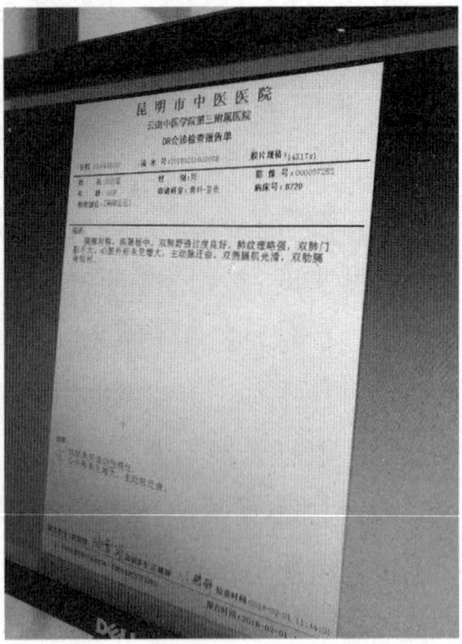

D：根据您的检查结果，您的心肺暂时没有什么问题。您这个是失眠，中医辨病是不寐，证属心胆气虚。心胆气虚，痰浊内扰心窍，故心神不安，不寐多梦，易于惊恐而心悸；气虚则气短倦怠，易汗出，小便清长。我给您开个方子主要是益气镇惊，安神定志的，先吃一个礼拜看看效果，好吧？

P：好的。

四、理解安慰病人

（认同病人所付出的努力、所取得的成就、所需要克服的困难，如感谢病人的配合，体察病人的暗示、配合、默契）

D：您这次检查很配合，这个病不严重的，您不要有心理压力，但是也不能忽视它，有不舒服要及时就医，之后您可能需要注意按时吃药，一会儿去药房取药就可以了，每日三次，早中晚分服。另外还需注意保持平日心情愉快，工作上不要给自己太大压力，适当进行锻炼。

P：好的，谢谢您。

五、结束问诊

（问病人是否还有其他的问题需要探讨，并进一步说明下一步的诊治方案）

D：您是否还有不清楚的地方呢？

P：没有了，谢谢医生。

六、病例小结

D：您今天是因为睡眠质量差来就诊，这种情况已经持续 4 年，加重 1 个月。

通过刚才和您的交流，给您中医诊断是不寐，心胆气虚型，西医诊断为神经官能症。

治疗法则：益气镇惊，安神定志。

方药：安神定志丸合酸枣仁汤加减。

远志 6 克	石菖蒲 5 克	茯神 15 克
茯苓 15 克	朱砂 2 克（冲服）	龙齿 25 克（先煎）
党参 9 克	酸枣仁（炒）15g	知母 6 克
川芎 6g	甘草 6g	

以上诸药，纳入罐中，以水 800mL，浸泡 20min，文火煮沸 15min，头煎取汁 150mL，二煎取汁 150mL，两煎相混，分三次温服，日煎一剂，忌酸冷。

8. 不寐——心肾不交证

一、准备（有礼貌地自我介绍及询问患者一般资料，工作等情况）

D：您好，我是您的接诊医生，我叫 ×××，请问您叫什么名字？

P：叫 ×××

D：您家住哪里？

P：昆明市呈贡区。

D：今年多大年龄？

P：50 岁。

D：您从事什么工作呢？

P：以前是工厂里流水线员工，现在退休。

D：您的联系电话是？

P：12345678910。

二、信息收集

1. 主诉：

D：请问哪里不舒服？

P：我长期失眠。

D：有多久了呢？

P：十年了吧。

D：您是难以入睡还是晚上梦多或是睡后易醒？

P：难以入睡，睡着之后梦特别多。

D：那您还有没有什么不舒服？

P：心烦，头昏，腰酸，有时候也有耳鸣。

D：除了这个症状以外，还有哪里不舒服？还有别的症状么？最近体力怎么样，有没有感觉累？

P：腿软，乏力，一活动就出汗，老感觉热，手心脚心发热。最近还长口疮。

D：有去别的地方看看吗，做了什么治疗没有？

P：去西医院看过，医生开的安定。

2. 询问现病史：

3. 诊治经过：

4. 病后一般状况：

5. 询问既往史：

D：您过去身体怎么样？有没有得过什么疾病吗？有过麻疹、水痘等传染病史吗？

P：没有。

D：有糖尿病心脏病么？

P：没有。

D：是否做过手术？是否输过血？

P：都没有。

D：接种过什么疫苗吗？什么时候接种的？

P：生后1周接种卡介苗，6个月时服小儿麻痹糖丸，18个月注射百日破三次联疫苗。

D：您是否对某些药物过敏？饮食方面呢？比如对海鲜类的食物过敏吗？

P：没有。

6. 询问个人史：

D：有没什么特殊嗜好？平时吸烟、喝酒吗？

P：不抽烟不喝酒。

D：平时月经周期准时吗？量多吗？颜色是淡还是深？有没有痛经？

P：一直很正常，不痛经。现在已经绝经了。

D：您的婚姻状况是？

P：已婚。

D：您的配偶有没有相关感染疾病呢？

P：没有。

D：是否有孩子？孩子身体状况挺好的吧？

P：没有。

D：有糖尿病心脏病么？

P：没有。

D：是否做过手术？是否输过血？

P：都没有。

D：接种过什么疫苗吗？什么时候接种的？

P：生后1周接种卡介苗，6个月时服小儿麻痹糖丸，18个月注射百日破三次联疫苗。

D：您的婚姻状况是？

P：已婚。

D：您的配偶有没有相关感染疾病呢？

P：没有。

D：是否有孩子？孩子身体状况挺好的吧？

P：有两个孩子，一男一女，都很健康。

D：您的爷爷奶奶、父母兄弟有没有得过高血压呢？

P：我母亲和外婆得高血压，并且我外婆是因为中风脑出血去世的。

三、信息给予

1. 解释诊断性操作的理论依据，如体格检查、实验室检查等

D：看看舌苔（舌质红，少苔）摸摸脉象（脉弦数）

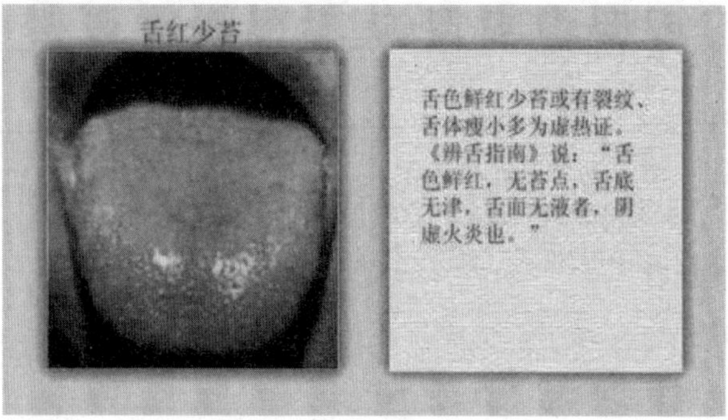

常规检查（体温 36.5℃，脉率 80/min，呼吸 20/min，血压 135/80mmHg）

D：您最好先做一个脑部磁共振扫描，CT 扫描，脑血管造影，心电图，血常规，尿常规，血糖，肝功能，肾功能，凝血功能，电解质。接下来我们将根据实际情况来共同确定接下来的治疗方案。谢谢您的配合。

P：好的。

2. 告诉病人他 / 她目前身体情况，如体格检查、实验室检查的结果，解剖学异常诊断的结果

根据检查结果：各种检查结果正常

我认为您的初步诊断是中风，结合中医学特点伴头晕头痛，耳鸣，面红，舌质红苔薄黄，脉弦细，可辩证为风阳上扰证。西医是脑梗塞（右侧基底节区），高血压病。

四、理解安慰病人

（认同病人所付出的努力、所取得的成就、所需要克服的困难，如感谢病人的配合，体察病人的暗示、配合、默契）

现在确诊您确实是不寐了。您这次检查很配合，这个病不严重的，您不要有心理压力，现代中医对于不寐的治疗是非常成熟的。配合医生的治疗，您的病一定会好起来的。

五、结束问诊

（问病人是否还有其他的问题需要探讨，并进一步说明下一步的诊治方案）

治疗法则：滋阴清热，交通心肾

方药：交泰丸加减

天门冬 15g	麦冬 15g	生地黄 15g
玄参 15g	紫丹参 20g	当归 12g
茯神 20g	五味子 10g	远志 12g
柏子仁 20	炒枣仁 10g	

水煎服，日一剂，早晚温服，慎起居，适寒温，不适随诊。

六、病例小结

×××，50 岁，因“失眠十余年”前来就诊。体温 36.5℃，脉率 80/min，呼吸 24/min，血压 135/80mmHg

中医四诊：神志清楚，精神尚可，面色暗黄，体形中等，言语清晰，语声如常，体态自如，自动体位，表情自然，刻下未闻及咳嗽、呕吐、呃逆等各种声响，未闻及异常异味，舌质红，苔少，脉弦细。中医诊断：不寐—心肾不交；西医诊断：失眠

治疗法则：滋阴清热，交通心肾

方药：交泰丸加减

天门冬 15g	麦冬 15g	生地黄 15g
玄参 15g	紫丹参 20g	当归 12g
茯神 20g	五味子 10g	远志 12g
柏子仁 20	炒枣仁 10g	

水煎服，日一剂，早晚温服，慎起居，适寒温，不适随诊。

9. 不寐——肝郁化火证

一、准备（有礼貌地自我介绍及询问患者一般资料，工作等情况）

D：您好，我是您的接诊医生，我姓吴，请问您叫什么名字？

P：我叫 ××。

D：请问你家住哪里？

P：呈贡区景明南路 ×× 号。

D：今年多大年纪？

P：36 岁。

D：请问你从事什么工作？

P：银行职员。

D：您的电话号码是多少？

P：12345678910。

二、信息收集

1. 主诉：

D：请问您哪里不舒服？

P：我最近睡眠不好。

D：有多久了？

P：差不多有半个月左右了。

D：有没有什么明显的诱因？

P：好像没有什么明显的诱因，不过生气之后晚上睡眠就更不好了。

D：从发病到现在有没有去哪里诊治过？做过什么检查？诊断是什么？服用过什么药物？效果怎么样？

P：没有去哪里诊治过，前两天去一个按摩店按摩了一下头部，感觉有一点点好转但效果不明显。

D：除了这些症状，还有哪里不舒服吗？

P：平时比较容易生气，生气的时候感觉头部胀痛，还容易口干口苦。

D：最近饮食如何？大小便咋样？

P：最近饮食不是很好，吃不下什么饭，有点便秘，小便有点黄。

2. 询问现病史：

3. 诊治经过：

4. 病后一般状况：

5. 询问既往史：

D：您以往身体状况怎么样？有没有得过什么病？有没有结核、麻疹等传染病史？

P：以往身体状况还可以，大概 20 多年前得过伤寒。

D：有没有药物及食物过敏史？有没有接种过疫苗？

P：没有。

6. 询问个人史：

D：出生于什么地方？居住的地方潮湿吗？有没有接触一些放射性物质？

P：出生于本地，其他没有。

D：平时有没有什么特殊嗜好，有没有吸烟、饮酒等嗜好？

P：没有。

D：第一次来月经是什么时候？平时多久来一次月经？经期一般是多少天？量多不多，颜色淡还是深？

P：14 岁来的月经，差不多一个月来一次，一般是 5 天左右，颜色、量都还算正常。

D：您的家族有没有什么遗传病史？

P：没有。

D：您的爱人身体怎么样？现在有几个孩子？他们的身体状况怎么样？

P：有两个孩子，一男一女，身体都挺好。

三、信息给予

1. 解释诊断性操作的理论依据，如体格检查、实验室检查等

D：现在我查看一下您的舌、脉象，请您配合一下好吗？

P：舌红薄黄，脉弦而数。

D：我帮您做一个常规检查？给你听听心肺情况？

P：（体温 36.7℃　脉搏 68 次 / 分　呼吸 18 次 / 分　血压 118/78mmhg）

2. 告诉病人他 / 她目前身体情况，如体格检查、实验室检查的结果，解剖学异常诊断的结果

现在根据您所描述的症状，我初步诊断为不寐，也就是西医上所说的失眠，根据您的舌脉象，诊断为肝郁化火证，您这个病问题不大，不要担心，现在我给你开三服中药，您一周后来随诊。

四、理解安慰病人

（认同病人所付出的努力、所取得的成就、所需要克服的困难，如感谢病人的配合，体察病人的暗示、配合、默契）

D：您这次检查很配合，这个病不严重的，您不要有太多的心理压力，但是也不能忽视它，如果回去以后有任何不适要及时随诊，回家后按时吃中药，给您开了龙胆泻肝汤，回家以后用冷水泡半小时，煮开后 15 分钟，每天饭后各一次，每次 300mL，每服中药熬两天。回去以后注意休息，避免过度紧张、兴奋、抑郁、焦虑、愤怒等不良情绪，保持心情舒畅，适当增加体育锻炼，清淡饮食，我会随时关注您的病情。

五、结束问诊

（问病人是否还有其他的问题需要探讨，并进一步说明下一步的诊治方案）

治疗原则：疏肝泻火，镇心安神

方药：龙胆泻肝汤加减

龙胆 6g	黄芩 9g	栀子 9g
泽泻 12g	车前子 9g	当归 3g
生地 9g	柴胡 6g	甘草 6g
生龙骨 15g	生牡蛎 9g	磁石 12g
香附 6g	郁金 6g	

3 剂水煎服，早中晚各一次，两日一剂。

六、病例小结

李 ×，36 岁，不能获得正常睡眠半月余，伴头晕头痛，口干而苦，便秘溲赤，体温 36.7℃　心率 68 次 / 分　呼吸 18 次 / 分　血压 118/78mmhg，一般常规检查无异常；中医四诊：神志清，精神尚可，舌红苔黄，脉弦而数。

中医诊断：不寐—肝郁化火证

西医诊断：失眠

方药：龙胆泻肝汤加减

龙胆 6g	黄芩 9g	栀子 9g
泽泻 12g	车前子 9g	当归 3g
生地 9g	柴胡 6g	甘草 6g
生龙骨 15g	生牡蛎 9g	磁石 12g
香附 6g	郁金 6g	

3 剂水煎服，早中晚各一次，两日一剂。

10. 心悸——心脾两虚证

一、准备（有礼貌地自我介绍及询问患者一般资料，工作等情况）

D：您好，我是您的接诊医生，我叫 ×××，请问你叫什么名字？

P：叫 ×××

D：您家住哪里？

P：天润康园南区。

D：今年几岁？做什么职业？

P：45 周岁，做设计的。

D：联系电话是？

P：12345678910。

二、信息收集

1. 主诉：

D：您觉得哪里不舒服？

P：我主要是心慌不适，感觉心跳加速。

D：一般这种症状什么时候出现？

P：一般在晚上。

D：每次发作持续多长时间？

P：2~3 分钟吧。

D：能告诉我这种症状持续多长时间了吗？

P：大概三个多月了。

D：有什么明显的诱因吗？

P：没有什么特别的诱因。
D：除了刚刚说的症状，还有其他不舒服吗？
P：嗯，有时感觉胸闷，容易感觉疲倦。
D：平时情绪怎么样？想事情想得多吗？
P：嗯嗯，自己记挂的事情比较多。
D：吃饭睡觉怎么样？
P：不想吃东西，睡觉也不好，入睡困难。
D：大小便呢？
P：大小便都还可以。
D：体重有没有改变？
P：没有太大变化

2. 询问现病史：

3. 诊治经过：

D：你有没有找医生看过或到医院检查过？
P：没有。

4. 病后一般状况：

5. 询问既往史：

D：您以前有得过高血压、糖尿病、冠心病吗？
P：没有。
D：你过去身体怎么样？有没有得过什么疾病吗？有过麻疹、水痘等传染病史吗？
P：没有。
D：之前有得过乙肝、结核、伤寒等传染性疾病吗？
P：之前一直挺好的，没什么病。无传染病。

D：是否做过手术？是否输过血？

P：都没有。

D：您是否对某些药物过敏？

P：没有。

D：饮食方面呢？比如对海鲜类的食物过敏吗？

P：没有。

6. 询问个人史：

D：有没有去过外地，比如说血吸虫或其他什么疫区？

P：没有。

D：有没有吸烟喝酒之类的？

P：没有。

三、信息给予

1. 解释诊断性操作的理论依据，如体格检查、实验室检查等

D：现在，请您伸舌我给您看下舌象，请配合一下

P：好的。

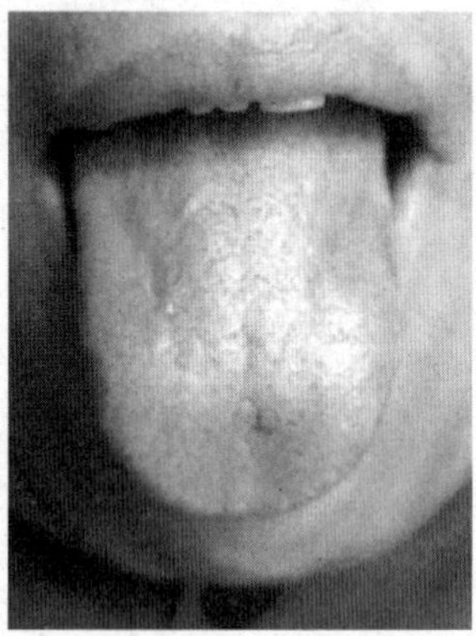

D：好的，现在请您将手臂放在诊垫儿上，我给你您把下脉。

（舌暗，苔薄白）

（脉沉细）。

常规检查（体温 36 ℃，脉率 110/min，呼吸 20/min，血压 130/80mmHg）

D：建议您去做个心电图和心肌酶，必要时做个心脏彩超和 24 小时动态心电图更好地明确诊断。明确了才能更好地对症下药。

P：好的。

2. 告诉病人他 / 她目前身体情况，如体格检查、实验室检查的结果，解剖学异常诊断的结果

检查回来，根据检查结果

（1）心电图：窦性心动过速；（2）心肌酶未见异常。

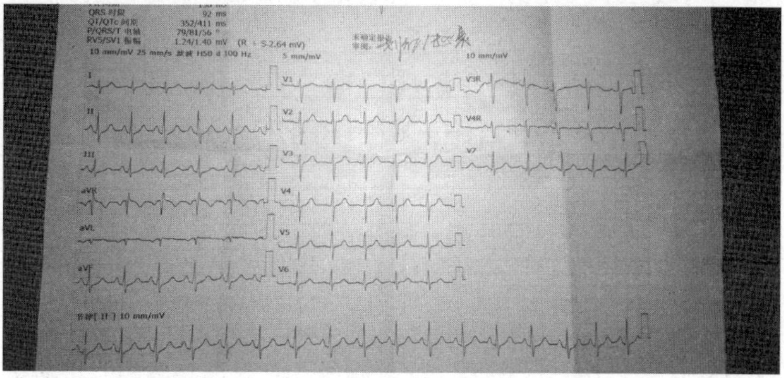

四、理解安慰病人

（认同病人所付出的努力、所取得的成就、所需要克服的困难，如感谢病人的配合，体察病人的暗示、配合、默契）

D：您这次检查很配合，您不要有心理压力，但是也不能忽视它，建议您住院治疗，完善 24 小时动态心电和心脏彩超，进一步明确诊断；我这儿暂时给您开点药（美托洛尔缓释片），每天一次，每次 1/4 片；需注意保持平日心情愉快，适当进行些体育锻炼，多多练习太极拳、八段锦等等；不适随诊。

P：好的，谢谢您。

五、结束问诊

（问病人是否还有其他的问题需要探讨，并进一步说明下一步的诊治方案）

D：您是否还有不清楚的地方呢？

P：没有了，谢谢医生

D：通过刚才和您的交流，予补气养心，益气安神治疗法则。

方药：

当归 15g	龙眼肉 10g	黄芪 20g
人参 15g	白术 15g	茯神 15g
炙甘草 10g	远志 15g	酸枣仁 10g
木香 15g		

3 剂，水煎服，日一剂，早晚分服。

六、病例小结

×××，女，45 周岁，反复心慌 3 月，伴有胸闷，神疲倦怠，面色无华，纳少，眠差，入睡难，二便调。

中医四诊：神志清，精神差，面色无华，口唇色淡，舌淡，苔薄白，脉细。

中医诊断：心悸　心脾两虚证；西医诊断：窦性心动过速。

治疗法则：补气养心，益气安神

方药：归脾汤加减

当归 15g	龙眼肉 10g	黄芪 20g
人参 15g	白术 15g	茯神 15g
炙甘草 10g	远志 15g	酸枣仁 10g
木香 15g		

3 剂，水煎服，日一剂，早晚分服。

11. 心悸——心阳不振证

一、准备（有礼貌地自我介绍及询问患者一般资料，工作等情况）

D：您好，我是您的接诊医生，我叫 ×××，请问你叫什么名字?

P：叫 ×××

D：您家住哪里?

P：天润康园南区。

D：今年几岁？做什么职业?

P：45 周岁，做设计的。

D：联系电话是?

P：12345678910。

二、信息收集

1. 主诉：

D：您觉得哪里不舒服?

P：我主要是心慌不适，稍微一动就开始，而且还出汗。

2. 询问现病史：

D：一般这种症状什么时候出现?

P：白天晚上都有。

D：每次发作持续多长时间?

P：2~3 分钟吧。

D：能告诉我这种症状持续多长时间了吗?

P：大概三个多月了。

D：有什么明显的诱因吗？

P：没有什么特别的诱因。

D：除了刚刚说的症状，还有其他不舒服吗？

P：嗯，感觉胸闷，偶尔会有心疼。

D：平时情绪怎么样？想事情想得多么？

P：还好。

D：吃饭睡觉怎么样？

P：不想吃东西，睡觉也不好，入睡困难。

D：大小便呢？

P：大小便都还可以。

D：体重有没有改变？

P：没有太大变化。

3. 诊治经过：

D：你有没有找医生看过或到医院检查过？

P：没有。

4. 病后一般状况：

5. 询问既往史：

D：您以前有得过高血压、糖尿病、冠心病吗？

P：没有。

D：你过去身体怎么样？有没有得过什么疾病吗？有过麻疹、水痘等传染病史吗？

P：没有。

D：之前有得过乙肝、结核、伤寒等传染性疾病吗？

P：之前一直挺好的，没什么病。无传染病。

D：是否做过手术？是否输过血？

P：都没有。

D：您是否对某些药物过敏？

P：没有。

D：饮食方面呢？比如对海鲜类的食物过敏吗？

P：没有。

6. 询问个人史：

D：有没有去过外地，比如说血吸虫或其他什么疫区？

P：没有。

D：有没有吸烟喝酒之类的？

P：没有。

三、信息给予

1. 解释诊断性操作的理论依据，如体格检查、实验室检查等

D：现在，请您伸舌我给您看下舌象，请配合一下。

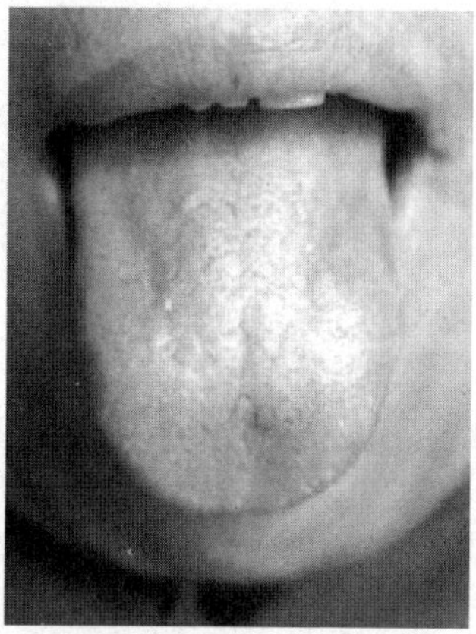

P：好的。

D：好的，现在请您将手臂放在诊垫儿上，我给你您把下脉。

（舌淡，苔薄白）

（脉弱无力）

常规检查（体温 36 ℃，脉率 54min，呼吸 20/min，血压 130/80mmHg）

D：建议您去做个心电图和心肌酶，必要时做个心脏彩超和 24 小时动态心电图更好地明确诊断。明确了才能更好地对症下药。

P：好的。

2. 告诉病人他 / 她目前身体情况，如体格检查、实验室检查的结果，解剖学异常诊断的结果

检查回来，根据检查结果

心电图：心电图：窦性心动过缓。

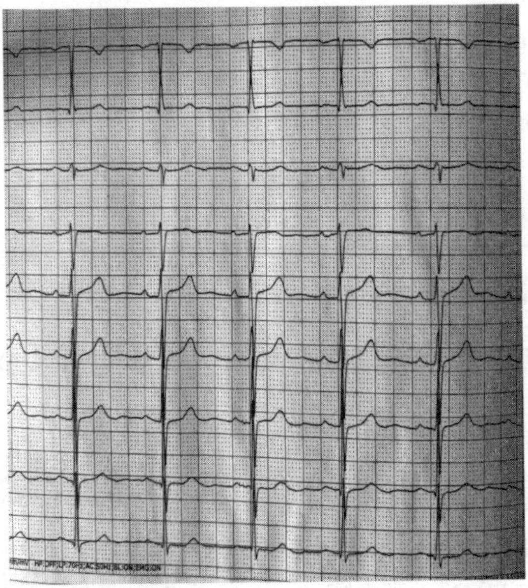

四、理解安慰病人

（认同病人所付出的努力、所取得的成就、所需要克服的困难，如感谢病人的配合，体察病人的暗示、配合、默契）

D：您这次检查很配合，您不要有心理压力，但是也不能忽视它，我先给您开点中药调理一下，必要时做个心脏彩超和 24 小时动态心电图更好地明确诊断。需注意保持平日心情愉快，适当进行些体育锻炼，多多练习太极拳、八段锦等等；不适随诊。

P：好的，谢谢您。

五、结束问诊

（问病人是否还有其他的问题需要探讨，并进一步说明下一步的诊治方案）

D：您是否还有不清楚的地方呢?

P：没有了，谢谢医生。

D：通过刚才和您的交流，予温补心阳治疗法则。

方药：桂枝甘草龙骨牡蛎汤

桂枝 15g	黄芪 20g	人参 15g
炙甘草 10g	龙骨 20g	牡蛎 20g

3 剂，水煎服，日一剂，早晚分服。

六、病例小结

×××，女，45 周岁，反复心慌 3 月，动则甚，自汗，畏寒，伴有胸闷，偶尔会有心疼，纳少，眠差，入睡难，二便调。

中医四诊：神志清，精神差，舌淡，苔薄白，脉弱无力。

中医诊断：心悸 心阳不振证；西医诊断：窦性心动过缓。

治疗法则：温补心阳

方药：桂枝甘草龙骨牡蛎汤

桂枝 15g	黄芪 20g	人参 15g
炙甘草 10g	龙骨 20g	牡蛎 20g

3 剂，水煎服，日一剂，早晚分服。

12. 胸痹——气滞心胸证

一、准备（有礼貌地自我介绍及询问患者一般资料，工作等情况）

D：您好，我是您的接诊医生，我叫 ×××，请问你叫什么名字？

P：叫 ×××。

D：您家住哪里？

P：天润康园南区。

D：今年几岁？做什么职业？

P：65 周岁。退休了。

D：联系电话是？

P：12345678910。

二、信息收集

1. 主诉：

D：您觉得哪里不舒服？

P：我感觉心胸部隐隐作痛

2. 询问现病史：

D：能告诉我这种症状持续多长时间了吗？

P：已经好久了，大概有五年了吧，这次 1 周前开始疼发病，逐渐加重。

D：您能想起引起疼痛的一些原因吗？

P：我感觉多在劳累、情绪激动时发生。

D：什么情况下可使疼痛减轻呢？

P：休息时就减轻了。

D：您认为这种疼痛加重了吗？

P：是的，开始1～2天发生1次3次，持续10~15分钟。尤其是最近3天，

有时劳累，1天内发作2~3次，持续10~15分钟

D：请告诉我，当您胸部痛时，还有其他的不好感觉吗？

P：每次都隐隐作痛，还伴有腹部胀闷，叹气会感觉舒服一些。

D：大小便怎么样？

P：有时候会便秘。

D：体重有没有改变？

P：没有太大变化。

3. 诊治经过：

D：你有没有找医生看过或到医院检查过？

P：没有检查过。

D：都开过什么药，效果怎么样，后来又发生过这种情况吗？

P：具体的忘记了，经过治疗后好转，但最近可能有些累到了又开始疼了。

4. 病后一般状况：

5. 询问既往史：

D：您以前有得过高血压、糖尿病、冠心病吗？

P：没有。

D：你过去身体怎么样？有没有得过什么疾病吗？有过麻疹、水痘等传染病史吗？

P：没有。

D：之前有得过乙肝结核伤寒等传染性疾病吗？

P：之前一直挺好的，没什么病。无传染病。

D：是否做过手术？是否输过血？

P：都没有。

D：您是否对某些药物过敏？

P：没有

D：饮食方面呢？比如对海鲜类的食物过敏吗？

P：没有。

6. 询问个人史：

D：有没有去过外地，比如说血吸虫或其他什么疫区？

P：没有。

D：有没有吸烟喝酒之类的？

P：没有。

三、信息给予

1. 解释诊断性操作的理论依据，如体格检查、实验室检查等

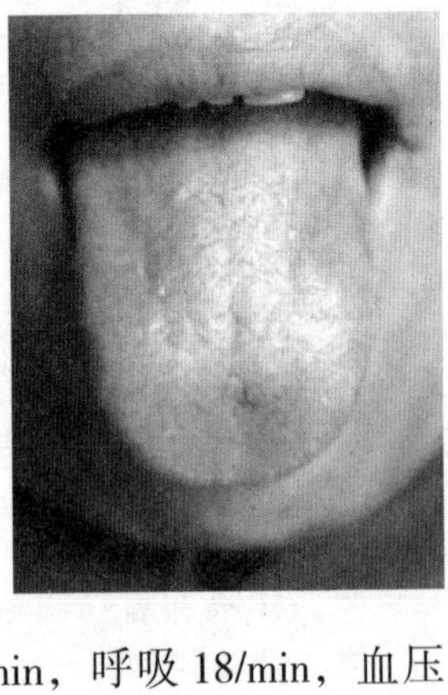

D：现在，请您伸舌我给您看下舌象，请配合一下。

P：好的

D：好的，现在请您将手臂放在诊垫儿上，我给你您把下脉。

（舌苔薄腻）

（脉细弦）

常规检查（体温 36℃，脉率 100/min，呼吸 18/min，血压 130/70mmHg）

D：建议您去做个心电图，更好地明确诊断。明确了才能更好地对症下药。

P：好的。

2. 告诉病人他／她目前身体情况，如体格检查、实验室检查的结果，解剖学异常诊断的结果

检查回来，检查结果：

心电图：窦性心律，异常心电图，T 波改变，请结合临床。

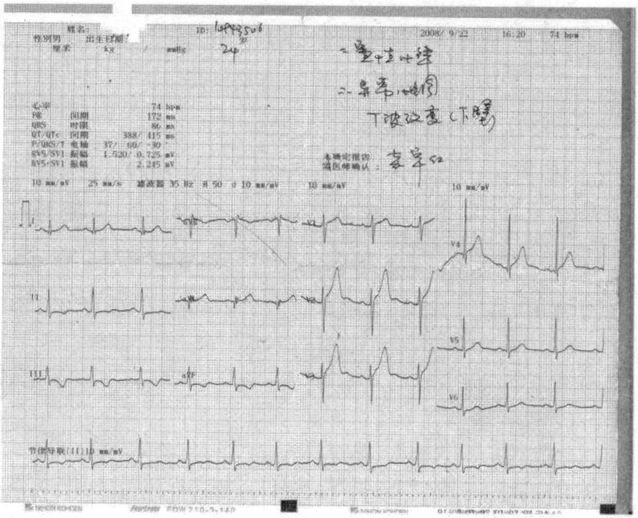

四、理解安慰病人

（认同病人所付出的努力、所取得的成就、所需要克服的困难，如感谢病人的配合，体察病人的暗示、配合、默契）

D：您这次检查很配合，您不要有心理压力，但是也不能忽视它，有不舒服要及时就医，之后您可能需要注意按时吃药，一会儿去药房取药就可以了，每日两次，早晚分服。另外还需注意保持平日心情愉快，工作上不要给自己太大压力，适当进行些体育锻炼，不要太剧烈。

P：好的，谢谢您。

五、结束问诊

（问病人是否还有其他的问题需要探讨，并进一步说明下一步的诊治方案）

D：您是否还有不清楚的地方呢？

P：没有了，谢谢医生。

D：根据你现在的情况结合心电图的情况，并且通过刚才和您的交流，予以疏肝理气，活血通络法则。

方药：柴胡疏肝散加减

柴胡 10 克	丹参 15 克	白芍 12 克
制香附 12 克	枳壳 9 克	白花蛇舌草 30 克
虎杖 20 克	木香 9 克	五味子 15 克
白扁豆 10 克	山药 15 克	甘草 10 克

3 剂，水煎服，日一剂，早晚分服。

六、病例小结

×××，65 周岁，心胸痛 5 年，加重一周。未经系统治疗。心电图：窦性心律，异常心电图，T 波改变，请结合临床。

中医四诊：神志清，精神差，舌紫暗，有瘀斑，苔薄腻；脉细弦。

中医诊断：胸痹，气滞心胸证；西医诊断：心肌缺血。

治疗法则：疏肝理气，活血通络法

方药：柴胡疏肝散加减

柴胡 10 克	丹参 15 克	白芍 12 克
制香附 12 克	枳壳 9 克	白花蛇舌草 30 克
虎杖 20 克	木香 9 克	五味子 15 克
白扁豆 10 克	山药 15 克	甘草 10 克

3 剂，水煎服，日一剂，早晚分服。

13. 胸痹——痰浊闭阻证

一、准备（有礼貌地自我介绍及询问患者一般资料，工作等情况）

D：您好，我是您的接诊医生，我叫 ×××，请问你叫什么名字？

P：叫 ×××

D：您家住哪里？

P：天润康园南区。

D：今年几岁？做什么职业？

P：65 周岁。退休了。

D：联系电话是？

P：12345678910。

二、信息收集

1. 主诉：

D：您觉得哪里不舒服？

P：我感觉心胸闷痛。

D：能告诉我这种症状持续多长时间了吗？

P：已经好久了，大概有五年了吧，这次 1 周前开始疼发病，逐渐加重。

2. 询问现病史：

D：您能想起引起疼痛的一些原因吗？

P：我感觉下雨阴天时疼痛就加重了。

D：什么情况下起可使疼痛减轻呢？

P：休息时，或是吐痰之后就减轻了一些。

D：您认为这种疼痛加重了吗？

P：是的，开始 1 ~ 2 天发生 1 次 3 次，持续 10~15 分钟。尤其是最近 3 天，

有些劳累，1 天内发作 2~3 次，持续 10~15 分钟

D：请告诉我，当您胸部痛时，还有其他的不好感觉吗？

P：我总是容易累，感觉喘不上气来，有时候感到恶心。

D：大小便怎么样呢？

P：经常会拉肚子。

D：体重有没有改变？

P：没有太大变化。

3. 诊治经过：

D：你有没有找医生看过或到医院检查过？

P：没有。

4. 病后一般状况：

5. 询问既往史：

D：您以前有得过高血压、糖尿病、冠心病吗？

P：没有。

D：你过去身体怎么样？有没有得过什么疾病吗？有过麻疹、水痘等传染病史吗？

P：没有。

D：之前有得过乙肝、结核、伤寒等传染性疾病吗？

P：之前一直挺好的，没什么病。无传染病。

D：是否做过手术？是否输过血？

P：都没有。

D：您是否对某些药物过敏？

P：没有。

D：饮食方面呢？比如对海鲜类的食物过敏吗？

P：没有。

6. 询问个人史：

D：有没有去过外地，比如说血吸虫疫区或其他什么疫区？

P：没有。

D：有没有吸烟喝酒之类的行为？

P：没有。

三、信息给予

1. 解释诊断性操作的理论依据，如体格检查、实验室检查等

D：现在，请您伸舌我给您看下舌象，请配合一下

P：好的

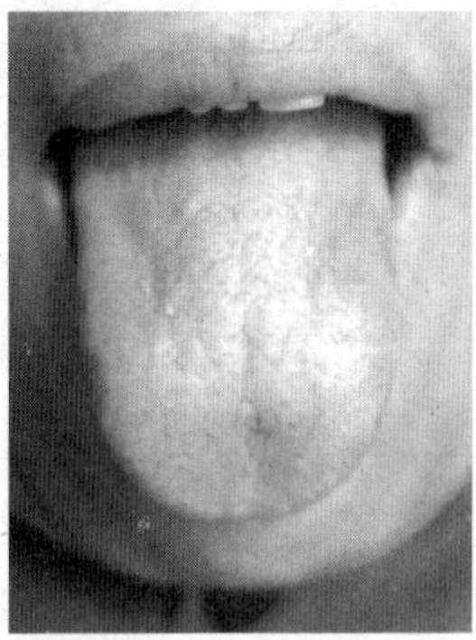

D：好的，现在请您将手臂放在诊垫儿上，我给你您把下脉。

（舌胖大有齿痕，苔白腻）

（脉滑）

常规检查（体温 36℃，脉率 100/min，呼吸 18/min，血压 130/70mmHg）

D：建议您去做个心电图和心肌酶，更好地明确诊断。明确了才能更好地对症下药。

P：好的。

2. 告诉病人他 / 她目前身体情况，如体格检查、实验室检查的结果，解剖学异常诊断的结果

检查回来，检查结果：

心电图：ST 段改变，T 波改变，请结合临床。

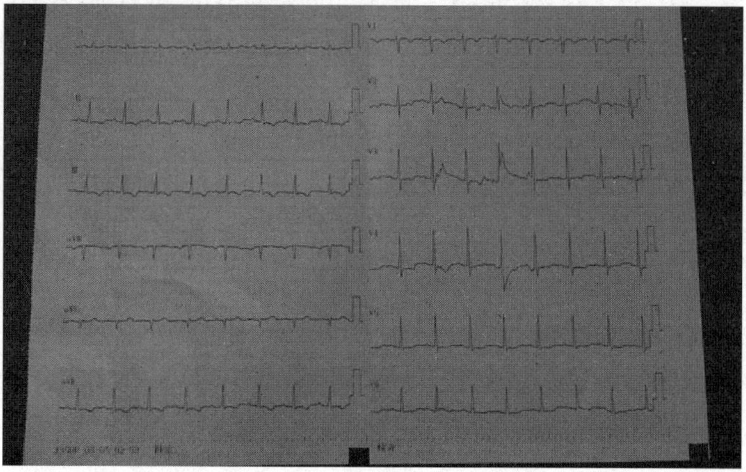

四、理解安慰病人

（认同病人所付出的努力、所取得的成就、所需要克服的困难，如感谢病人的配合，体察病人的暗示、配合、默契）

D：您这次检查很配合，您不要有心理压力，但是也不能忽视它，我先给您开点中药调理一下，必要时做个心脏彩超和24小时动态心电图更好地明确诊断。需注意保持平日心情愉快，适当进行些体育锻炼，多多练习太极拳、八段锦等等；不适随诊。

P：好的，谢谢您。

五、结束问诊

（问病人是否还有其他的问题需要探讨，并进一步说明下一步的诊治方案）

D：您是否还有不清楚的地方？

P：没有了，谢谢医生。

D：根据你现在的情况结合心电图等情况，并且通过刚才和您的交流，需要您住院治疗。中医方面，予以通阳泄浊，豁痰开结的治疗法则。

方药：瓜蒌薤白半夏汤加味加减

瓜蒌 30g	薤白 15g	半夏 10g
胆南星 15g	竹茹 15g	人参 15g
茯苓 15g	石菖蒲 15g	陈皮 15g
枳实 15g	甘草 10g	

3 剂，水煎服，日一剂，早晚分服。

六、病例小结

×××，65 周岁，心胸痛 5 年，加重一周。未经系统治疗。心电图：ST 段改变，T 波改变，请结合临床。

中医四诊：神志清，精神差，舌胖大有齿痕，苔白腻；脉滑。

中医诊断：胸痹，痰浊闭阻证；西医诊断：冠心病

治疗法则：通阳泄浊，豁痰宣痹

方药：瓜蒌薤白半夏汤加味加减

瓜蒌 30g	薤白 15g	半夏 10g
胆南星 15g	竹茹 15g	人参 15g
茯苓 15g	石菖蒲 15g	陈皮 15g
枳实 15g	甘草 10g	

3 剂，水煎服，日一剂，早晚分服。

14. 胸痹——心血瘀阻证

一、准备（有礼貌地自我介绍及询问患者一般资料，工作等情况）

D：您好，我是您的接诊医生，我叫 ×××，请问你叫什么名字？

P：叫 ×××

D：您家住哪里？

P：天润康园南区。

D：今年几岁？做什么职业？

P：65 周岁。退休了。

D：联系电话是？

P：12345678910。

二、信息收集

1. 主诉：

D：您觉得哪里不舒服？

P：我感觉心胸部疼痛。

D：能告诉我这种症状持续多长时间了吗？

P：已经好久了，大概有五年了吧，这次 1 周前开始疼发病，逐渐加重。

2. 询问现病史：

D：您能想起引起疼痛的一些原因吗？

P：我感觉多在劳累、情绪激动时发生。

D：什么情况下可使疼痛减轻呢？

P：休息时就减轻了。

D：您认为这种疼痛加重了吗？

P：是的，开始1 ~ 2天发生1次3次，持续10~15分钟。尤其是最近3天，

有时劳累，1天内发作2~3次，持续10~15分钟

D：请告诉我，当您胸部痛时，还有其他的不好感觉吗？

P：每次疼痛时有刺痛的感觉，有时候后背疼，还伴有胸闷，一累就容易犯病。

D：大小便怎么样呢？

P：经常会拉肚子。

D：体重有没有改变？

P：没有太大变化。

3. 诊治经过：

D：你有没有找医生看过或到医院检查过？

P：开始没有，只是自己在家休息，后来在我们当地医院看过，做过检查，医生说是心梗，给开过药。

D：都开过什么药，效果怎么样，后来又发生过这种情况吗？

P：具体忘记了，经过治疗后好转，但最近可能有些累到了又开始疼了。

4. 病后一般状况：

5. 询问既往史：

D：您以前有得过高血压、糖尿病、冠心病吗？

P：没有。

D：你过去身体怎么样？有没有得过什么疾病吗？有过麻

疹、水痘等传染病史吗？

P：没有。

D：之前有得过乙肝结核伤寒等传染性疾病吗？

P：之前一直挺好的，没什么病。无传染病。

D：是否做过手术？是否输过血？

P：都没有。

D：您是否对某些药物过敏？

P：没有。

D：饮食方面呢？比如有海鲜类的食物过敏吗？

P：没有。

6. 询问个人史：

D：有没有去过外地，比如说血吸虫疫区或其他什么疫区？

P：没有。

D：有没有吸烟喝酒之类的？

P：没有。

三、信息给予

1. 解释诊断性操作的理论依据，如体格检查、实验室检查等

D：现在，请您伸舌我给您看下舌象，请配合一下。

P：好的。

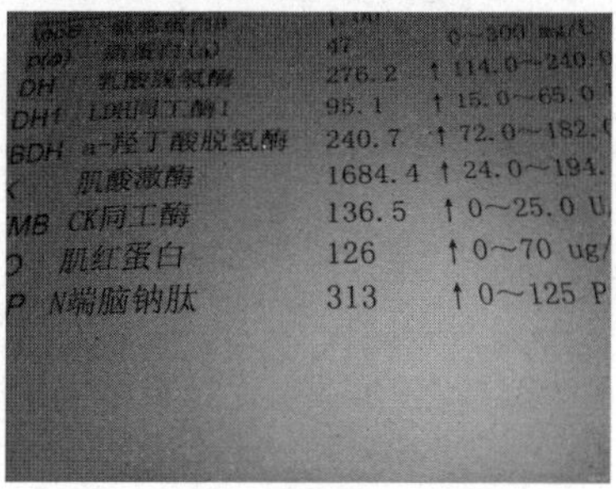

DH	乳酸脱氢酶	276.2	↑114.0~240.
DH1	LDH同工酶1	95.1	↑15.0~65.0
BDH	a-羟丁酸脱氢酶	240.7	↑72.0~182.
K	肌酸激酶	1684.4	↑24.0~194.
MB	CK同工酶	136.5	↑0~25.0 U
O	肌红蛋白	126	↑0~70 ug/
P	N端脑钠肽	313	↑0~125 P

D：好的，现在请您将手臂放在诊垫儿上，我给你您把下脉。

（舌紫暗，有瘀斑，苔薄）

（脉弦涩）

常规检查（体温 36℃，脉率 100/min，呼吸 18/min，血压 130/70mmHg）

D：建议您去做个心电图和心肌酶，更好地明确诊断。明确了才能更好地对症下药。

P：好的。

2. 告诉病人他/她目前身体情况，如体格检查、实验室检查的结果，解剖学异常诊断的结果

检查回来，检查结果：

心电图：ST段改变，T波改变，请结合临床。

心肌酶：明显增高。

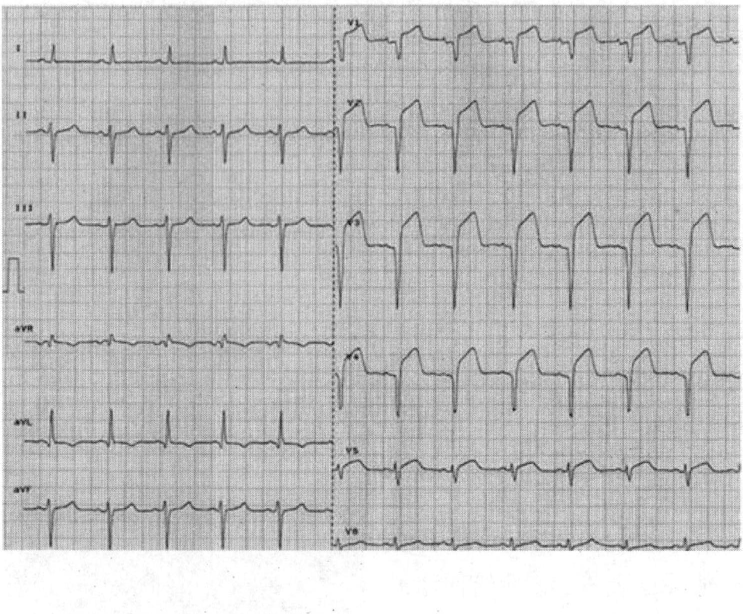

四、理解安慰病人

（认同病人所付出的努力、所取得的成就、所需要克服的困难，如感谢病人的配合，体察病人的暗示、配合、默契）

D：您这次检查很配合，您不要有心理压力，但是也不能忽视它，我先给您开点中药调理一下，必要时做个心脏彩超和

24 小时动态心电图更好地明确诊断。需注意保持平日心情愉快，适当进行些体育锻炼，多多练习太极拳、八段锦等等；不适随诊。

P：好的，谢谢您。

五、结束问诊

（问病人是否还有其他的问题需要探讨，并进一步说明下一步的诊治方案）

D：您是否还有不清楚的地方呢?

P：没有了，谢谢医生。

D：根据你现在的情况结合心电图等情况，并且通过刚才和您的交流，需要您住院治疗。中医方面，予以活血化瘀，通脉止痛的治疗法则。

方药：血府逐瘀汤加减

当归 10g	生地 12g	川芎 10g
赤芍 12g	桃仁 12g	红花 9g
柴胡 9g	桔梗 10g	牛膝 10g
枳壳 6g	丹参 12g	甘草 6g

3 剂，水煎服，日一剂，早晚分服。

六、病例小结

×××，65 周岁，心胸痛 5 年，加重一周。未经系统治疗。心肌酶：明显增高；心电图：ST 段改变，T 波改变，请结合临床。

中医四诊：神志清，精神差，舌紫暗，有瘀斑，苔薄；脉弦涩。

中医诊断：胸痹，心血瘀阻证；西医诊断：心肌梗死。

治疗法则：活血化瘀，通脉止痛

方药：血府逐瘀汤加减

当归 10g	生地 12g	川芎 10g
赤芍 12g	桃仁 12g	红花 9g
柴胡 9g	桔梗 10g	牛膝 10g
枳壳 6g	丹参 12g	甘草 6g

3 剂，水煎服，日一剂，早晚分服。

15. 喘证（痰热郁肺）

一、准备（有礼貌地自我介绍及询问患者一般资料，工作等情况）

D：您好，我是您的接诊医生，我叫 ×××，请问您叫什么名字？

P：叫 ×××。

D：您家住哪里？

P：学府路 ××× 号。

D：今年多大年龄？

P：27 岁。

D：您从事什么工作呢？

P：学生

D：您的联系电话是？

P：12345678910。

二、信息收集

1. 主诉：

D：你哪里不舒服？

P：咳嗽气喘，胸里面胀痛不舒服。

D：你这个症状出现有多久了？

P：出现有半个月了。

D：咳嗽有痰吗？什么颜色的痰？痰量大不大？咳黏痰还是稀痰？

P：有痰，黄色的痰，量大，痰是黏的。

D：往外咳痰的时候困不困难？

P：不容易咳出来。

D：你除了咳嗽咳痰还有别的症状吗？

P：还有感觉热，烦热难耐

D：晚上睡觉出不出汗？最近有没有和肺结核病人接触？

P：都没有。

D：口渴吗？喜冷饮还是热饮，嗓子干不干？

P：口渴。喜欢喝冷水，嗓子也干。

D：从发病到现在有去哪看过吗？

P：没看过。

D：大小便怎么样呢？

P：小便发黄，大便秘结。

D：小便有什么感觉吗？大便几日一行呢？形态怎么样？

P：小便时有烧灼感，大便硬结，成块。

D：以前有没有这种情况？

P：没有。

D：最近饮食胃口怎么样？

P：胃口不好，不爱吃东西。

2. 询问现病史：

D：您过去身体怎么样？有没有得过什么疾病吗？有过麻疹、水痘等传染病史吗？

P：之前一直挺好的，没什么病。无传染病史。

D：是否做过手术？是否输过血？

P：都没有。

D：接种过什么疫苗吗？什么时候接种的？

P：生后1周接种卡介苗，6个月时服小儿麻痹糖丸，18个月注射百日破三次联疫苗。

D：您是否对某些药物过敏？饮食方面呢？比如对海鲜类的食物过敏吗？

P：没有。

D：有没什么特殊嗜好？平时吸烟、喝酒吗？喜欢吃辛辣刺激或者喜欢吃生冷寒凉食物？

P：没有。

3. 诊治经过：

4. 病后一般状况：

5. 询问既往史：

6. 询问个人史：

三、信息给予

1. 解释诊断性操作的理论依据，如体格检查、实验室检查等

D：首先我要给你做一个胸片，看一下肺的情况，如有必要可能还有加拍肺 CT，还要做一个痰培养，排除一下肺结核的可能，血常规也是要做的。接下来我们将根据实际情况来共同确定治疗方案。谢谢您的配合。

P：好的。

D：看看舌苔（舌红，苔黄腻）

摸摸脉象（脉滑数）

常规检查（体温 36.5℃，脉率 105/min，

呼吸 25/min，血压 110/70mmHg）

听诊：右下肺湿啰音

2. 告诉病人他 / 她目前身体情况，如体格检查、实验室检查的结果，解剖学异常诊断的结果

检查回来，检查结果：

胸片：右下肺斑片状影

血常规：白细胞 12*109/L　中性粒细胞 7.0*109/L

痰培养：结核杆菌阴性。

根据您的见检查结果来看，我们的初步诊断是喘证，结合中医特点咳大量黄黏痰，身热喜冷饮，小便赤，大便结，舌红苔黄腻，脉滑数，可辩证为痰热郁肺证。我先给您用中药，一周后来复诊。

您这次检查很配合，这个病不严重的，不要有心理压力，但是也不能忽视它，之后要注意按时吃药，给您用了方药桑白皮汤，要注意禁食辛辣刺激，寒凉食物。

四、理解安慰病人

（认同病人所付出的努力、所取得的成就、所需要克服的困难，如感谢病人的配合，体察病人的暗示、配合、默契）

您今天是因为咳嗽咯痰色黄量多来就诊，这种情况持续半个月，通过刚才和您交流，确定您的中医诊断是喘证，西医诊断急性肺感染，不要担心，我会关注您的病情，有什么不舒服及时来就诊。

五、结束问诊

（问病人是否还有其他的问题需要探讨，并进一步说明下一步的诊治方案）

治则：清泄痰热

方药：桑白皮汤

桑白皮 10g	半夏 5g	苏子 10g
杏仁 10g	贝母 10g	山栀 10g
黄芩 10g	黄连 10g	

3 剂水煎服，日一剂，早晚温服，有变化随诊。

六、病例小结

×××，27 岁，咳嗽气喘半月余，无任何治疗。体温 36.5℃，脉率 105/min，呼吸 25/min，血压 110/70mmHg）。胸片：右下肺斑片状影　血常规：白细胞 12*109/L 中性粒细胞 7.0*109/L 痰培养：结核杆菌阴性。中医四诊：神志清，精神差，舌红，苔黄腻，脉滑数。

中医诊断：喘证——痰热郁肺证；西医诊断：急性肺部感染。

治疗法则：清泄痰热

方药：桑白皮汤

桑白皮 10g	半夏 5g	苏子 10g
杏仁 10g	贝母 10g	山栀 10g
黄芩 10g	黄连 10g	

3 剂水煎服，日一剂，早晚温服，有变化随诊。

16. 中风中经络——风痰瘀阻型

一、准备（有礼貌地自我介绍及询问患者一般资料，工作等情况）

D：您好，我是您的接诊医生，我叫李 ××，是你的主治医师，请问您的名字是？

P：我叫 ×××。

D：您家住哪里？

P：学府路 ××× 号。

D：今年几岁？

P：60 岁了。

D：你的联系电话是？

P：12345678910。

二、信息收集

1. 主诉：

D：请问你感觉哪里不舒服？

P：医生，我感觉我嘴巴歪了，你看，向右边歪，然后喝汤的时候汤会漏出来，我整个左边身体觉得没力气，左手臂抬不起来，提东西感觉不稳，左腿抬不起来，也动不了，走路不稳。

D：什么时候出现这个症状的？

P：大概 3 天前吧。

D：出现这个症状前你在做什么事情或者有发生什么事情吗？

P：没有啊！突然就这样了！

D：头痛吗？

P：不痛，但有点晕乎乎的。

D：有没有呕吐过？

P：没有。

D：有没有大小便失禁？

P：没有。

D：吃饭睡觉好吗？

P：这些都还好，就是吃东西漏，但是胃口还行。

D：有去别的地方看看吗？做了什么治疗没有？

P：在我们村诊所看了一下，不知道挂的什么水，一点用也没有。

2. 询问现病史：

3. 诊治经过：

4. 病后一般状况：

5. 询问既往史：

D：你以前身体怎么样，有得过什么病吗？

P：以前有高血压病。

D：血压最高多高，吃的什么药，血压控制如何？

P：吃硝苯地平，血压控制得还行，最高不记得了，大概170–180/80–90mmHg的样子。

D：有糖尿病、心脏病吗？

P：没有。

D：是否做过手术？是否输过血？

P：都没有。

D：有没有对某些药物过敏？

P：没有。

D：饮食方面呢？比如对海鲜类的食物过敏吗？

P：没有。

6. 询问个人史：

D：从事什么职业？最近有没有出去旅游过，或去过疫区？

P：农民，都没有。

D：是否抽烟喝酒？

P：均没有。

D：月经还有吗，最后一次什么时候，平均多久来一次，每次多少天？

P：已经绝经了，14 岁来的，一个月一次吧，一次 4~5 天，2 年前绝经的。

D：几岁结婚，爱人身体如何，有几个子女？

P：24 岁结婚，我丈夫身体挺好的，我有 2 儿子 2 女儿。

D：父母是否健在？家族里有没有人有什么病？

P：父亲不在了，我母亲患有“高血压”。家族中无类似病史。家里没有家族性疾病及遗传病史

三、信息给予

1. 解释诊断性操作的理论依据，如体格检查、实验室检查等

D：您做过什么检查吗？

P：做过一个 CT。

D：

看看舌苔（舌紫暗，苔薄白）

摸摸脉象（脉弦涩）。

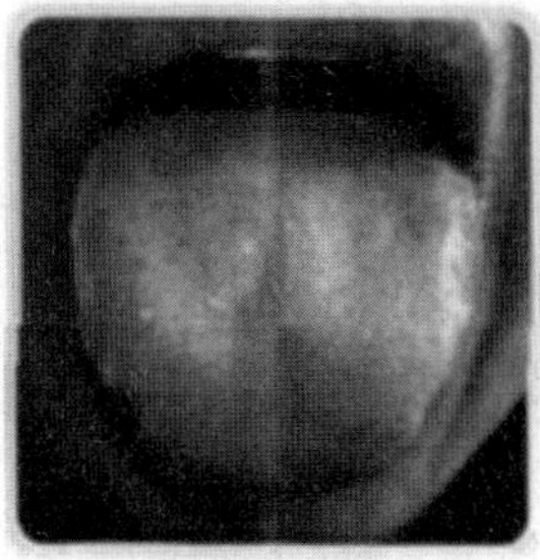

常规检查（体温 36.5 ℃，脉率 75/min，呼吸 20/min，血压 160/80mmHg）

D：根据您目前的情况，已经排除了脑出血，应该是中风，您需要再做一个 MRI 进一步检查一下，明确一下具体的梗塞部位及面积以方便我们制订下一步的治疗计划。

CT 检查报告单

姓名：张桂花　性别：女　年龄：53 岁　申请科室：门诊

检查号：13141333　住院号：无　床号：1

申请医生：小白

检查项目：CT 颅脑平扫

影像所见：

右颞叶—岛叶及外囊见不规则大片状低密度灶，最大层面大小约 3.9*1.5cm，邻近脑实质烧受压，余脑实质内未见明显异常密度灶，脑室系统形态大小正常，脑沟裂池不宽，中线结构居中，左侧椎动脉及双侧颈动脉壁见钙化灶。

诊断意见：

1. 右颞叶—岛叶及外囊低密度灶：脑梗死？其他？

2. 左侧椎动脉及双侧颈动脉粥样硬化。

请结合临床，建议 MRI+DWI 检查。

2. 告诉病人他 / 她目前身体情况，如体格检查、实验室检查的结果，解剖学异常诊断的结果

MRI 检查报告单

姓名：张桂花　性别：女　年龄：53 岁　申请科室：门诊

检查号：13141314　住院号：　床号：　申请医生：李小小

检查项目：磁共振颅脑 MRA，磁共振扩散成像 DWI，磁共

振颅脑平扫

影像所见：

右侧基底节区内囊后肢见大小约 1.0*0.4cm 条状片状稍长 T1 稍长 T2 信号灶，FLIAR（T2）序列呈稍高信号，DWI（b-1000t）呈高信号，ADC 呈低值，右侧颞叶皮质区见不规则大片状长 T1 长 T2 信号灶，FLTAR（T2）序列呈低信号周围见环形高信号，DWI（b-1000t）呈略低信号，ADC 呈高信号，邻近脑沟增宽，双侧额顶颞叶，放射冠区、基底节区、脑干见多发斑点状及斑片状长 T1 长 T2 信号，FLTAR（T2）序列呈高信号，部分病灶呈低信号周围见环形高信号，余脑实质内未见明显异常信号灶及弥散受限，双侧脑室旁见对称性片状高信号灶，中线结构居中，双侧上颌窦、筛窦、蝶窦黏膜增厚见高信号。

颅脑 MRI（TOF 法）显示，所示右侧大脑中动脉 MI 段细小部分及远端未见显示，远端分支稀疏；所示双侧颈内动脉、椎动脉、基底动脉及其分支、双侧后交通动脉、前交通动脉以及左侧大脑中动脉、双侧大脑前、后动脉及其分支均显影好，形态、大小，分布未见异常，未见异常血管及畸形血管影。

诊断意见：

1. 右侧基底节急性脑梗塞；

2. 脑内多发腔隙性脑梗塞（部分软化灶形成）；

3. 右颞叶软化灶形成；

4. 脑白质疏松；近端细小、远端未见显示；

5. 所示右侧大脑中动脉 MI 段近端细小、远端及 M2、3 段主干支未见显示、远端分支稀疏；原因待查；

6. 双侧上颌窦、筛窦及蝶窦炎。

D：根据您目前的情况及检查结果来看，你是中风了。

四、理解安慰病人

（认同病人所付出的努力、所取得的成就、所需要克服的困难，如感谢病人的配合，体察病人的暗示、配合、默契）

您目前的诊断是明确的，您中风了，需要住院治疗，不过您不要太担心，现在脑梗的治疗方案很成熟，您听从医生的嘱托，您的病情一定会好起来的。

五、结束问诊

（问病人是否还有其他的问题需要探讨，并进一步说明下一步的诊治方案）

你现在需要的治疗方案为：

治法：熄风化痰，活血通络

方药：半夏白术天麻汤合桃仁红花煎

半夏 6g	天麻 3g	茯苓 3g
橘红 3g	白术 9g	甘草 3g
红花 3g	当归 6g	桃仁 6g
香附 6g	延胡索 6g	赤芍 6g
川芎 6g	乳香 6g	丹参 6g
青皮 6g	生地 6g	

水煎服，日一剂，早晚分服。

住院治疗，卧床休息为主，注意检测血压，不适随诊。

六、病例小结

张桂花，53 岁，因“突发左侧肢体乏力 3 天”入院。在当地医院就诊未见好转，为求进一步诊治遂来我院，体温 36.5℃，脉率 75/min，呼吸 20/min，血压 160/80mmHg，体查：左侧鼻唇沟变浅，张口偏右口角偏右，伸舌偏左，咽反射存在，左上下肢肌力均为 3 级，左侧巴氏证（+）。

MRI 回报：右侧基底节急性脑梗塞

中医四诊：神志清，精神差，舌紫暗，苔薄白，脉弦涩。

中医诊断：中经络—风痰瘀阻；西医诊断：脑梗塞（右侧基底节区）。

治疗法则：熄风化痰，活血通络

方药：半夏白术天麻汤合桃仁红花煎

半夏 6g	天麻 3g	茯苓 3g
橘红 3g	白术 9g	甘草 3g
红花 3g	当归 6g	桃仁 6g
香附 6g	延胡索 6g	赤芍 6g
川芎 6g	乳香 6g	丹参 6g
青皮 6g	生地 6g	

水煎服，日一剂，早晚分服。

17. 中风中经络——风阳上扰证

一、准备（有礼貌地自我介绍及询问患者一般资料，工作等情况）

D：您好，我是您的接诊医生，我叫 ×××，请问你叫什么名字?

P：叫 ×××。

D：您家住哪里?

P：学府路 ××× 号。

D：今年几岁？做什么职业?

P：60 周岁。退休了。

D：联系电话是?

P：12345678910。

二、信息收集

1. 主诉：

D：您觉得哪里不舒服?

P：医生我感觉我嘴巴歪了，你看，向右边歪，然后喝汤的时候汤会漏出来，我整个左边身体觉得没力气，左手臂抬不起来，提东西感觉不稳，左腿抬不起来，也动不了，走路不稳。

D：什么时候出现这个症状的?

P：今天早上。

2. 询问现病史：

D：出现这个症状前你在做什么事情或者有发生什么事情

吗？

P：今天早上跟儿子吵了一架之后就突然变成这样了。

D：头痛吗？

P：有点痛，还有点胀胀的。

D：有没有呕吐过？

P：没有。

D：有没有大小便失禁？

P：没有。

D：吃饭睡觉好吗？

P：吃饭好呢，就是晚上难睡。

3. 诊治经过：

D：有去别的地方看过吗？做了什么治疗没有？

P：没有，直接来这里看了。

4. 病后一般状况：

5. 询问既往史：

D：您过去身体怎么样？有没有得过什么疾病吗？有过麻疹、水痘等传染病史吗？

P：之前一直挺好的，没什么病。无传染病史。

D：是否做过手术？是否输过血？

P：都没有。

D：接种过什么疫苗吗？什么时候接种的？

P：不记得了，小时候打过。（生后1周接种卡介苗，6个月时服小儿麻痹糖丸，18个月注射百日破三次联疫苗。）

D：您是否对某些药物过敏？饮食方面呢？比如对海鲜类的食物过敏吗？

P：没有。

6. **询问个人史：**

D：从事什么职业？最近有没有出去旅游过，或去过疫区？

P：农民，都没有。

D：是否抽烟喝酒？

P：偶尔喝点酒，不抽烟。

D：几岁结婚，爱人身体如何，有几个子女？

P：24 岁结婚，我老伴身体挺好的，我有 2 儿子 2 女儿。

D：父母是否健在？家族里有没有人有什么病？

P：父亲不在了，我母亲患有“高血压”。家族中无类似病史。家里没有家族性疾病及遗传病史

三、信息给予

1. 解释诊断性操作的理论依据，如体格检查、实验室检查等

D：现在，请您伸舌我给您看下舌象，请配合一下。

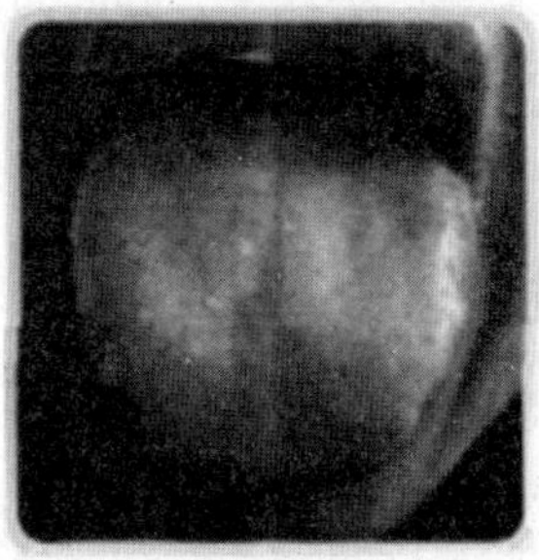

P：好的

D：好的。现在请您将手臂放在诊垫儿上，我给你您把下脉。

（舌红，苔薄黄）

（脉弦细数）

常规检查（体温 36.5℃，脉率 75/min，呼吸 20/min，血压 160/80mmHg）

D：根据您目前的情况，已经排除了脑出血，应该是中风，您需要再做一个 CT 和 MRI 进一步检查一下，明确一下具体的梗塞部位及面积以方便我们制订下一步的治疗计划。

P：好的。

2. 告诉病人他 / 她目前身体情况，如体格检查、实验室检查的结果，解剖学异常诊断的结果

检查回来：

D：根据您目前的情况及检查结果来看，你是中风了。

CT 检查报告单

姓名：× × ×　性别：男　年龄：60 岁　申请科室：门诊

检查号：13141333　住院号：无　床号：1

申请医生：小白

检查项目：CT 颅脑平扫

影像所见：

右颞叶—岛叶及外囊见不规则大片状低密度灶，最大层面大小约 3.9*1.5cm，邻近脑实质烧受压，余脑实质内未见明显异常密度灶，脑室系统形态大小正常，脑沟裂池不宽，中线结构居中，左侧椎动脉及双侧颈动脉壁见钙化灶。

诊断意见：

1. 右颞叶—岛叶及外囊低密度灶：脑梗死？其他？

2. 左侧椎动脉及双侧颈动脉粥样硬化。

请结合临床，建议 MRI+DWI 检查。

MRI 检查报告单

姓名：× × ×　性别：男　年龄：60 岁　申请科室：门诊

检查号：13141314　住院号：　床号：　申请医生：李小小

检查项目：磁共振颅脑 MRA，磁共振扩散成像 DWI，磁共振颅脑平扫

影像所见：

右侧基底节区内囊后肢见大小约 1.0*0.4cm 条状片状稍长 T1 稍长 T2 信号灶，FLIAR（T2）序列呈稍高信号，DWI（b–1000t）呈高信号，ADC 呈低值，右侧颞叶皮质区见不规则大片状长 T1 长 T2 信号灶，FLTAR（T2）序列呈低信号周围见

环形高信号，DWI（b-1000t）呈略低信号，ADC 呈高信号，邻近脑沟增宽，双侧额顶颞叶，放射冠区、基底节区、脑干见多发斑点状及斑片状长 T1 长 T2 信号，FLTAR（T2）序列呈高信号，部分病灶呈低信号周围见环形高信号，余脑实质内未见明显异常信号灶及弥散受限，双侧脑室旁见对称性片状高信号灶，中线结构居中，双侧上颌窦、筛窦、蝶窦黏膜增厚见高信号。

颅脑 MRI（TOF 法）显示，所示右侧大脑中动脉 MI 段细小部分及远端未见显示，远端分支稀疏；所示双侧颈内动脉、椎动脉、基底动脉及其分支、双侧后交通动脉、前交通动脉以及左侧大脑中动脉、双侧大脑前、后动脉及其分支均显影好，形态、大小，分布未见异常，未见异常血管及畸形血管影。

诊断意见：

1. 右侧基底节急性脑梗塞；
2. 脑内多发腔隙性脑梗塞（部分软化灶形成）；
3. 右颞叶软化灶形成；
4. 脑白质疏松；近端细小、远端未见显示；
5. 所示右侧大脑中动脉 MI 段近端细小、远端及 M2、3 段主干支未见显示、远端分支稀疏；原因待查；
6. 双侧上颌窦、筛窦及蝶窦炎。

四、理解安慰病人

（认同病人所付出的努力、所取得的成就、所需要克服的困难，如感谢病人的配合，体察病人的暗示、配合、默契）

D：您目前的诊断是明确的，您中风了，需要住院治疗，不过您不要太担心，现在脑梗的治疗方案很成熟，您听从医生的嘱托，您的病情一定会好起来的。

P：好的，谢谢您。

五、结束问诊

（问病人是否还有其他的问题需要探讨，并进一步说明下一步的诊治方案）

D：您是否还有不清楚的地方呢？

P：没有了，谢谢医生。

D：根据你目前的情况，你是因为积损正衰，肝肾亏虚，加上情志失调导致痰热内蕴，风阳上扰，经脉闭阻的中风病。目前的治疗方案为：镇肝息风，育阴潜阳，方用镇肝息风汤加减：

龙骨 9g	牡蛎 9g	石决明 12g
龟板 9g	天麻 6g	钩藤 6g
菊花 9g	白芍 9g	玄参 9g
牛膝 6g	桑叶 9g	夏枯草 6g
菖蒲 9g		

5 剂，水煎服，日一剂，分三服。

注意卧床休息为主，定时检测血压，不适随诊。

六、病例小结

×××，60 岁，因“突发头晕伴左侧肢体乏力 1 天”入院。体温 36.5 ℃，脉率 75/min，呼吸 20/min，血压 160/80mmHg，体查：左侧鼻唇沟变浅，张口偏右口角偏右，伸舌偏左，咽反射存在，左上下肢肌力均为 3 级，左侧巴氏证（+）。

MRI 回报：右侧基底节急性脑梗塞

中医四诊：神志清，精神差，舌红，苔薄黄，脉弦细数。

病因病机：痰热内蕴，情志失调，风阳上扰，经脉闭阻。

中医诊断：中经络—风痰上扰证；西医诊断：脑梗塞（右

侧基底节区）。

治疗法则：镇肝息风，育阴潜阳

方药：镇肝息风汤加减

龙骨 9g	牡蛎 9g	石决明 12g
龟板 9g	天麻 6g	钩藤 6g
菊花 9g	白芍 9g	玄参 9g
牛膝 6g	桑叶 9g	夏枯草 6g
菖蒲 9g		

5 剂，水煎服，日一剂，分三服。

18. 胃痛（肝气犯胃）

一、准备（有礼貌地自我介绍及询问患者一般资料，工作等情况）

你好，我是您的接诊医生，我姓 ×，现在针对您的病情向您了解一下相关情况，希望您配合。

D：请问您家住哪里？

P：东风路 ××× 号。

D：您好，我叫 ×××，请问你叫什么名字？

P：我叫 ×××。

D：今年多大年纪？

P：30 岁。

D：您从事什么工作呢？

P：教师。

二、信息收集

1. 主诉：

D：请问哪里不舒服？

P：胃部感觉有些痛，胸前感觉有些闷。

D：有多久了呢？

P：有 2 月左右，最近 2 天感觉胃部疼痛更严重了。

D：您再指一下哪里疼？怎么个疼法（刺疼、绞疼、隐疼……）？吃饱东西后疼还是饿着肚子疼？

P：肚脐的周围，胀痛，有时生气时疼得更厉害，饿着肚子的时候也比较明显。

D：您自己认为是什么原因呢？过去有过这种情况么？

P：平时自己吃饭不怎么规律，心情时常不好，爱生气，经常叹气。

D：从发病到现在有去哪里去诊疗过吗？做过哪些检查？诊断是什么？服用过药物没？效果怎么样？

P：之前没怎么关注，有时胃实在不舒服，打嗝后感觉好一些。

D：除了这个症状以外，还有哪里不舒服？还有别的症状么？最近体力怎么样，有没有感觉累？

P：有时生气时，胸两侧还有些胀痛。

D：除了这个症状以外，还有哪里不舒服？还有别的症状么？最近体力怎么样，有没有感觉累？

P：时常情绪不怎么好，最近感觉还经常叹气，打不起精神来，有时候还头晕。

D：饮食、睡眠、小便怎么样，最近体重有没有变化。

P：胃口可以，不敢多吃，吃多了胃胀，睡觉有时候不好，入睡困难，吃了冷的东西或不好消化的东西，大便就会稀，这两天也是稀的，小便正常。

D：大便稀的有没有未消化的食物、黏液、脓血？一天解几次？

P：有时候会有粘液，平常 1~2 次，这两天 2~3 次，其他的没有。

D：有无反酸、烧心、恶心、呕吐？

P：无。

D：那平时血压怎么样？现在来我给你量个血压。

血压测得：110/96mmHg

P：血压都正常，没什么问题。

P：无。

2. 询问现病史：

3. 诊治经过：

4. 病后一般状况：

5. 询问既往史：

D：有没有高血压、冠心病、糖尿病等疾病？

P：没有。

D：有没有得过肝炎、结核、伤寒等传染病？

P：没有。

D：有没有受过重大外伤、中毒、做过手术、输过血？

P：没有。

D：打针、吃药、饮食有没有什么过敏的？

P：目前没有。

D：都打过哪预防针？

P：不记得了。

6. 询问个人史：

D：有没有去过传染病的地方，比如疟疾？

P：没有。

D：有没有特殊嗜好（吸烟、饮酒）？

P：无。

D：你生活学习的地方是否会接触一些有毒、有害，甚至放射性的物质？

P：不会。

三、信息给予

1. 解释诊断性操作的理论依据，如体格检查、实验室检查等

D：看下舌苔、摸下脉象（舌苔黄腻，弦滑有力）。

P：医生，我这是什么病，要不要做检查，严不严重，有没有什么需要注意的?

D：根据您的情况，我考虑是中医诊断是胃痛—肝气犯胃证，西医是慢性胃炎。建议您明早空腹做个腹部B超，查个三大常规、血生化、大便培养，血、尿淀粉酶、碳13呼气试验、胃镜等检查，来进一步明确诊断，接下来我们将根据实际情况来共同确定治疗方案。谢谢您的配合。

2. 告诉病人他/她目前身体情况，如体格检查、实验室检查的结果，解剖学异常诊断的结果

检查结果：腹部B超：肝胆胰脾双肾膀胱、前列腺未见异常；Hp检测、三大常规：未见异常；血糖、血脂、肝肾功、电解质未见异常；大便培养：未见致病菌；碳13呼气试验未见异常；胃镜：浅表性非萎缩性胃炎；血、尿淀粉酶正常。我认为您的初步诊断是胃痛，结合中医特点伴随嗳气、矢气则痛舒，胸闷叹息，大便不畅，舌苔薄白，脉弦，可辩证为肝气犯胃。

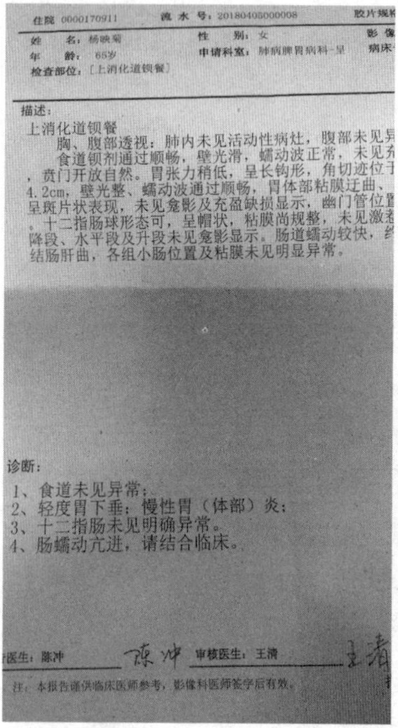

住院 0000170911　　流 水 号：20180405000008　　胶片规格

姓　　名：杨映菊　　性　　别：女　　影像

年　　龄：65岁　　申请科室：肺病脾胃病科-呈　　病床

检查部位：[上消化道钡餐]

描述：

上消化道钡餐

胸、腹部透视：肺内未见活动性病灶，腹部未见异

食道钡剂通过顺畅，壁光滑，蠕动波正常，未见充

，贲门开放自然。胃张力稍低，呈长钩形，角切迹位于

4.2cm，壁光整、蠕动波通过顺畅，胃体部粘膜迂曲、

呈斑片状表现，未见龛影及充盈缺损显示，幽门管位置

。十二指肠球形态可，呈帽状，粘膜尚规整，未见激惹

降段、水平段及升段未见龛影显示。肠道蠕动较快，约

结肠肝曲，各组小肠位置及粘膜未见明显异常。

诊断：

1、食道未见异常；

2、轻度胃下垂；慢性胃（体部）炎；

3、十二指肠未见明确异常。

4、肠蠕动亢进，请结合临床。

医生：陈冲　陈冲　审核医生：王清　王清

注：本报告谨供临床医师参考，影像科医师签字后有效。

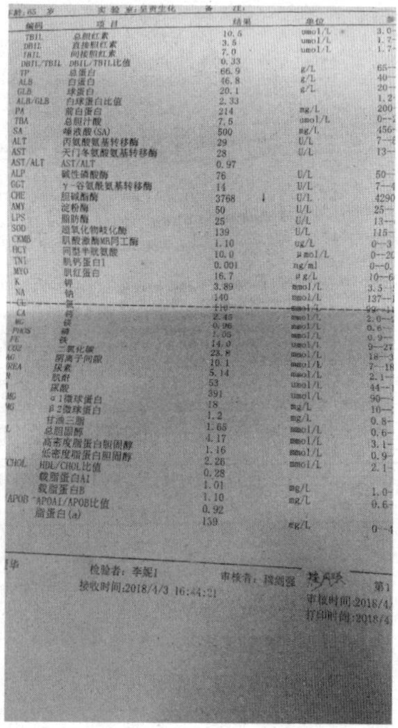

年龄：65 岁　　实 验 室：呈贡生化　　备　注：

编码	项目	结果		单位	参
TBIL	总胆红素	10.5		umol/L	3.0-
DBIL	直接胆红素	3.5		umol/L	1.7-
IBIL	间接胆红素	7.0		umol/L	1.7-
DBIL/TBIL	DBIL/TBIL比值	0.33			
TP	总蛋白	66.9		g/L	65-
ALB	白蛋白	46.8		g/L	40-
GLB	球蛋白	20.1		g/L	20-
ALB/GLB	白球蛋白比值	2.33			1.2-
PA	前白蛋白	214		mg/L	200-
TBA	总胆汁酸	7.5		umol/L	0--
SA	唾液酸(SA)	500		mg/L	456-
ALT	丙氨酸氨基转移酶	29		U/L	7--
AST	天门冬氨酸氨基转移酶	28		U/L	13-
AST/ALT	AST/ALT	0.97			
ALP	碱性磷酸酶	76		U/L	50-
GGT	γ-谷氨酰氨基转移酶	14		U/L	7--
CHE	胆碱酯酶	3768	↓	U/L	4290
AMY	淀粉酶	50		U/L	25-
LPS	脂肪酶	25		U/L	13-
SOD	超氧化物歧化酶	139		U/L	115-
CKMB	肌酸激酶MB同工酶	1.10		ug/L	0--3
HCY	同型半胱氨酸	10.0		μmol/L	0--20
TNI	肌钙蛋白1	0.001		ng/ml	0--0.
MYO	肌红蛋白	16.7		μg/L	10--6
K	钾	3.89		mmol/L	3.5-
NA	钠	140		mmol/L	137--
CL	氯	110		mmol/L	99--
CA	钙	2.45		mmol/L	2.0-
MG	镁	0.96		mmol/L	0.6-
PHOS	磷	1.05		mmol/L	0.9-
FE	铁	14.0		umol/L	9--27
CO2	二氧化碳	23.8		mmol/L	18--3
AG	阴离子间隙	10.1		mmol/L	7--18
REA	尿素	5.14		mmol/L	2.1-
R	肌酐	53		umol/L	44--
	尿酸	391		umol/L	90--
MG	α1微球蛋白	18		mg/L	10--
MG	β2微球蛋白	1.2		mg/L	0.8-
	甘油三脂	1.65		mmol/L	0.6-
L	总胆固醇	4.17		mmol/L	3.1-
	高密度脂蛋白胆固醇	1.16		mmol/L	0.9-
	低密度脂蛋白胆固醇	2.26		mmol/L	2.1-
CHOL	HDL/CHOL比值	0.28			
	载脂蛋白AI	1.01		mg/L	1.0-
	载脂蛋白B	1.10		mg/L	0.6-
APOB	APOAI/APOB比值	0.92			
	脂蛋白(a)	139		mg/L	0--

检验者：李妮1　　审核者：　　第1

接收时间:2018/4/3 16:44:21　　审核时间:2018/4　　打印时间:2018/4

四、理解安慰病人

（认同病人所付出的努力、所取得的成就、所需要克服的困难，如感谢病人的配合，体察病人的暗示、配合、默契）

您这次检查很配合，这个病不严重的，您不要有心理压力，但是也不能忽视它，平常要保持好的心情，不要轻易动怒，有不舒服要及时就医，之后您可能需要注意按时吃药，给您用了中药柴胡疏肝散，每天一剂，早中晚三次温服。禁止辛辣刺激或寒凉食物。我会关注您的病情。

五、结束问诊

（问病人是否还有其他的问题需要探讨，并进一步说明下一步的诊治方案）

柴胡疏肝散

柴胡 6g	陈皮 6g	川芎 4 枚
枳壳 4g	芍药 4g	香附 4g
甘草 5g	佛手 4g	

3 剂水煎服，日一剂，早中晚温服，忌生、冷不易消化之品，保持情绪调畅。

六、病例小结

×××，30 岁，胃痛 2 个月左右，加重 4 天第一时间来我院就诊，体温 38℃，脉率 140/min，呼吸 38/min，血压 70/50mmHg，双肺闻及中细湿啰音。胃镜：浅表性非萎缩性胃炎。血常规检查：Hb110g/L，RBC4.0×1012/L，WBC12.0×109/L，N70%，L30%。

中医四诊：神志清，精神差，舌红少津，苔黄燥，脉洪数，指纹紫红。

中医诊断：胃痛—肝气犯胃证；

西医诊断：浅表性非萎缩性胃炎。

治疗法则：疏肝理气，和胃止痛

方药：柴胡疏肝散

柴胡 6g	陈皮 6g	川芎 4 枚
枳壳 4g	芍药 4g	香附 4g
甘草 5g	佛手 4g	

3 剂水煎服，日一剂，早中晚温服，忌生、冷不易消化之品，保持情绪调畅。

19. 胃痛——脾胃虚寒

一、准备（有礼貌地自我介绍及询问患者一般资料，工作等情况）

D：你好，我是您的接诊医生，我姓 ×，现在针对您的病情向您了解一下相关情况，希望您配合。请问你叫什么名字？

P：我叫 ×××。

D：请问您是哪里人，现在住哪里？

P：昆明本地的，现住学府路 ××× 号。

D：今年多大年纪？什么民族，电话，工作？

P：33 岁，汉族，12345678910，司机。

二、信息收集

1. 主诉：

D：请问哪里不舒服？

P：胃部感觉有些疼痛。

D：有多久了呢？

P：有 4 个月左右，最近 3 天感觉胃部疼痛更严重了

D：指一下哪里疼？怎么个疼法（刺疼、绞疼、隐疼……）？吃饱东西后疼还是饿着肚子疼？

P：肚脐周围，隐隐的疼，一阵一阵的，饿着肚子的时候更明显。

D：您自己认为是什么原因造成的？过去有过这种情况吗？

P：平时自己吃饭不怎么规律，又经常吃生冷食物，这种情况得有 4 个月了。

D：从发病到现在有去哪里去诊疗过吗？做过哪些检查吗？诊断是什么？服用过药物没？效果怎么样？

P：没有，疼得厉害了就喝点热水自己按一下就好些，或者吃点“三九胃泰”就好了，这次吃了两天的“三九胃泰　一次一袋　一天三次”，感觉好点。

D：除了这个症状以外，还有哪里不舒服？还有别的症状吗？最近体力怎么样，有没有感觉累？

P：手脚凉，怕冷，胃胀，尤其是下午饭过后，还有打嗝，最近感觉没有力气，打不起精神来。

D：饮食、睡眠、大小便怎么样，最近体重有没有变化。

P：胃口不好，睡觉还可以，最近大便都偏稀，吃了冷的东西或不好消化的东西，小便正常。体重无明显变化。

D：大便稀的有没有未消化的食物、黏液、脓血？一天解几次？

P：没有，1~2 次。

D：有无反酸、烧心、恶心、呕吐？

P：无。

2. 询问现病史：

3. 诊治经过：

4. 病后一般状况：

5. 询问既往史：

D：有没有高血压、冠心病、糖尿病等疾病？

P：没有。

D：有没有得过肝炎、结核、伤寒等传染病？

P：没有。

D：有没有受过重大外伤、中毒、做过手术、输过血？

P：没有。

D：打针、吃药、饮食有没有什么过敏的？

P：目前没有。

6. 询问个人史：

D：有没有去过传染病的地方，比如疟疾？

P：没有。

D：有没有特殊嗜好（吸烟、饮酒）？

P：偶尔抽烟，一天平均4~5支吧，不开车的时候会喝一点，不多。

D：你生活学习的地方是否会接触一些有毒、有害甚至放射性的物质？

P：不会。

三、信息给予

1. 解释诊断性操作的理论依据，如体格检查、实验室检查等

D：看下舌苔、摸下脉象。（舌淡红，边有齿痕，苔薄白，舌下脉络未见明显充盈，脉沉细滑）

P：医生，我这是什么病，要不要做检查，严不严重，有没有什么需要注意的？

D：根据您的情况，我考虑是中医诊断是胃痛—脾胃虚寒证，西医是胃痛查因（1. 慢性胃炎？ 2. 十二指肠溃疡？）。建议您明早空腹做个腹部B超，查个三大常规、血生化、大便培养，血、尿淀粉酶、碳13呼气试验、胃镜等检查，来进一步明确诊断，接下来我们将根据实际情况来共同确定治疗方案。谢谢您的配合。

2. 告诉病人他/她目前身体情况，如体格检查、实验室检查的结果，解剖学异常诊断的结果

检查结果：腹部B超：肝胆胰脾双肾膀胱、前列腺未见异常；三大常规：未见异常；血糖、血脂、肝肾功、电解质未见异常；大便培养：未见致病菌；碳13呼气试验未见异常；胃镜：浅表性非萎缩性胃炎；血、尿淀粉酶正常。

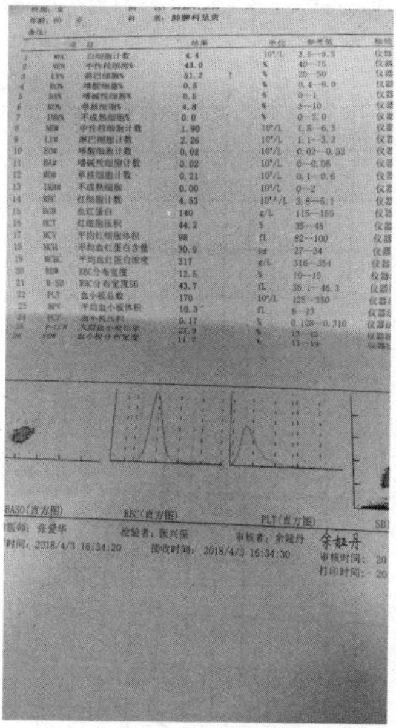

科　　室：肺脾科呈贡

	项　目		结果		单位	参考值	检验
1	WBC	白细胞计数	4.4		10^9/L	3.5—9.5	仪器
2	NE%	中性粒细胞%	43.0		%	40—75	仪器
3	LY%	淋巴细胞%	51.2	↑	%	20—50	仪器
4	EO%	嗜酸细胞%	0.5		%	0.4—8.0	仪器
5	BA%	嗜碱性细胞%	0.5		%	0—1	仪器
6	MO%	单核细胞%	4.8		%	3—10	仪器
7	IMM%	不成熟细胞%	0.0		%	0—2.0	仪器
8	NE#	中性粒细胞计数	1.90		10^9/L	1.8—6.3	仪器
9	LY#	淋巴细胞计数	2.26		10^9/L	1.1—3.2	仪器
10	EO#	嗜酸细胞计数	0.02		10^9/L	0.02—0.52	仪器
11	BA#	嗜碱性细胞计数	0.02		10^9/L	0—0.06	仪器
12	MO#	单核细胞计数	0.21		10^9/L	0.1—0.6	仪器
13	IMM#	不成熟细胞	0.00		10^9/L	0—2	仪器
14	RBC	红细胞计数	4.53		10^{12}/L	3.8—5.1	仪器
15	HGB	血红蛋白	140		g/L	115—150	仪器
16	HCT	红细胞压积	44.2		%	35—45	仪器
17	MCV	平均红细胞体积	98		fL	82—100	仪器
18	MCH	平均血红蛋白含量	30.9		pg	27—34	仪器
19	MCHC	平均血红蛋白浓度	317		g/L	316—354	仪器
20	RDW	RBC分布宽度	12.5		%	10—15	仪器
21	R-SD	RBC分布宽度SD	43.7		fL	38.[illegible]—46.3	仪器
22	PLT	血小板总数	170		10^9/L	125—350	仪器
23	MPV	平均血小板体积	10.3		fL	6—13	仪器
24	PCT	血小板压积	0.17		%	0.108—0.310	仪器
25	P-LCR	大型血小板比率	27.9		%	13—43	仪器
26	PDW	血小板分布宽度	11.7		%	11—19	仪器

BASO(直方图)　RBC(直方图)　PLT(直方图)　SD

医师：张爱华　检验者：张兴保　审核者：余婕丹　余婕丹

时间：2018/4/3 16:34:20　接收时间：2018/4/3 16:34:30　审核时间：20　打印时间：20

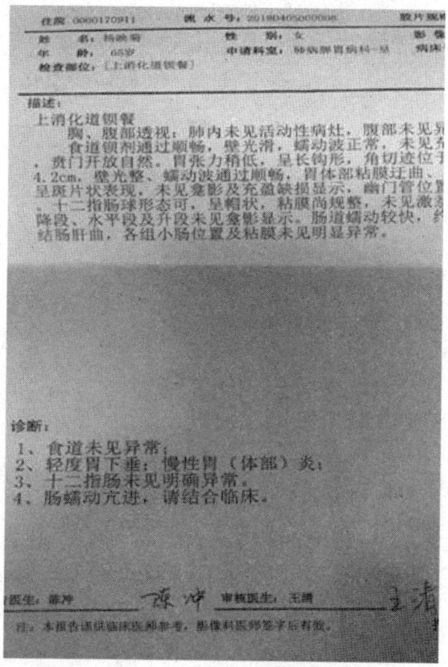

住院 0000170911　流水号：20180405000008　胶片规格

性　　别：女

年　　龄：65岁　申请科室：肺病脾胃病科一呈

检查部位：[上消化道钡餐]

描述：

上消化道钡餐

胸、腹部透视：肺内未见活动性病灶，腹部未见异

食道钡剂通过顺畅，壁光滑，蠕动波正常，未见充

，贲门开放自然。胃张力稍低，呈长钩形，角切迹位于

4.2cm，壁光整、蠕动波通过顺畅，胃体部粘膜迂曲、

呈斑片状表现，未见龛影及充盈缺损显示，幽门管位置

，十二指肠球形态可，呈帽状，粘膜尚规整，未见激

降段、水平段及升段未见龛影显示。肠道蠕动较快，

结肠肝曲，各组小肠位置及粘膜未见明显异常。

诊断：

1、食道未见异常；
2、轻度胃下垂；慢性胃（体部）炎；
3、十二指肠未见明确异常。
4、肠蠕动亢进，请结合临床。

医生：陈冲　陈冲　审核医生：王浦　王浦

注：本报告谨供临床医师参考，影像科医师签字后有效。

四、理解安慰病人

（认同病人所付出的努力、所取得的成就、所需要克服的困难，如感谢病人的配合，体察病人的暗示、配合、默契）

您这次检查很配合，这个病不严重的，您不要有心理压力，但是也不能忽视它，平常要保持好的心情，平时规律饮食，有不舒服要及时就医，之后您可能需要注意按时吃药，给您用了中药黄芪建中汤，每天一剂，早中晚三次温服。禁止辛辣刺激或寒凉食物等不好消化的食物。我会关注您的病情。

五、结束问诊

（问病人是否还有其他的问题需要探讨，并进一步说明下一步的诊治方案）

黄芪建中汤

桂枝 9g	大枣 4 枚	生姜 9g
吴茱萸 15g	芍药 18g	胶饴 30g
黄芪 15g	鸡内金 15g	神曲 15g
麸白术 15g	甘草 6g	

3 剂水煎服，日一剂，早中晚温服。

六、病例小结

×××，33 岁，胃痛 4 个月左右，加重 3 天第一时间来我院就诊，体温 38℃，脉率 140/min，呼吸 38/min，血压 70/50mmHg，双肺闻及中细湿啰音。胃镜：浅表性非萎缩性胃炎。血常规检查：Hb110g/L，RBC4.0×1012/L，WBC12.0×109/L，N70%，L30%。

中医四诊：神志清，精神差，舌红少津，苔黄燥，脉洪数，指纹紫红。

中医诊断：胃痛—脾胃虚寒证；

西医诊断：慢性胃炎。

治疗法则：温中健脾，和胃止痛

方药：黄芪建中汤

桂枝 9g	大枣 4 枚	生姜 9g
吴茱萸 15g	芍药 18g	胶饴 30g

黄芪 15g　　鸡内金 15g　　神曲 15g
麸白术 15g　　甘草 6g
3 剂水煎服，日一剂，早中晚温服。

20. 腹痛（中虚脏寒证）

一、准备（有礼貌地自我介绍及询问患者一般资料，工作等情况）

D：您好，我是您的接诊医生，我叫 ×××，请问你小孩叫什么名字?

P：叫 ×××。

D：请问您家是哪的，现在住哪里?

P：山东的，现在住在学府路 ××× 号。

D：今年多大年纪，什么民族、电话、工作?

P：25 岁，汉族，学生，12345678910。

二、信息收集

1. 主诉：

D：请问哪里不舒服?

P：肚子疼，大便有点稀。

D：有多久了呢?

P：间断的三年多了，这次有两天。

D：具体肚子哪里痛（指一下哪里疼）？怎么个疼法（刺疼、绞疼、隐疼……）？吃饱东西后疼还是饿着肚子疼?

P：肚脐周围，隐隐地疼，时发时止，与吃饱还是饿肚子无关。

D：您自己认为是什么原因呢？过去有过这种情况吗?

P：半年多前也没明显原因就会时不时肚子疼，后面吃凉了、生了就会疼，还会解稀便。2 天前吃了冷东西肚子又疼起来了。

D：从发病到现在有去哪里去诊疗过吗？做过哪些检查？诊断是什么？服用过药物没？具体怎么吃的？效果怎么样？

P：以前也没看过，也没检查过，平时肚子疼时会吃“桂附理中丸”，也没什么规律，喝点热水，揉下肚子休息会就会好点，这次也吃过“桂附理中丸”，一次 2 颗，一天三次，已经吃了一天了，感觉肚子疼好点。

2. 询问现病史：

3. 诊治经过：

4. 病后一般状况：

5. 询问既往史：

6. 询问个人史：

D：有没有去过传染病的地方？

P：没有。

D：有没有特殊嗜好（吸烟、饮酒）？

P：无。

D：你生活、学习的地方是否会接触一些有毒、有害，甚至放射性的物质？

P：不会。

D：您的婚姻状况是？

P：未婚

D：父母身体怎么样，有几个兄弟姐妹，家里面有没有什么传染病、遗传病？

P：父母体健，二兄一姐，体健，无传染病、遗传病。

体格检查：略。

专科检查：

D：您好，现在我要为你做下体格检查，希望您能配合。

P：好的。

[腹平坦，腹式呼吸存在，未见腹壁静脉显露，无胃肠型及蠕动波；腹软，脐周轻压痛，无反跳痛，肝脾肾未触及，墨菲征（一），输尿管点及膀胱无压痛，腹部叩诊肝上界位于锁骨中线第5肋间，肝下界位于右季肋下缘，腹部叩诊呈鼓音，肝肾无叩击痛，移动性浊音阴性，肠鸣音4次/分，未闻及振水音及血管杂音。]

三、信息给予

1. 解释诊断性操作的理论依据，如体格检查、实验室检查等

看看舌苔（舌淡红，边有齿痕，苔薄白，舌下脉络未见明显充盈）

摸摸脉象（脉沉细滑）。

常规检查（体温36.6℃，脉率84/min，呼吸18/min，血压120/80mmHg）

P：医生，我这是什么病，要不要做检查，严不严重，有没有什么需要注意的？

D：根据您的情况，我考虑是中医诊断是腹痛—中脏虚寒，西医是腹痛原因待查（肠易激综合征？）。建议您明早空腹做个腹部B超，查个三大常规、血生化、大便培养，血、尿淀粉酶、碳 13 呼气试验、肠镜等检查，来进一步明确诊断，接下来我们将根据实际情况来共同确定治疗方案。谢谢您的配合。

2. 告诉病人他 / 她目前身体情况，如体格检查、实验室检查的结果，解剖学异常诊断的结果

检查结果：腹部 B 超：肝胆胰脾双肾膀胱、前列腺未见异常；三大常规：未见异常；血糖、血脂、肝肾功、电解质未见异常；大便培养：未见致病菌；碳 13 呼气试验未见异常；肠镜未见异常；血、尿淀粉酶正常。

四、理解安慰病人

（认同病人所付出的努力、所取得的成就、所需要克服的困难，如感谢病人的配合，体察病人的暗示、配合、默契）

D：您这次检查很配合，这个病不严重的，您不要有心理压力，但是也不能忽视它，平常要保持好的心情，规律饮食，忌酸、冷等不好消化之品，给您用了中药小建中汤，每天一剂，早中晚三次温服。我会关注您的病情。

五、结束问诊

（问病人是否还有其他的问题需要探讨，并进一步说明下一步的诊治方案）

D：您是否还有不清楚的地方呢？

P：没有了，谢谢医生。

六、病例小结

小结：患者 ×××，男，因“反复腹痛三年余，再发加重 2 天”入院，患者平素怕食生冷，食生冷后即腹痛，喜温喜按，四末欠温，神疲乏力，胃纳不佳，大便溏薄，为中阳不振，气血不足失于温养所致中脏虚寒证，治以温中补虚，缓急止痛，方用小建中汤加味，具体如下：

桂枝 15g	白芍 30g	干姜 20g
大枣 10g	茯苓 20g	黄芪 15g
吴茱萸 10g	附片 30g	炒白术 15g
乌药 10g	炒花椒 10g	小茴香 10g
川芎 10g	佛手 15g	甘草 10g

免煎剂，开水冲服，日三次，忌生、冷不易消化之品。

21. 腹痛（寒邪内阻证）

一、准备（有礼貌地自我介绍及询问患者一般资料，工作等情况）

D：您好，我是您的接诊医生，我叫 ×××，请问你小孩叫什么名字？

P：叫 ×××。

D：请问您家是哪的，现在住哪里？

P：山东的，现在住在学府路 ××× 号。

D：今年多大年纪，什么民族，电话，工作？

P：25 岁，汉族，学生，12345678910。

二、信息收集

1. 主诉：

D：请问哪里不舒服？

P：肚子疼，拉肚子。

D：有多久了呢？

P：1 天。

D：您自己认为是什么原因呢？过去有过这种情况么？

P：昨天吃了 2 个冰激凌，喝了冰镇啤酒，还吃了路边的烧烤，晚上就开始疼，还拉肚子，以前没有过。

D：具体肚子哪里痛（指一下哪里疼）？怎么个疼法（刺疼、绞疼、隐疼……）？

P：肚脐周围，扯着痛，感觉从昨晚一直疼到现在。

D：会不会喝点热水好点，或按着舒服点？

P：喝热水，按着会更舒服点，感觉现在肚子吹到冷风都会更疼一点。

2. 询问现病史：

D：从发病到现在有去哪里去诊疗过吗？做过哪些检查？诊断是什么？服用过药物没？具体怎么吃的？效果怎么样？

P：没看过，昨天晚上吃了2颗“附子理中丸”2片“黄连素”，感觉好点，今天就来看病了。

D：除了这个症状以外，还有哪里不舒服？还有别的症状么？体力怎么样，有没有发热？有没有感觉累？

P：从昨晚到今天怕冷，手脚凉，没力气，平常倒是样样好的，体温正常的。

D：饮食、睡眠、小便怎么样，怎么拉肚子？最近体重有没有变化。

P：平常后饮食睡眠都好，就昨天肚子疼后到今天没有胃口，只喝了点粥，肚子疼昨晚也没有睡好，大便平常是好的，昨晚解了两次稀水样大便，气味是腥的，今天解了一次比昨天的稍成型点，也都是稀的。

D：有无打嗝、反酸、烧心、恶心、呕吐？

P：有点恶心，没有吐过。

3. 诊治经过：

4. 病后一般状况：

5. 询问既往史：

D：以前身体怎么样？有没有高血压、冠心病、糖尿病等疾病？

P：以前身体挺好的，没有这些病。

D：有没有得过肝炎、结核、伤寒等传染病？

P：没有。

D：有没有受过重大外伤、中毒、做过手术、输过血？

P：没有。

D：打针吃药饮食有没有什么过敏的？

P：目前没有。

D：都打过哪预防针？

P：不记得了。

6. **询问个人史：**

D：有没有去过传染病的地方？

P：没有。

D：有没有特殊嗜好（吸烟、饮酒）？

P：无。

D：你生活学习的地方是否会接触一些有毒、有害，甚至放射性的物质？

P：不会。

D：您的婚姻状况是？

P：未婚。

D：父母身体怎么样，有几个兄弟姐妹，家里面有没有什么传染病、遗传病？

P：父母体健，二兄一姐，体健，无传染病、遗传病。

体格检查：略。

专科检查：

D：您好，现在我要为你做下体格检查，希望您能配合。

P：好的。

［腹平坦，腹式呼吸存在，未见腹壁静脉显露，无胃肠型

及蠕动波；腹肌稍紧张，脐周轻压痛，无反跳痛，肝脾肾未触及，墨菲征（—），输尿管点及膀胱无压痛，腹部叩诊肝上界位于锁骨中线第5肋间，肝下界位于右季肋下缘，腹部叩诊呈鼓音，肝肾无叩击痛，移动性浊音阴性，肠鸣音4次/分，未闻及振水音及血管杂音。]

三、信息给予

1. 解释诊断性操作的理论依据，如体格检查、实验室检查等

看看舌苔（舌淡红，苔白腻，舌下脉络未见充盈）

摸摸脉象（脉沉紧）。

常规检查（体温36.6℃，脉率84/min，呼吸18/min，血压120/80mmHg）

P：医生，我这是什么病，要不要做检查，严不严重，有没有什么需要注意的?

D：根据您的情况，我考虑是中医诊断是腹痛—寒邪内阻证，西医是腹痛原因待查（急性肠炎？）。建议您明早空腹做个腹部B超，查个三大常规、血生化、大便培养，血、尿淀粉酶、碳13呼气试验、电解质等检查，来进一步明确诊断，接下来我们将根据实际情况来共同确定治疗方案。谢谢您的配合。

2. 告诉病人他/她目前身体情况，如体格检查、实验室检查的结果，解剖学异常诊断的结果

检查结果：腹部B超：肝胆胰脾双肾膀胱、前列腺未见异常，血常规：白细胞升高，尿常规：未见异常，血糖、血脂、肝肾功、电解质未见异常；大便培养：沙门菌，碳13呼气试验未见异常，血、尿淀粉酶正常。

四、理解安慰病人

（认同病人所付出的努力、所取得的成就、所需要克服的

困难，如感谢病人的配合，体察病人的暗示、配合、默契）

D：您这次检查很配合，这个病不严重的，您不要有心理压力，但是也不能忽视它，平常要保持好的心情，注意休息，饮食清淡干净，忌酸、冷等不好消化之品，给您用了中药良附丸合正气天香散，每天一剂，早中晚三次温服。我会关注您的病情。

五、结束问诊

（问病人是否还有其他的问题需要探讨，并进一步说明下一步的诊治方案）

D：您是否还有不清楚的地方呢？

P：没有了，谢谢医生。

六、病例小结

小结：患者 ×××，男，因“腹痛一天”入院，既往体健，一天前因食冰冷之物出现腹部疼痛拘急，喜温喜按，四末欠温怕冷等症，为寒西医诊断是便秘；但是也需要排脉络痹阻所致寒邪内阻证，治以散寒温里，理气止痛，方用良附丸合正气天香散加减，具体如下：

高良姜 15g	香附 30g	干姜 20g
大枣 10g	茯苓 20g	陈皮 15g
吴茱萸 10g	附片 30g	炒白术 15g
乌药 10g	厚朴 10g	生姜 10g
甘草 10g		

免煎剂，开水冲服，日三次，忌生、冷不易消化之品。

22. 腹痛（寒邪内阻证）

一、准备（有礼貌地自我介绍及询问患者一般资料，工作等情况）

D：您好，我是您的接诊医生，我叫 ×××，请问您叫什么名字？

P：叫 ×××。

D：您家住哪里？

P：雨花路 ××× 号。

D：今年多大年龄？

P：24 岁（女）。

D：您从事什么工作呢？

P：是学生，平时比较忙。

D：您的联系电话是？

P：12345678910。

二、信息收集

1. 主诉：

D：你哪里不舒服？

P：肚子痛。

D：你这个症状出现有多久了？

P：昨晚出现的。

D：最开始是哪个部位痛？现在具体是哪个部位痛？

P：一直都是整个肚子都痛。

D：这个症状出现前有什么诱因吗？
P：昨天下午淋了雨，晚上又吃了冷的东西。
D：这个症状保暖后会缓解吗？
P：会的，有热水袋捂着会好些。
D：你除了腹痛还有别的症状吗？
P：没有。
D：口渴吗？喜冷饮还是热饮？
P：不渴，偶尔喝点热水。
D：从发病到现在有去哪看过吗？有没有吃什么药？
P：都没有。
D：大小便怎么样呢？
P：小便有点清，大便还行。
D：以前有没有这种情况？
P：冷到就会发作。
D：最近饮食胃口怎么样？
P：还可以。
D：平时睡眠怎么样？
P：挺好的。

2. 询问现病史：

3. 诊治经过：

4. 病后一般状况：

5. 询问既往史：

D：您过去身体怎么样？有没有得过什么疾病？有过麻疹、水痘等传染病史吗？

P：之前一直挺好的，没什么病。无传染病史。

D：是否做过手术？是否输过血？

P：都没有。

D：接种过什么疫苗吗？什么时候接种的？

P：生后1周接种卡介苗，6个月时服小儿麻痹糖丸，18个月注射百日破三次联疫苗。

D：您是否对某些药物过敏？饮食方面呢？比如对海鲜类的食物过敏吗？

P：海鲜过敏。

D：有没什么特殊嗜好？平时吸烟、喝酒吗？喜欢吃辛辣刺激或者喜欢吃生冷寒凉食物？

P：没有。

D：月经情况。

6. 询问个人史：

三、信息给予

1. 解释诊断性操作的理论依据，如体格检查、实验室检查等

D：首先我要给做一个B超，看一下腹腔内的情况，以排除一下脏腑疾病的可能，血常规也是要做的，接下来我们将根据实际情况来共同确定治疗方案。谢谢您的配合。

P：好的。

D：看看舌苔（舌苔白腻）

摸摸脉象（脉沉紧）

常规检查（体温 37℃，脉率 100/min，呼吸 19/min，血压 110/70mmHg）

听诊：无异常

2. 告诉病人他 / 她目前身体情况，如体格检查、实验室检查的结果，解剖学异常诊断的结果

检查回来，检查结果：

B 超：无异常

血常规：白细胞 12×10*9/L 中性粒细胞 7.0×10*9/L

根据您的检查结果来看，我们的初步诊断是腹痛，结合受凉、得温则缓、口不渴、舌脉来看，可辩证为寒邪内阻证。我先给您用中药，3 天后来复诊。

您这次检查很配合，这个病不严重的，不要有心理压力，但是也不能忽视它，之后要注意按时吃药，给您用了方药良附丸合正气天香散，要注意保暖，禁食寒凉食物。

四、理解安慰病人

（认同病人所付出的努力、所取得的成就、所需要克服的困难，如感谢病人的配合，体察病人的暗示、配合、默契）

您今天是因为腹痛来就诊，这种情况持续 1 天，通过刚才和您交流，确定您的中医诊断是腹痛，西医诊断是急性胃炎。不要担心，我会关注您的病情，有什么不舒服及时来就诊。

五、结束问诊

（问病人是否还有其他的问题需要探讨，并进一步说明下一步的诊治方案）

治则：温中散寒

方药：良附丸合正气天香散

高良姜 15g　　香附 10g　　乌药 6g

陈皮 3g　　　　苏叶 3g　　　　干姜 3g

3 剂水煎服，日一剂，早晚温服，有变化随诊。

六、病例小结

×××，24 岁，腹痛 1 天，无任何治疗。体温 37℃，脉率 100/min，呼吸 19/min，血压 110/70mmHg）。B 超：无异常，血常规：白细胞 9×10*9/L 中性粒细胞 5.0×10*9/L 中医四诊：得温则减，口不渴，小便清，大便可，纳可，舌苔白腻，脉沉紧。

中医诊断：腹痛——寒邪内阻证

治则：温中散寒

方药：良附丸合正气天香散

高良姜 15g　　　　香附 10g　　　　乌药 6g

陈皮 3g　　　　苏叶 3g　　　　干姜 3g

3 剂水煎服，日一剂，早晚温服，有变化随诊。

23. 腹痛（中虚脏寒证）

一、准备（有礼貌地自我介绍及询问患者一般资料，工作等情况）

D：您好，我是您的接诊医生，我叫 ×××，请问您叫什么名字？

P：叫 ×××（男）。

D：您家住哪里？

P：雨花路 ××× 号。

D：今年多大年龄？

P：65 岁。

D：您从事什么工作呢？

P：退休了，在家里带小孩。

D：您的联系电话是？

P：12345678910。

二、信息收集

1. 主诉：

D：你哪里不舒服？

P：肚子痛。

D：你这个症状出现有多久了

P：反反复复很多年了。

D：具体多少年能说清吗？

P：至少也有 30 多年了吧。

D：这个症状出现前有什么诱因吗？能具体描述一下是怎

么疼痛的吗？

P：以前工作太忙了，没怎么注意过。痛得不厉害，但就是隐隐地痛，时好时坏的。

D：平时怕冷吗？

P：特别怕冷，随时喜欢暖着。

D：什么情况下会痛得比较厉害呢？

P：饿着、冷着、累着就会厉害些，保暖吃了饭休息后会好一些。

D：腹痛时喜不喜欢手按着？

P：是的是的，按着要舒服些。

D：除了腹痛还有其他症状吗？

P：总是觉得累，没精神，气不足。

D：从发病到现在有去哪看过吗？

P：没去看过病，自己随便吃了一些胃病的药。

D：具体是些什么药呢？

P：不记得了，时不时吃点，后来效果不好就没再吃了。

D：大小便怎么样呢？

P：小便还好，大便稀少

D：最近饮食胃口怎么样？

P：饿了想吃饭，但吃得不多。

D；平时睡眠怎么样？

P：睡觉还可以。

2. 询问现病史：

3. 诊治经过：

4. **病后一般状况：**

5. **询问既往史：**

D：您过去身体怎么样？有没有得过什么疾病吗？有过麻疹、水痘等传染病史吗？

P：之前一直挺好的，没什么病。无传染病史。

D：是否做过手术？是否输过血？

P：20 年前做过阑尾手术。

D：接种过什么疫苗吗？什么时候接种的？

P：小时候按要求接种过，具体就不记得了。

D：您是否对某些药物过敏？饮食方面呢？

P：海鲜过敏。

D：有没什么特殊嗜好？平时吸烟、喝酒吗？喜欢吃辛辣刺激或者喜欢吃生冷寒凉食物？

P：没有。

6. **询问个人史：**

三、信息给予

1. **解释诊断性操作的理论依据，如体格检查、实验室检查等**

D：首先我要给做一个 B 超，看一下腹腔内的情况，以排除一下脏腑疾病的可能，血常规也是要做的。接下来我们将根据实际情况来共同确定治疗方案。谢谢您的配合。

P：好的。

D：看看舌苔（舌淡苔白）

摸摸脉象（脉象沉细）

常规检查（体温 36.7℃，脉率 90/min，呼吸 19/min，血压 125/80mmHg）

听诊：无异常

2. 告诉病人他/她目前身体情况，如体格检查、实验室检查的结果，解剖学异常诊断的结果

检查回来，检查结果：

B 超：无异常

血常规：白细胞 9×10*9/L　中性粒细胞 5.0×10*9/L

根据您的检查结果来看，我们的初步诊断是腹痛，结合隐痛、时作时止、恶寒喜按、遇冷逢饥或劳累加重以及舌脉等情况来看，可辩证为中虚脏寒证。我先给您用中药，3 天后来复诊。

您这次检查很配合，这个病是长期劳累导致的，并不严重，不要有心理压力，但是也不能忽视它，之后要注意按时吃药，给您用了方药小建中汤，要注意保暖，禁食寒凉食物，不要过度劳累。

四、理解安慰病人

（认同病人所付出的努力、所取得的成就、所需要克服的困难，如感谢病人的配合，体察病人的暗示、配合、默契）

您今天是因为腹痛来就诊，这种情况持续 30 多年，通过刚才和您交流，确定您的中医诊断是腹痛，西医诊断是慢性胃炎。不要担心，我会关注您的病情，有什么不舒服及时来就诊。

五、结束问诊

（问病人是否还有其他的问题需要探讨，并进一步说明下一步的诊治方案）

治则：温中补虚，和里缓急

方药：小建中汤

饴糖 30g　　桂枝 15g　　芍药 30g

生姜 6g　　炙甘草 6g　　大枣 12 枚

3 剂，一日一剂，早晚温服，有变化随诊。

六、病例小结

×××，男，65 岁，腹痛 30+ 年，自行服用胃药，具体不详。体温 36.7 ℃，脉率 90/min，呼吸 19/min，血压 125/80mmHg）。B 超：无异常，血常规：白细胞 9×10*9/L　中性粒细胞 5.0×10*9/L　中医四诊：腹痛隐隐，时作时止，恶寒喜按，饥饿劳累后更甚，得食或休息后稍减，大便溏薄，兼有神疲、气短等，舌淡苔白，脉象沉细。

中医诊断：腹痛——中脏虚寒证

治则：温中补虚，和里缓急

方药：小建中汤

饴糖 30g　　桂枝 15g　　芍药 30g

生姜 6g　　炙甘草 6g　　大枣 12 枚

3 剂，一日一剂，早晚温服，有变化随诊。

24. 便秘——实秘（热秘证）

一、准备（有礼貌地自我介绍及询问患者一般资料，工作等情况）

D：您好，我是您的接诊医生，我叫 ×××，请问您叫什么名字？

P：叫 ×××。

D：家住哪里？

P：白塔路 ×× 号。

D：今年几岁？

P：26 周岁。

D：联系电话是？

P：12345678910。

二、信息收集

1. 主诉：

D：您是哪儿不舒服？

P：我就是大便难解，肚子疼（手按压腹部不舒服部位），想让您看看究竟是什么情况，是不是吃上火的原因？

D：您不用着急，我给您好好检查一下。请您用手指一下哪个地方疼？

P：就这（撩起衣服，手指肚脐以下的部位）。

D：您大便难解，肚子疼多长时间了？

P：今天是第二天了。

2. 询问现病史：

D：当时是因为什么引起的呢？

P：这段时间比较喜欢吃烧烤之类的东西，从前两天开始便大便难解并伴有腹痛。

D：大便难解是几天不解大便，还是大便干结难解或者是大便不硬但是排便不畅呢？

P：是大便差不多两天了还没有解过，然后想解大便的时候感觉大便干结特别难排出。

D：是怎么样痛呢？

P：胀痛。

D：除了大便难解，腹痛其他还有哪个地方不舒服吗？

P：感觉还有口干，喜欢喝冷水，口气重；时不时感到发热；小便少而且黄。

D：我看看你的舌头，搭一搭您的脉。（舌红苔黄燥，脉滑数）

3. 诊治经过：

4. 病后一般状况：

5. 询问既往史：

D：您过去身体怎么样？有没有得过什么疾病吗？

P：我身体一直都很好，没得过什么病。

D：高血压、糖尿病、冠心病、肺结核这些都没有得过吗？

P：没有。

D：有做过手术吗？有输过血吗？

P：没有。

D：有没有对什么食物、药物的过敏史？

P：没有。

D：您家里有没有遗传性的疾病？

P：没有。

6. 询问个人史：

D：有没有什么特殊不良嗜好？平时吸烟、喝酒吗？喜欢吃辛辣生冷的食物吗？

P：没有。

D：平时月经周期还准吗？量多吗？颜色是淡还是深？

P：颜色不深也不淡，还算正常。

D：您的配偶有没有感染相关疾病呢？

P：没有。

D：您的婚姻状况是？

P：已婚。

D：是否有孩子？孩子的身体状况怎么样？

P：有孩子，很健康。

三、信息给予

1. 解释诊断性操作的理论依据，如体格检查、实验室检查等

专科检查：

D：根据您的情况，我考虑中医诊断是便秘（实秘属热秘证）；西医诊断是便秘；但是也需要排除一下其他原因：比如脏器损伤，内脏出血等原因引起的腹痛，所以需要给您做一下检查。需要做一大便常规，大便隐血，腹部B超，结肠镜检查。

接下来我们将根据您的实际情况来共同确定治疗方案。谢谢您的配合。

2. 告诉病人他目前的身体情况，如体格检查、实验室检查的结果

检查回来根据实验室检查结果，我认为您的初步诊断是便秘，结合中医特点伴随口干，喜欢喝冷水，口气重；时不时感到发热；小便少而且黄，可辩证为实秘（热秘证）。

我先给您中药内服，不适随诊。

2. 告诉病人他/她目前身体情况如体格检查实验室检查的结果，解剖学异常诊断的结果

检查回来根据实验室检查结果，我认为您的初步诊断是便秘，结合中医特点伴随口干，喜欢喝冷水，口气重；时不时感到发热；小便少而且黄，可辩证为实秘（热秘证）。

我先给您中药内服，不适随诊。

四、理解安慰病人

（认同病人所付出的努力、所取得的成就、所需要克服的困难，如感谢病人的配合，体察病人的暗示、配合、默契）

您这次检查很配合，这个病呢不严重，您不要有心理压力，但是也不能忽视它，需要按时服药及时就诊，注意饮食清淡易消化，多进行户外活动，多喝热水，服药期间禁食寒凉燥热的食物，注意休息，我会关注您的病情不适随诊。

五、结束问诊

（问病人是否还有其他的问题需要探讨，并进一步说明下一步的诊治方案）

您今天是因为大便难解伴腹痛到我院就诊，这种情况持续了两天；通过和您刚才的交流，得出中医诊断是便秘（热秘）；西医诊断：便秘。

中医治疗法则：泻热导滞，润肠通便

方药：麻子仁丸加减。

麻子仁 20g	芍药 9g	枳实 9g
大黄 12g	厚朴（炙）9g	杏仁 10g
生地 10g	芒硝 6g（溶服）	

3 剂冷水浸泡半小时开水煎服，日一剂，早晚温服

暂时不用西药进行治疗，不适随诊。

六、病例小结

×××，26 岁。因大便难解伴腹痛两天，且伴有感觉还有口干，喜欢喝冷水，口气重；时不时感到发热；小便少而且黄来我院就诊，主诉：大便难解伴腹痛两天。

辅助检查：腹部触诊见下腹部压痛，拒按；无反跳痛，腹肌紧张；胆囊点，阑尾点未触及压痛反跳痛。大便常规，大便隐血，腹部 B 超，结肠镜检查未见明显异常；

中医四诊：神志清楚，精神差，舌红，苔黄燥；脉滑数。

中医诊断：便秘（实秘—热秘证）

西医诊断：便秘

中医治疗法则：泻热导滞，润肠通便

方药：麻子仁丸加减。

麻子仁 20g	芍药 9g	枳实 9g
大黄 12g	厚朴（炙）9g	杏仁 10g
生地 10g	芒硝 6g（溶服）	

3 剂冷水浸泡半小时开水煎服，日一剂，早晚温服。

暂时不用西药进行治疗，不适随诊。

25. 感冒（风热犯表证）

一、准备（有礼貌地自我介绍及询问患者一般资料，工作等情况）

D：您好，我是您的接诊医生，我叫 ×××，请问您叫什么名字？

P：叫 ×××。

D：您家住哪里？

P：雨花路 ×××× 号。

D：今年多大年龄？

P：22 岁。

D：您从事什么工作呢？

P：是学生，平时比较忙。

D：您的联系电话是？

P：12345678910。

二、信息收集

1. 主诉：

D：你哪里不舒服？

P：发烧，头痛，鼻塞，流鼻涕。

D：你这个症状出现有多久了

P：出现有 2 天了。

D：这个症状出现前有什么诱因吗？能具体描述一下咳嗽的情况吗？

P：天气骤变，不咳嗽。

D：晚上睡觉出不出汗？最近有没有和肺结核病人接触？

P：不出汗，没有和肺结核病人接触。

D：口渴吗？喜冷饮还是热饮，嗓子干不干？

P：口渴。

D：从发病到现在有去哪看过吗？

P：没看过。

D：大小便怎么样呢？

P：小便正常，大便正常。

D：小便有什么感觉吗？大便几日一行呢？形态怎么样？

P：小便时没有什么感觉，大便一日 2 次，形态正常。

D：以前有没有这种情况？

P：有过发烧。

D：最近饮食胃口怎么样？

P：胃口还可以。

2. 询问现病史：

3. 诊治经过：

4. 病后一般状况：

5. 询问既往史：

D：您过去身体怎么样？有没有得过什么疾病吗？有过麻疹、水痘等传染病史吗？

P：之前一直挺好的，没什么病。无传染病史。

D：是否做过手术？是否输过血？

P：都没有。

D：接种过什么疫苗吗？什么时候接种的？

P：生后1周接种卡介苗，6个月时服小儿麻痹糖丸，18个月注射百日破三次联疫苗。

D：您是否对某些药物过敏？饮食方面呢？比如对海鲜类的食物过敏吗？

P：没有。

D：有没什么特殊嗜好？平时吸烟、喝酒吗？喜欢吃辛辣刺激或者喜欢吃生冷寒凉食物？

P：没有。

6. 询问个人史：

三、信息给予

1. 解释诊断性操作的理论依据，如体格检查、实验室检查等

D：首先我要给做一个胸片，看一下肺的情况，如有必要可能还要加拍肺CT，还要做一个痰培养，排除一下肺结核的可能，血常规也是要做的。接下来我们将根据实际情况来共同确定治疗方案。谢谢您的配合。

P：好的。

D：看看舌苔（舌边尖红，苔薄白微黄）

摸摸脉象（脉浮数）

常规检查（体温38.5℃，脉率105/min，呼吸25/min，血压120/80mmHg）

听诊：右下肺干啰音

2. 告诉病人他 / 她目前身体情况，如体格检查、实验室检查的结果，解剖学异常诊断的结果

检查回来，检查结果：

胸片：右下肺斑片状影

血常规：白细胞 12×10*9/L　中性粒细胞 7.0×10*9/L

痰培养：结核杆菌阴性。

根据您的见检查结果来看，我们的初步诊断是感冒，结合中医特点高热，恶风，头痛，鼻塞，流浊涕，可辩证为风热犯表证。我先给您用中药，一周后来复诊。

您这次检查很配合，这个病不严重的，不要有心理压力，但是也不能忽视它，之后要注意按时吃药，给您用了方药沙参麦冬汤，要注意禁食辛辣刺激，寒凉食物。

四、理解安慰病人

（认同病人所付出的努力、所取得的成就、所需要克服的困难，如感谢病人的配合，体察病人的暗示、配合、默契）

您今天是因为高热，恶风，头痛，鼻塞，流浊涕来就诊，这种情况持续 2 天，通过刚才和您交流，确定您的中医诊断是感冒。西医诊断急性上呼吸道感染，不要担心，我会关注您的病情，有什么不舒服及时来就诊。

五、结束问诊

（问病人是否还有其他的问题需要探讨，并进一步说明下一步的诊治方案）

治则：辛凉解表

方药：银翘散

连翘一两（10g）　银花一两（10g）　苦桔梗六钱（6g）

薄荷六钱（6g）　竹叶四钱（4g）　生甘草五钱（5g）

荆芥穗四钱（5g）　淡豆豉五钱（5g）　牛蒡子六钱（6g）
3 剂水煎服，日一剂，早晚温服，有变化随诊。

六、病例小结

×××，22 岁，高热，恶风，头痛，鼻塞，流浊涕 2 天，无任何治疗。体温 38.5 ℃，脉率 105/min，呼吸 25/min，血压 110/70mmHg）。胸片：右下肺斑片状影　血常规：白细胞 12×10*9/L　中性粒细胞 7.0×10*9/L 痰培养：结核杆菌阴性。中医四诊：恶风，头痛，鼻塞，流浊涕，舌边尖红，苔薄白微黄，脉浮数。

中医诊断：感冒——风热犯表证；西医诊断：急性上呼吸道部感染。

治疗法则：辛凉解表

方药：银翘散

连翘一两（10g）　银花一两（10g）　苦桔梗六钱（6g）
薄荷六钱（6g）　竹叶四钱（4g）　生甘草五钱（5g）
荆芥穗四钱（5g）　淡豆豉五钱（5g）　牛蒡子六钱（6g）
3 剂水煎服，日一剂，早晚温服，有变化随诊。

26. 消渴——中消胃热炽盛证

一、准备（有礼貌地自我介绍及询问患者一般资料，工作等情况）

D：您好，我是您的接诊医生，我叫 ×××，请问您叫什么名字？

P：叫 ×××。

D：家住哪里？

P：云南中医学院。

D：今年几岁？

P：52 周岁。

D：联系电话是？

P：×××。

二、信息收集

1. 主诉：

D：您是哪儿不舒服？

P：最近啊，我吃很多东西，可是体重比以前还轻了，经常吃完就饿了。我就想过来看看怎么回事。

D：有多久了？

P：都有三个星期，我体重都瘦了七八斤了。

D：你以前还去哪里做过什么检查吗？

P：以前也没做过什么检查，最近觉得这情况有点重所以来找医生您看看。

D：除了这些你还有什么不舒服的吗？

P：对了，医生。我最近喝水也喝好多，还经常上厕所。

D：你血糖怎么样？

P：我刚才在你们医院做了个检查，刚才你们给我做检查的护士说我空腹血糖是 7，餐后 2 小时血糖是 11。

D：那你平时血压怎么样？我给你量个血压。

P：以前我量的血压都很正常啊，没其他问题。

2. 询问现病史：

3. 诊治经过：

4. 病后一般状况：

5. 询问既往史：

D：您过去身体怎么样啊？有没有得过什么病？得过什么传染病吗？

P：没有。

D：有没有做过手术，输过血。

P：没有。

D：有没有对什么食物、药物的过敏史？

P：没有。

D：您家里有没有遗传性的疾病？

P：没有。

D：有没有结过婚？生了几个孩子？身体健康吗？

P：结过婚，有一个孩子。都很健康。

D：差不多你情况我都了解了，你的大便如何呢？

P：这段时间经常会便秘啊很不舒服。

D：你的睡眠情况如何呢？

P：睡眠什么都还挺好的。

6. 询问个人史：

三、信息给予

1. 解释诊断性操作的理论依据，如体格检查、实验室检查等

D：来让我看看你的舌头。

P：舌红苔黄

D：让我来把把你的脉。

P：脉滑实有力。

常规检查（体温 37 摄氏度脉率 82 次每分呼吸 24 次每分血压 120/90mmhg）

2. 告诉病人他 / 她目前身体情况，如体格检查、实验室检查的结果，解剖学异常诊断的结果

结合刚才的血糖检测结果：空腹血糖是 7，餐后 2 小时血糖是 11。多饮多食多尿和身体消瘦的症状，舌红苔黄脉滑实有力，我初步诊断您是糖尿病即中医的消渴。您属于消渴胃热炽盛型。

四、理解安慰病人

（认同病人所付出的努力、所取得的成就、所需要克服的困难，如感谢病人的配合，体察病人的暗示、配合、默契）

这个病临床上还是比较常见的，不算很严重，但也不能轻视，您这次检查很配合，您不要有心理压力，现在对于糖尿病的治疗是非常成熟的，您要配合我的治疗，注意保暖，多喝温水，低盐低脂低糖饮食，增加膳食纤维维生素的摄入，多吃粗粮。不适随诊，就可以很快好起来了。

五、结束问诊

（问病人是否还有其他的问题需要探讨，并进一步说明下一步的诊治方案）

你现在需要的治疗方案为：

治法：清胃泻火，养阴增液

方药：玉女煎加减

熟地 15g	石膏 15g	麦冬 9g
知母 9g	牛膝 9g	天花粉 9g
葛根 9g	栀子 9g	甘草 6g

剂水煎服，日一剂，早晚温服。共 7 付。

注意监测血糖不适随诊。

六、病例小结

×××，52 周岁，体重严重减轻伴多饮多食 21 天。症状加剧，体温不降，第一时间来我院就诊。体温 37 摄氏度，脉率 82 次每分钟，呼吸 24 次每分钟，血压 120/90mmhg，空腹血糖是 7，餐后 2 小时血糖是 11。

中医四诊：神志清，精神差，舌红苔黄，脉滑数。

中医诊断：消渴胃热炽盛；

西医诊断：糖尿病。

治疗法则：清胃泻火，养阴增液

方药：玉女煎

熟地 15g	石膏 15g	麦冬 9g
知母 9g	牛膝 9g	天花粉 9g
葛根 9g	栀子 9g	甘草 6g

剂水煎服，日一剂，早晚温服。注意监测血糖不适随诊。

27. 咳嗽（肺阴亏耗证）

一、准备（有礼貌地自我介绍及询问患者一般资料，工作等情况）

D：您好，我是您的接诊医生，我叫 ×××，请问您叫什么名字？

P：叫 ×××。

D：您家住哪里？

P：雨花路 ×××× 号。

D：今年多大年龄？

P：25 岁。

D：您从事什么工作呢？

P：是学生，平时比较累。

D：您的联系电话是？

P：12345678910。

二、信息收集

1. 主诉：

D：你哪里不舒服？

P：干咳。

D：你这个症状出现有多久了？

P：出现有 3 天了。

D：这个症状出现前有什么诱因吗？能具体描述一下咳嗽的情况吗？

P：无，干咳少痰。

D：咳嗽有痰吗？什么颜色的痰？痰量大不大？咳黏痰还是稀痰？

P：几乎没有痰。

D：你除了干咳还有别的症状吗？

P：声音嘶哑，口干咽燥，每天午饭后感觉烦热，盗汗，颧红，舌质红少苔，脉细数。

D：晚上睡觉出不出汗？最近有没有和肺结核病人接触？

P：出汗，没有和肺结核病人接触。

D：口渴吗？喜冷饮还是热饮，嗓子干不干？

P：口渴，嗓子干。

D：从发病到现在有去哪看过吗？

P：没看过。

D：大小便怎么样呢？

P：小便发黄，大便干。

D：小便有什么感觉吗？大便几日一行呢？形态怎么样？

P：小便时没有什么感觉，大便 2 日 1 次，偏干硬。

D：以前有没有这种情况？

P：有。

D：最近饮食胃口怎么样？

P：胃口不好，不爱吃东西。

2. 询问现病史：

3. 诊治经过：

4. 病后一般状况：

5. **询问既往史：**

D：您过去身体怎么样？有没有得过什么疾病吗？有过麻疹、水痘等传染病史吗？

P：之前一直挺好的，没什么病。无传染病史。

D：是否做过手术？是否输过血？

P：都没有。

D：接种过什么疫苗吗？什么时候接种的？

P：生后 1 周接种卡介苗，6 个月时服小儿麻痹糖丸，18 个月注射百日破三次联疫苗。

D：您是否对某些药物过敏？饮食方面呢？比如对海鲜类的食物过敏吗？

P：没有。

D：有没什么特殊嗜好？平时吸烟、喝酒吗？喜欢吃辛辣刺激或者喜欢吃生冷寒凉食物？

P：没有。

6. **询问个人史：**

三、信息给予

1. **解释诊断性操作的理论依据，如体格检查、实验室检查等**

D：首先我要给做一个胸片，看一下肺的情况，如有必要可能还要加拍肺 CT，还要做一个痰培养，排除一下肺结核的可能，血常规也是要做的。接下来我们将根据实际情况来共同确定治疗方案。谢谢您的配合。

P：好的。

D：看看舌苔（舌红少苔）

摸摸脉象（脉细数）

常规检查（体温 37.5℃，脉率 105/min，呼吸 25/min，血压 110/70mmHg）

听诊：右下肺干啰音

2. 告诉病人他 / 她目前身体情况，如体格检查、实验室检查的结果，解剖学异常诊断的结果

检查回来，检查结果：

胸片：正常胸片

血常规：白细胞 12*109/L　中性粒细胞 7.0*109/L

痰培养：结核杆菌阴性。

根据您的检查结果来看，我们的初步诊断是咳嗽，结合中医特点干咳少痰，痰中偶带血丝，声音嘶哑，口干咽燥，每天下午感觉烦热，舌红少苔，脉细数，可辩证为肺阴亏耗证 . 我先给您用中药，一周后来复诊 .

您这次检查很配合，这个病不严重的，不要有心理压力，但是也不能忽视它，之后要注意按时吃药，给您用了方药沙参麦冬汤，要注意禁食辛辣刺激，寒凉食物。

四、理解安慰病人

（认同病人所付出的努力、所取得的成就、所需要克服的困难，如感谢病人的配合，体察病人的暗示、配合、默契）

您今天是因为干咳少痰，声音嘶哑，口干咽燥，每天下午感觉烦热来就诊，这种情况持续 3 天，通过刚才和您交流，确定您的中医诊断是咳嗽。西医诊断急性肺感染，不要担心，我会关注您的病情，有什么不舒服及时来就诊。

五、结束问诊

（问病人是否还有其他的问题需要探讨，并进一步说明下一步的诊治方案）

治则：滋阴润肺，化痰止咳

方药：沙参麦冬汤

沙参 9 克、玉竹 6 克、生甘草 3 克、冬桑叶 4.5 克、麦冬 9 克、生扁豆 4.5 克、花粉 4.5 克。

3 剂水煎服，日一剂，早晚温服，有变化随诊。

六、病例小结

×××，25 岁，干咳 3 天，无任何治疗。体温 37.5℃，脉率 105/min，呼吸 25/min，血压 110/70mmHg。胸片：正常胸片　血常规：白细胞 12*109/L　中性粒细胞 7.0*109/L　痰培养：结核杆菌阴性。中医四诊：神志清，精神差，舌边红，苔罩黄，脉浮数。

中医诊断：咳嗽——肺阴亏耗证；西医诊断：急性肺部感染。

治疗法则：滋阴润肺，化痰止咳

方药：沙参麦冬汤加减

沙参 9 克、玉竹 6 克、生甘草 3 克、冬桑叶 4.5 克、麦冬 9 克、生扁豆 4.5 克、花粉 4.5 克。

3 剂水煎服，日一剂，早晚温服，有变化随诊。

28. 哮病（缓解期：肺脾气虚证）

一、准备（有礼貌地自我介绍及询问患者一般资料，工作等情况）

D：您好，我是您的接诊医生，我叫 ×××，请问您叫什么名字？

P：叫 ×××。

D：您家住哪里？

P：雨花路 ×××× 号。

D：今年多大年龄？

P：24 岁。

D：您从事什么工作呢？

P：是学生，平时比较忙。

D：您的联系电话是？

P：12345678910。

二、信息收集

1. 主诉：

D：你哪里不舒服？

P：上不来气，呼吸时比较费力并且会产生声音。

D：你这个症状出现有多久了？

P：出现有 3 天了。

D：这个症状出现前有什么诱因吗？能具体描述一下气喘的情况吗？

P：症状出现前几天天气骤然变冷；呼吸费力有声音，有窒息感。

D：咳嗽有痰吗？什么颜色的痰？痰量大不大？咳粘痰还是稀痰？

P：有痰，白色的痰，痰是稀的。

D：往外咳痰的时候困不困难？

P：容易咳出来。

D：你除了咳嗽咳痰还有别的症状吗？

P：经常出汗，害怕吹风，比其他人更爱感冒，经常使不上力气。

D：晚上睡觉出不出汗？最近有没有和肺结核病人接触？

P：偶尔出汗；没有和肺结核病人接触过。

D：口渴吗？喜冷饮还是热饮，嗓子干不干？

P：不怎么渴。比较喜欢喝热水，嗓子不干。

D：从发病到现在有去哪看过吗？

P：没看过。

D：大小便怎么样呢？

P：小便正常，大便有点稀。

D：小便有什么感觉吗？大便几日一行呢？形态怎么样？

P：小便次数稍稍增多，大便一日 4~5 次，有点稀。

D：以前有没有这种情况？

P：没有。

D：最近饮食胃口怎么样？

P：胃口不好，不爱吃东西。

2. 询问现病史：

3. 诊治经过：

4. **病后一般状况：**

5. **询问既往史：**

D：您过去身体怎么样？有没有得过什么疾病吗？有过麻疹、水痘等传染病史吗？

P：之前一直挺好的，没什么病。无传染病史。

D：是否做过手术？是否输过血？

P：都没有。

D：接种过什么疫苗吗？什么时候接种的？

P：生后1周接种卡介苗，6个月时服小儿麻痹糖丸，18个月注射百日破三次联疫苗。

D：您是否对某些药物过敏？饮食方面呢？其他，比如有海鲜类的食物过敏吗？

P：对花粉过敏。

D：有没什么特殊嗜好？平时吸烟、喝酒吗？喜欢吃辛辣刺激或者喜欢吃生冷寒凉食物？

P：没有

6. **询问个人史：**

三、信息给予

1. **解释诊断性操作的理论依据，如体格检查、实验室检查等**

D：首先我要给做一个胸片，来看一下是否有实质性病变。其次需要给你做一个支气管舒张试验（BDT），看一下肺部有无气道阻塞性改变，如有必要可能还要加做PEF变异率的测定。还要做一个痰培养，排除一下肺结核的可能，血常规也是要做的，接下来我们将根据实际情况来共同确定治疗方案。谢谢您的配合。

P：好的。

D：看看舌苔（舌质淡，苔白）

摸摸脉象（脉细弱）

常规检查（体温37.2℃，脉率105/min，呼吸25/min，血压110/70mmHg）

听诊：右下肺湿啰音

2.告诉病人他/她目前身体情况，如体格检查、实验室检查的结果，解剖学异常诊断的结果

检查回来，检查结果：

胸片：未见明显异常

支气管舒张试验（BDT）：FEV1较用药前增加15%，FEV1绝对值增加210%

昼夜PEF变异率：23%

血常规：白细胞9.0×10*9/L　中性粒细胞6.0×10*9/L

痰培养：结核杆菌阴性。

根据您的见检查结果来看，我们的初步诊断是哮病，结合中医特点气短声低，呼吸困难，喉中时有轻度哮鸣，痰多质稀，色白，自汗，怕风，常易感冒，倦怠无力，食少便溏，舌质淡，苔白，脉细弱，可辩证为肺脾气虚证，我先给您用中药，一周后来复诊。

您这次检查很配合，这个病不严重的，不要有心理压力，但是也不能忽视它，之后要注意按时吃药，给您用了方药六君子汤，要注意禁食辛辣刺激，寒凉食物。

四、理解安慰病人

（认同病人所付出的努力、所取得的成就、所需要克服的

困难，如感谢病人的配合，体察病人的暗示、配合、默契）

您今天是因为喉中痰鸣，呼吸困难来就诊，这种情况持续3天，通过刚才和您交流，确定您的中医诊断是哮病，西医诊断支气管哮喘，不要担心，我会关注您的病情，有什么不舒服及时来就诊。

五、结束问诊

（问病人是否还有其他的问题需要探讨，并进一步说明下一步的诊治方案）

治则：健脾益气，补土生金

方药：六君子汤加减

党参 9g	白术 9g	茯苓 9g
炙甘草 6g	陈皮 3g	半夏 5g
黄芪 6g	桂枝 3g	白芍 3g
前胡 3g	杏仁 3g	

3剂水煎服，日一剂，早晚温服，有变化随诊。

六、病例小结

×××，24岁，喉中痰鸣，呼吸困难3天，无任何治疗。体温37.2 ℃，脉率105/min，呼吸25/min，血压110/70mmHg）。胸片：未见明显异常　支气管舒张试验（BDT）：FEV1　较用药前增加15%，FEV1绝对值增加210% 昼夜PEF变异率：23%。

血常规：白细胞9.0×10*9/L　中性粒细胞6.0×10*9/L　痰培养：结核杆菌阴性。中医四诊：神志清，精神差，痰鸣气喘，呼吸困难，舌质淡，苔白，脉细弱。

中医诊断：哮病——肺脾气虚证；西医诊断：支气管哮喘。

治疗法则：健脾益气，补土生金

方药：六君子汤加减

党参 9g	白术 9g	茯苓 9g
炙甘草 6g	陈皮 3g	半夏 5g
黄芪 6g	桂枝 3g	白芍 3g
前胡 3g	杏仁 3g	

3 剂水煎服，日两剂，早晚温服，有变化随诊。

29. 头痛（血虚证）

一、准备（有礼貌地自我介绍及询问患者一般资料，工作等情况）

D：您好，我是您的接诊医生，我叫 ×××，请问您叫什么名字？

P：我叫 ×××。

D：今年多少岁？

P：今年 24 岁。

D：家住哪儿？

P：家在昆明五华区青年路。

D：电话号码是多少？

P：12345678910。

D：从事什么工作？

P：我是保险推销员，这段时间很忙，作息都没有规律。

二、信息收集

1. **主诉：**

D：请问哪里不舒服？

P：头痛，两三天了，头两侧都痛，会有搏动感，一天比一天严重。

D：您认为是生活中什么原因导致的呢？过去有没有过类似的情况？

P：这段时间工作压力很大，再加上没有休息好吧，之前从来没有过。

D：在此之前有没有去诊疗过或者做过什么检查吗？有没有服用过什么药物？

P：没有，就这两三天才痛的，而且越来越痛了。

D：除了头痛，还有什么不舒服的吗？

P：最近一个多月来我还头晕，睡眠也不好，全身无力，没有精神。

2. 询问现病史：

3. 诊治经过：

4. 病后一般状况：

5. 询问既往史：

D：平时饮食怎么样？最近体重怎么样？二便正常吗？

P：饮食不怎么规律，因为工作太忙了，吃饭应付得差不多就完了。体重昨天称过，没什么变化。二便正常。

D：过去身体怎么样？有没有得过什么疾病？有麻疹或其他传染病史吗？

P：我身体一直挺好的，偶尔会感冒，没有得过传染病。

D：接种过什么疫苗吗？什么时候接种的？

P：接种过疫苗，但具体什么疫苗记不清了，时间大概读小学的时候吧。

D：有没有做过什么手术，或者输血？

P：都没有。

D：是否对某些食物或者药物过敏？

P：没有过。

6. 询问个人史：

D：有没有什么特殊嗜好？

P：没有。

D：有没有性生活？结婚了吗？有无子女？

P：结了，但还没有小孩。

D：月经怎么样？有无痛经？白带的情况呢？

P：月经刚结束两天，量少，颜色较以前的淡很多，痛经不明显。每次时间 5 天左右，28 天来一次。

D：父母身体怎么样？您有无兄弟姐妹？家里面有没有什么传染病、遗传病？

P：父母身体健康的，我是独生女，家里面没有什么疾病的。

三、信息给予

1. 解释诊断性操作的理论依据，如体格检查、实验室检查等

D：建议您拍个颅脑磁共振，排除颅脑占位病变以及脑血管病变的情况，再测个血常规，帮助判断是否有贫血。

P：好的。

D：我看看您的舌苔（舌淡苔白），摸摸脉象（脉细弱）

常规检查（体温：36.6℃，脉搏：85 次 / 分，呼吸：20 次 / 分，血压：115/85mmHg）

专科检查：精神欠佳，神志清楚。语言表达流利，语音适中。四肢肌力正常，肌张力正常，角膜反射存在，肱二头肌反射、肱三头肌反射、桡骨膜反射、膝反射、跟反射存在，Babiniski 征、Gordon 征、Chaddock 征、Hoffmann 征未引出，脑膜刺激征、颈项强直、Keming 征阴性，闭目难立征、指鼻试验、轮替试验阴性。

2. 告诉病人他 / 她目前身体情况，如体格检查实验室检查的结果，解剖学异常诊断的结果

检查回来示：磁共振未见明显异常。血常规：HGB：106g/L，其余未见异常。

根据您的检查结果，我认为，初步诊断：中医诊断：头痛，结合中医特点伴全身乏力，月经量少色淡，舌淡苔白，脉细弱，可辩证为血虚证；西医诊断为：偏头痛，贫血。

四、理解安慰病人

（认同病人所付出的努力、所取得的成就、所需要克服的困难，如感谢病人的配合，体察病人的暗示、配合、默契）

目前您的病情不严重，只是心理压力偏大，贫血，需要适当地调节和放松心情，生活作息要规律，饮食营养要均衡，适当运动也是很有必要的。之后您要按时服药，给您用了加味四物汤，共三剂，每日一剂，冷水煎 200mL，早晚两次分服。禁食辛辣刺激或寒凉食物，有变化随诊。

五、结束问诊

（问病人是否还有其他的问题需要探讨，并进一步说明下一步的诊治方案）

您今天来是因为头痛就诊，症状持续 3 天，通过刚才和您的交流，并根据检查结果诊断为：中医诊断：头痛（血虚证）；西医诊断为：偏头痛，贫血。

治疗法则：滋阴养血

方药：加味四物汤

生地 15g	当归 15g	白芍 10g
蔓荆子 10g	川芎 10g	菊花 8g
黄芩 8g	党参 12g	黄芪 10g

甘草 10g

共三剂，每日一剂，冷水煎 200mL，早晚两次分服。有变化随诊。

六、病例小结

×××，24 岁，自觉反复头痛三天，未进行任何治疗。体温：36.6 ℃，脉搏：85 次 / 分，呼吸：20 次 / 分，血压：115/85mmHg。血常规示：HGB：106g/L。中医四诊：神志清，精神差，舌淡苔白，脉细弱。

中医诊断：头痛（血虚证）；西医诊断：偏头痛，贫血。

治疗法则：滋阴养血

方药：加味四物汤

生地 15g	当归 15g	白芍 10g
蔓荆子 10g	川芎 10g	菊花 8g
黄芩 8g	党参 12g	黄芪 10g
甘草 10g		

共三剂，每日一剂，冷水煎 200mL，早晚两次分服。有变化随诊。

30. 头痛（瘀血头痛）

一、准备（有礼貌地自我介绍及询问患者一般资料，工作等情况）

D：您好，我是您的接诊医生，我叫 ×××，请问您叫什么名字？

P：叫 ×××。

D：您家住哪？

P：雨花路 ×××× 号。

D：今年多大年龄？

P：45 岁。

D：您从事什么工作？

P：文员。

D：您的联系电话是？

P：12345678910。

二、信息收集

1. 主诉：

D：请问您哪里不舒服？

P：头痛，只有左半边痛，而且像针扎一样，到晚上疼得睡不着。

D：有多久了呢？

P：有快十年了，最近 5 天感觉更严重了。

D：您认为是什么原因呢？刚开始头痛的时候是在什么时候发生的？有没有什么诱因？什么时间更严重？

P：我也不知道了，感觉莫名其妙就疼起来了。以前只是偶尔，现在越来越严重。没有什么明显诱因，最近晚上疼得比白天严重。

D：从发病到现在有没有去哪里诊疗过？做过哪些检查？诊断是什么？服用过什么药物？效果怎么样？

P：以前医院说是血管神经性头痛，头部CT、MRI那些都是正常的，没有吃什么药，偶尔吃吃三七粉，还有点效果，只是最近更严重了。

D：除了这个症状还有什么别的症状，最近体重有没有明显减轻，饮食睡眠和大小便怎么样？

P：最近夜间头痛睡不着，其余都可以，早上起来有些头晕，口渴，但又喝不下多少水不想咽下去。

D：平时血压怎么样？现在我来给你量个血压吧。

P：血压还好。

2. 询问现病史：

3. 诊治经过：

4. 病后一般状况：

5. 询问既往史：

D：是否做过手术？有无输血史？有无肝炎、伤寒、结核等传染病史？有无高血压、糖尿病等慢性病史？

P：没有。

D：有无药物食物过敏史？

P：没有。

D：接种疫苗情况如何？

P：按规律按计划接种。

D：平时饮食怎么样？最近体重怎么样？二便正常吗？

P：饮食不怎么规律，因为工作太忙了，吃饭应付得差不多就完了。体重昨天称过，没什么变化。二便正常。

D：过去身体怎么样？有没有得过什么疾病？有麻疹或其他传染病史吗？

P：我身体一直挺好的，偶尔会感冒，没有得过传染病。

D：接种过什么疫苗吗？什么时候接种的？

P：接种过疫苗，但具体什么疫苗记不清了，时间大概读小学的时候吧。

D：有没有做过什么手术，或者输血？

P：都没有。

D：是否对某些食物或者药物过敏？

P：没有过。

6. 询问个人史：

D：有无特殊嗜好？有无烟酒史？

P：都没有。

D：有没有去过疫区？

P：没有。

D：月经周期、量、颜色怎样？

P：周期会延长，不准时，量少，有血块，色黑。

D：配偶和孩子身体状况挺好的吧？

P：很好。

D：父母身体怎么样？您有无兄弟姐妹？家里面有没有什么传染病、遗传病？

P：父母身体健康的，我是独生女，家里面没有什么疾病的。

D：家族中有没有人有类似情况？

P：没有。

三、信息给予

1. 解释诊断性操作的理论依据，如体格检查、实验室检查等

D：建议您拍个颅脑磁共振，排除颅脑占位病变以及脑血管病变的情况，再测个血常规，帮助判断是否有贫血。

P：好的。

D：看看舌苔（青紫舌，有瘀点）

摸摸脉（脉沉弦涩）

常规检查（T：36.5℃　P：80 次 /min　R：24 次 /min　HP：110/70mmHg）

专科检查：精神欠佳，神志清楚。语言表达流利，语音适中。四肢肌力正常，肌张力正常，角膜反射存在，肱二头肌反射、肱三头肌反射、桡骨膜反射、膝反射、跟反射存在，Babiniski 征、Gordon 征、Chaddock 征、Hoffmann 征未引出，脑膜刺激征、颈项强直、Keming 征阴性，闭目难立征、指鼻试验、轮替试验阴性。

2. 告诉病人他 / 她目前身体情况，如体格检查、实验室检查的结果，解剖学异常诊断的结果

检查回来示：磁共振未见明显异常。血常规：HGB：106g/L，其余未见异常。

根据您的检查结果，我认为，初步诊断：中医诊断：头痛，周期会延长，不准时，量少，有血块，色黑，可辩证为瘀血证；西医诊断为：偏头痛。

四、理解安慰病人

（认同病人所付出的努力、所取得的成就、所需要克服的

困难，如感谢病人的配合，体察病人的暗示、配合、默契）

目前您的病情不严重，只是心理压力偏大，贫血，需要适当地调节和放松心情，生活作息要规律，饮食营养要均衡，适当运动也是很有必要的。之后您要按时服药，给您用了加味四物汤，共三剂，每日一剂，冷水煎200mL，早晚两次分服。禁食辛辣刺激或寒凉食物，有变化随诊。

五、结束问诊

（问病人是否还有其他的问题需要探讨，并进一步说明下一步的诊治方案）

您今天来是因为头痛就诊，通过刚才和您的交流，并根据检查结果诊断为：中医诊断：头痛（瘀血证）；西医诊断为：偏头痛。

治则：活血化瘀、通窍止痛。

方药：通窍活血汤加减

桃仁 10g	红花 10g	赤芍 10g
川芎 10g	麝香 0.15g	鲜姜 3 片
大枣 3 枚（掰）	老葱 3 根	黄酒 250g

3 剂取麝香兑入酒中，余药取水煎取 100mL，去滓兑入酒再煎沸。睡前服。有变化随诊。

六、病例小结

×××，45 岁，女，文员，自觉头痛 10 年再发加重 5 天，无任何治疗，体温：36.5℃，脉率：80 次每分，呼吸：20 次每分，血压：110/70mmHg。中医四诊：神清，精神差，青紫舌，有瘀点，舌底静脉曲张，脉沉弦涩。

方药：通窍活血汤加减

桃仁 10g	红花 10g	赤芍 10g

川芎 10g	麝香 0.15g	鲜姜 3 片
大枣 3 枚（掰）	老葱 3 根	黄酒 250g

3 剂取麝香兑入酒中，余药取水煎取 100mL，去滓兑入酒再煎沸。睡前服。有变化随诊。

31. 痢疾（湿热痢疾）

一、准备（有礼貌地自我介绍及询问患者一般资料，工作等情况）

D：您好，我是您的接诊医生，我叫 ×××，请问您叫什么名字？

P：叫周 ×。

D：您家住哪？

P：雨花国际 × 栋一单元 ×××。

D：今年多大年龄？

P：45 岁。

D：您从事什么工作？

P：办公室。

D：您的联系电话是？

P：12345678910。

二、信息收集

1. 主诉：

D：请问您哪里不舒服？

P：头痛，只有左半边痛，而且像针扎一样，到晚上疼得睡不着。

D：有多久了呢？

P：有快十年了，最近 5 天感觉更严重了。

D：您认为是什么原因呢？刚开始头痛的时候是在什么时候发生的？有没有什么诱因？什么时间更严重？

P：我也不知道了，感觉莫名其妙就疼起来了。以前只是偶尔，现在越来越严重。没有什么明显诱因，最近晚上疼得比白天严重。

D：从发病到现在有没有去哪里诊疗过？做过哪些检查？诊断是什么？服用过什么药物？效果怎么样？

P：以前医院说是血管神经性头痛，头部CT、MRI那些都是正常的，没有吃哪样药，偶尔吃吃三七粉效果还有点，只是最近更严重了。

D：除了这个症状还有什么别的症状，最近体重有没有明显减轻，饮食睡眠和大小便怎么样？

P：最近夜间头痛睡不着，其余都可以，早上起来有些头晕，口渴，但又喝不下多少水不想咽下去。

D：平时血压怎么样？现在我来给你量个血压吧。

P：血压还好。

2. 询问现病史：

3. 诊治经过：

4. 病后一般状况：

5. 询问既往史：

D：是否做过手术？有无输血史？有无肝炎、伤寒、结核等传染病史？有无高血压、糖尿病等慢性病史？

P：没有。

D：有无药物食物过敏史？

P：没有。

D：接种疫苗情况如何？

P：按规律按计划接种。

D：平时饮食怎么样？最近体重怎么样？二便正常吗？

P：饮食不怎么规律，因为工作太忙了，吃饭应付得差不多就完了。体重昨天称过，没什么变化。二便正常。

D：过去身体怎么样？有没有得过什么疾病？有麻疹或其他传染病史吗？

P：我身体一直挺好的，偶尔会感冒，没有得过传染病。

D：接种过什么疫苗吗？什么时候接种的？

P：接种过疫苗，但具体什么疫苗记不清了，时间大概读小学的时候吧。

D：有没有做过什么手术，或者输血？

P：都没有。

D：是否对某些食物或者药物过敏？

P：没有过。

6. 询问个人史：

D：有无特殊嗜好？有无烟酒史？

P：都没有。

D：有没有去过疫区？

P：没有。

D：月经周期、量、颜色怎样？

P：周期会延长，不准时，量少，有血块，色黑。

D：配偶和孩子身体状况挺好的吧？

P：很好。

D：父母身体怎么样？您有无兄弟姐妹？家里面有没有什么传染病、遗传病？

P：父母身体健康的，我是独生女，家里面没有什么疾病的。

D：家族中有没有人有类似情况？

P：没有。

三、信息给予

1. 解释诊断性操作的理论依据，如体格检查、实验室检查等

D：建议您拍个颅脑磁共振，排除颅脑占位病变以及脑血管病变的情况，再测个血常规，帮助判断是否有贫血。

P：好的。

D：看看舌苔（青紫舌，有瘀点）

摸摸脉（脉沉弦涩）

常规检查（T：36.5℃　P：80 次 /min　R：24 次 /min　HP：110/70mmHg）

专科检查：精神欠佳，神志清楚。语言表达流利，语音适中。四肢肌力正常，肌张力正常，角膜反射存在，肱二头肌反射、肱三头肌反射、桡骨膜反射、膝反射、跟反射存在，Babiniski 征、Gordon 征、Chaddock 征、Hoffmann 征未引出，脑膜刺激征、颈项强直、Keming 征阴性，闭目难立征、指鼻试验、轮替试验阴性。

2. 告诉病人他 / 她目前身体情况，如体格检查、实验室检查的结果，解剖学异常诊断的结果

检查回来示：磁共振未见明显异常。血常规：HGB：106g/L，其余未见异常。

根据您的检查结果，我认为，初步诊断：中医诊断：头痛，周期会延长，不准时，量少，有血块，色黑，可辩证为瘀血证；西医诊断为：偏头痛。

四、理解安慰病人

（认同病人所付出的努力、所取得的成就、所需要克服的

困难，如感谢病人的配合，体察病人的暗示、配合、默契）

目前您的病情不严重，只是心理压力偏大，贫血，需要适当地调节和放松心情，生活作息要规律，饮食营养要均衡，适当运动也是很有必要的。之后您要按时服药，给您用了加味四物汤，共三剂，每日一剂，冷水煎 200mL，早晚两次分服。禁食辛辣刺激或寒凉食物，有变化随诊。

五、结束问诊

（问病人是否还有其他的问题需要探讨，并进一步说明下一步的诊治方案）

您今天来是因为头痛就诊，通过刚才和您的交流，并根据检查结果诊断为：中医诊断：头痛（瘀血证）；西医诊断为：偏头痛。

治则：活血化瘀、通窍止痛。

方药：通窍活血汤加减

桃仁 10g	红花 10g	赤芍 10g
川芎 10g	麝香 0.15g	鲜姜 3 片
大枣 3 枚（掰）	老葱 3 根	黄酒 250g

3 剂取麝香兑入酒中，余药取水煎取 100mL，去滓兑入酒再煎沸。睡前服。有变化随诊。

六、病例小结

周 ×，45 岁，女，文员，自觉头痛 10 年再发加重 5 天，无任何治疗，体温：36.5℃，脉率：80 次每分，呼吸：20 次每分，血压：110/70mmHg。中医四诊：神清，精神差，青紫舌，有瘀点，舌底静脉曲张，脉沉弦涩。

方药：通窍活血汤加减

桃仁 10g	红花 10g	赤芍 10g

川芎 10g	麝香 0.15g	鲜姜 3 片
大枣 3 枚（掰）	老葱 3 根	黄酒 250g

3 剂取麝香兑入酒中，余药取水煎取 100mL，去滓兑入酒再煎沸。睡前服。有变化随诊。

32. 痢疾（湿热痢疾）

一、准备（有礼貌地自我介绍及询问患者一般资料，工作等情况）

D：您好，我是您的接诊医生，我叫 ×××，请问您叫什么名字？

P：叫周 ×。

D：您家住哪？

P：雨花国际 × 栋一单元 ×××。

D：今年多大年龄？

P：28 岁。

D：您从事什么工作？

P：办公室。

D：您的联系电话是？

P：12345678910。

二、信息收集

1. 主诉：

D：请问您哪里不舒服？

P：我拉肚子，有 20 天了。

D：有吃什么东西导致吗？

P：没有。

D：你每天拉肚子的次数多吗？

P：每天 10 多次。

D：是什么颜色的呢？是稀还是什么呢？

P：白色，有黏液，还有些红红的像肉样的东西。
D：腹痛吗？
P：是的，腹痛，肚子还响。
D：有里急后重的感觉吗？
P：有。
D：发热吗？
P：是，有些发热，还怕冷。
D：口苦吗？
P：是。
D：小便呢？
P：小便还可以，颜色黄。
D：吃饭呢？
P：吃饭还可以。
D：有用过什么药吗？
P：用过抗菌药，10 多天。
D：效果怎么样？
P：效果不怎样？所以想用用中药。
D：那最近睡眠怎么样？
P：睡不太好，肚子疼。

2. 询问现病史：

3. 诊治经过：

4. 病后一般状况：

5. 询问既往史：

D：你过去身体怎么样，有没有高血压糖尿病，有麻疹水痘等的传染病史吗

P：过去还行，没有其他病。

D：有做过手术？有没有受过外伤？输过血吗？

P：没有，都没有。

D：接种过疫苗吗？

P：疫苗都是和社会一样的，接种过。

D：有对什么东西过敏吗？

P：没有。

6. 询问个人史：

D：你是做什么工作呢？

P：办公室。

D：有什么饮食嗜好吗？

P：爱吃辣，喜欢吃烧烤。

D：抽烟喝酒吗？

P：不抽烟喝酒。

D：你结婚了吗？有孩子吗？

P：没有。

D：平时月经正常吗？上次月经是什么时候？

P：正常，上次是 7 月 3 号。

D：父母身体怎么样？您有无兄弟姐妹？家里面有没有什么传染病、遗传病？

P：父母身体健康的，我是独生女，家里面没有什么疾病的。

D：家族中有没有人有类似情况？

P：没有。

三、信息给予

1. 解释诊断性操作的理论依据，如体格检查、实验室检查等

D：你先去验血，和验大小便，看是不是细菌病毒感染引起的。

P：哦。

医生看舌苔（舌淡红，苔薄黄）

摸脉象（脉弦数）

常规检查（体温 38 度，脉率 100 次 /min，呼吸 30 次 /min，血压 100/65mmHg）

血常规检查：WBC：11g/L　RBC：4.2　10×12g/L　HGB：150g/L　PLT：280　10×9g/L　淋巴细胞比率 69.6%　嗜酸粒细胞比率 7.6%

2. 告诉病人他 / 她目前身体情况，如体格检查、实验室检查的结果，解剖学异常诊断的结果

D：你的白细胞有点增多，淋巴细胞和酸性粒细胞也有点增多，根据你的临床表现，腹痛大便次数多，还发热，你可能是痢疾。

四、理解安慰病人

（认同病人所付出的努力、所取得的成就、所需要克服的困难，如感谢病人的配合，体察病人的暗示、配合、默契）

D：这个病临床是比较常见，但你拉肚子 20 多天，还是要重视，注意保暖，多喝水，忌吃辛辣刺激，不舒服随时来医院。

P：好。

五、结束问诊

（问病人是否还有其他的问题需要探讨，并进一步说明下

一步的诊治方案）

你现在需要的治疗方案是清热化湿，外解肌表。

方药：葛根芩连汤加减

葛根 15g	黄芩 9g	黄连 9g
当归 12g	白芍 21g	木香 9g
枳壳 9g	青皮 9g	炒大白 9g
山楂 30g	大黄 9g	白头翁 30g
黄柏 9g		

3 剂水煎服，日一剂，早晚温服。

注意休息和保暖。

六、病例小结

周 ×28 岁，拉肚子 20 天，加重 1 天入院。自用抗菌药无效，后体温发热下降不明显后来我院就诊，体温 38℃，脉率 100 次 /min，呼吸 30 次 /min，血压 100/65mmHg

血常规检查：WBC：11g/L　RBC：4.2　10×12g/L　HGB：150g/L　PLT：280　10×9g/L　淋巴细胞比率 69.6%嗜酸粒细胞比率 7.6%

中医四诊：神志清，表情痛苦，精神差，舌淡红，苔薄黄，脉弦数中医诊断：痢疾湿热痢疾

西医诊断：阿米巴痢疾

治疗法则：清热化湿，外解肌表

方药：葛根芩连汤加减

葛根 15g	黄芩 9g	黄连 9g
当归 12g	白芍 21g	木香 9g
枳壳 9g	青皮 9g	炒大白 9g
山楂 30g	大黄 9g	白头翁 30g
黄柏 9g		

3 剂水煎服　日一剂　早晚温服

33. 水肿——脾阳虚衰证

一、准备（有礼貌地自我介绍及询问患者一般资料，工作等情况）

D：您好，我是您的接诊医生，我叫 ×××，请问您叫什么名字？

P：我叫刘老太。

D：请问你家住哪里？

P：景明南路 227 号。

D：今年多大年纪？

P：70 岁。

D：请问你从事什么工作？

P：以前是教育厅的员工，现在退休在家。

D：您的电话号码是多少？

P：1345678910。

二、信息收集

1. 主诉：

D：请问您哪里不舒服？

P：我双腿肿起来了，一按一个坑，半天才回弹，脚踝最肿，还胀胀的。

D：第一次发病距离现在有多久了？此次发病多长时间？

P：好几年了，4 年了吧。这次肿了快 2 月了，实在是不好，走路又费劲儿。

D：那 4 年前是个什么情况呢？

P：之前晕过去了，送到云大医院住院，医生诊断说我有心衰，有冠心病、高血压，总是觉得心慌胸闷气短，有时候还会头疼，喜欢长叹气。

D：您认为是什么原因导致的。

P：可能是我心脏不太好，以前也是胸口不舒服就会肿了。

D：从发病到现在有没有去哪里诊治过？做过什么检查？诊断是什么？服用过什么药物？效果怎么样？

P：就那次去云大医院住院了，再就没去医院看过。从前肿起来了，后来自己就消退了，这次脚肿没啥变化，就来看了。

D：有没有咳嗽咳痰咯血的症状？

P：咳嗽、咳痰夜间多见，坐位或立位时咳嗽可减轻，咯白色浆液性泡沫状痰，偶可见痰中带血丝。

D：除了这些症状，还有哪里不舒服吗？

P：胸口闷，有时候还心慌，心脏咚咚咚地跳，喘不上气，走个几步路就要休息一下，汗多，一阵一阵的，浑身没力气，很累，很想啥都不做，想睡觉，嘴里没什么味道，不太想喝水，喝水也只想喝热的

D：最近睡眠怎么样？饮食如何？大小便咋样？

P：最近睡眠不好，总觉得气憋，睡睡就要起来，坐起来就会好一些，然后再继续睡觉。吃饭也吃不下去，大便稀，不成形，尿量减少。

D：你慢慢地躺下来，我给你做个体格检查，听听心肺。

P：好。

2. 询问现病史：

3. 诊治经过：

4. 病后一般状况：

5. 询问既往史：

D：您以往身体状况怎么样？之前除了诊断心衰、高血压、冠心病之外，还有其他疾病么？有没有结核、麻疹等传染病史？

P：之前身体状况不咋好，总是爱生病，我有心脏病啊，在云大医院诊断的，吃利尿的药，有时候心慌，胸口痛就吃硝酸甘油，没有传染病史。

D：有没有规律服药？

P：冠心病 10 年，呋塞米 1 片，脚肿才吃，平时心慌就吃阿替洛尔 2 片 / 次，2 次 / 天，高血压 5 年，卡托普利一天 2 次，一次 1 片，没有糖尿病。

D：血压最高达到多少？平时血压控制在什么范围？有没有服用降压药物？

P：最高 200/100mmHg，现在平时血压在 150/80mmhg 左右。

D：有没有药物及食物过敏史？

P：没有。

6. 询问个人史：

D：出生于什么地方？有没有接触一些放射性物质？

P：我是东北人，来昆明 30 年了，其他的没有。

D：平时有没有什么特殊嗜好，有没有吸烟、饮酒等嗜好？

P：没有，不吸烟不喝酒。

D：平时月经怎么样？量多不多，颜色淡还是深？

P：以前月经正常，现在绝经了。

D：您的家族有没有什么遗传病史？

P：没有。

D：您什么时候结婚？爱人身体怎么样？现在有几个孩子？

他们的身体状况怎么样？

P：24 岁结婚，老伴身体还算硬实，有高血压，有两个孩子，一男一女，身体都挺好。

三、信息给予

1. 解释诊断性操作的理论依据，如体格检查、实验室检查等

D：现在我查看一下您的舌、脉象，请您配合一下好吗？

P：舌体胖大，舌质淡嫩，舌苔白滑，边有齿痕，脉沉缓或沉弱。

D：我帮您做一个常规检查？

体温 36.7 ℃　心率 78 次 / 分　呼吸 19 次 / 分　血压 140/78mmhg

D：您现在先去心电图和胸部 X 线，我看看检查的情况。

P：好的。

2. 告诉病人他 / 她目前身体情况，如体格检查、实验室检查的结果，解剖学异常诊断的结果

现在根据您的检查结果，X 线片肺门血管影增强，上肺血管影增多与下肺纹理密度相仿至多于下肺。下肺动脉增宽，进一步出现间质性肺水肿可使肺野模糊，是在肺野外侧清晰可见 Kerley B 线的水平线状影，少量胸腔积液。1. 左心室肥大；2. 慢性肺瘀血；3. 少量胸腔积液。心电图提示：心肌缺血。根据您所描述的症状，结合您的病史，我初步诊断为左心衰，根据您的舌脉象，诊断为脾阳虚衰证，现在我给你开三服中药，您一周后来随诊。

四、理解安慰病人

（认同病人所付出的努力、所取得的成就、所需要克服的困难，如感谢病人的配合，体察病人的暗示、配合、默契）

D：您这次检查很配合，这个病不严重的，您不要有太多的心理压力，但是也不能忽视它，如果回去以后有任何不适要及时随诊，回家后按时吃中药，给您开了效灵活络汤，回家以后用冷水泡半小时，煮开后 15 分钟，每天饭后各一次，每次 300mL，每服中药熬两天，禁止吃一些辛辣、冷的食物。最近多注意休息，右手不要拿重物。我会随时关注您的病情。

五、结束问诊

（问病人是否还有其他的问题需要探讨，并进一步说明下一步的诊治方案）

治疗原则：行气解郁，化痰祛瘀

方药：越鞠丸合血府逐瘀汤加减

川芎 20g	香附 10g	苍术 20g
乳香 20g	没药 20g	当归 15g
丹参 12g	桃仁 12g	黄芪 20g
党参 10g	白术 15g	郁金 10g
延胡索 15g	陈皮 15g	甘草 8g

3 剂水煎服，早中晚各一次，两日一剂。

六、病例小结

刘老太，70 岁，未进行任何治疗，体温 36.7℃　心率 78 次 / 分　呼吸 19 次 / 分　血压 140/78mmhg，X 线显示未见明显异常，专科查体：手腕部扪及肿胀，压痛明显；中医四诊：神志清，精神尚可，舌苔薄腻，质暗隐紫，脉弦涩。

中医诊断：筋伤—气郁痰瘀证

西医诊断：桡骨茎突狭窄性腱鞘炎

方药：越鞠丸合血府逐瘀汤加减

川芎 20g	香附 10g	苍术 20g

乳香 20g	没药 20g	当归 15g
丹参 12g	桃仁 12g	黄芪 20g
党参 10g	白术 15g	郁金 10g
延胡索 15g	陈皮 15g	甘草 8g

3 剂水煎服，早中晚各一次，两日一剂。

34. 郁证——气滞痰瘀证

一、准备（有礼貌地自我介绍及询问患者一般资料，工作等情况）

D：您好，我是您的接诊医生，我叫范 ××，请问您叫什么名字？

P：我叫韩 ××。

D：请问你家住哪里？

P：五华区文林街文化苑。

D：今年多大年纪？

P：26 岁。

D：请问你从事什么工作？

P：会计。

D：您的电话号码是多少？

P：12345678910。

二、信息收集

1. 主诉：

D：请问您哪里不舒服？

P：感觉最近精神不好，老是觉得心里难过，心情不好，做什么都觉得不顺劲儿。还有就是感觉嗓子里像卡了东西一样，想像吐痰那种吐出来，但是就是吐不出来，也咽不下去，很难受。

D：有多久了？

P：大概两个多月。

D：您认为是什么原因导致的。

P：我自己也不太清楚……感觉之前公司里事情太多，觉得压力好大，完不成业绩，然后自己还忙中出错，就觉得很郁闷。但是不知道喉咙为什么这么不舒服，里面卡着东西，怎么使劲儿都吐不出来。

D：从发病到现在有没有去哪里诊治过？做过什么检查？诊断是什么？服用过什么药物？效果怎么样？

P：太忙了，就一直没有去看过。也没做检查，也没吃药。

D：除了这些症状，还有哪里不舒服吗？

P：嗯……有些时候还会觉得胸闷，感觉有点难喘气。

D：除了胸闷，还会有其他感觉吗？比如头晕、头痛、心慌、出汗？

P：倒是没有这些感觉。

D：最近睡眠怎么样？饮食如何？大小便咋样？

P：睡眠还行，醒着的时候就老觉得喉咙不舒服，睡着了就没什么感觉。吃饭也可以，都能吃得下去。大便小便都正常。

2. 询问现病史：

3. 诊治经过：

4. 病后一般状况：

5. 询问既往史：

D：您以往身体状况怎么样？有没有得过什么病？有没有结核、麻疹等传染病史？

P：之前身体状况一直不错，没有得过什么病，没有传染病史。

D：有没有高血压、糖尿病、冠心病等病史？

P：没有。

D：有没有药物及食物过敏史？有没有接种过疫苗？

P：没有。打过乙肝疫苗。

6. 询问个人史：

D：出生于什么地方？居住的地方潮湿吗？有没有接触一些放射性物质？

P：出生在昆明，其他没有。

D：平时有没有什么特殊嗜好，有没有吸烟、饮酒等嗜好？

P：没有。

D：平时月经怎么样？量多不多，颜色淡还是深？

P：月经来得还是挺准的，一般都是月初来，量不算多，颜色不深，有点淡。

D：您的家族有没有什么遗传病史？

P：没有。

D：父母身体怎么样？结婚了吗？有没有兄弟姐妹？他们身体如何？

P：父母身体都好，我没结婚，也没有兄弟姐妹。

三、信息给予

1. 解释诊断性操作的理论依据，如体格检查、实验室检查等

D：现在我查看一下您的舌、脉象，请您配合一下好吗？

苔白腻，脉弦滑

D：我帮您做一个常规检查？

［体温 36.7 ℃　心率 81 次 / 分　呼吸 19 次 / 分　血压 100/78mmhg 咽（一）］

D：再帮您检查一下甲状腺，建议加做一个B超，排除一下这方面的问题。

P：好的。

2. 告诉病人他/她目前身体情况，如体格检查、实验室检查的结果，解剖学异常诊断的结果

现在根据您的检查结果，甲状腺B超未见明显异常，根据您所描述的症状，我初步诊断为郁证，根据您的舌脉象，诊断为气滞痰瘀证，现在我给你开三服中药，服完之后来复诊。如果中间有任何问题，都可以电话联系我。

四、理解安慰病人

（认同病人所付出的努力、所取得的成就、所需要克服的困难，如感谢病人的配合，体察病人的暗示、配合、默契）

D：这个病不严重的，您不要有太多的心理压力，但是也不能忽视它，心情不好的时候，可以找朋友或是家人聊聊，对恢复有很大帮助。如果回去以后有任何不适要及时随诊，回家后按时吃中药，给您开了半夏厚朴汤，回家以后用冷水泡半小时，煮开后15分钟，每天饭后各一次，每次300mL，每服中药熬两天，禁止吃一些辛辣、冷的食物。最近多注意休息，我会随时关注您的病情。

五、结束问诊

（问病人是否还有其他的问题需要探讨，并进一步说明下一步的诊治方案）

治疗原则：

方药：半夏厚朴汤加减

半夏 12g	厚朴 9g	茯苓 12g
生姜 6g	苏叶 9g	枳壳 6g

3剂水煎服，早中晚各一次，两日一剂。

六、病例小结

韩××，26岁，两月余，未进行任何治疗，甲状腺B超显示未见明显异常，专科查体：甲状腺（—）；中医四诊：神志清楚，精神尚可，苔白腻，脉弦滑。

中医诊断：郁证—气滞痰瘀证

方药：厚朴半夏汤加减

半夏12g	厚朴9g	茯苓12g
生姜6g	苏叶9g	枳壳6g

3剂水煎服，早中晚各一次，两日一剂。

35. 郁证——阴虚火旺证

一、准备（有礼貌地自我介绍及询问患者一般资料，工作等情况）

D：您好，我是您的接诊医生，我叫范 ××，请问您叫什么名字？

P：我叫王 ××。

D：请问你家住哪里？

P：盘龙区北辰小区 × 栋 ××。

D：今年多大年纪？

P：46 岁。

D：请问你从事什么工作？

P：公交司机。

D：您的电话号码是多少？

P：12345678910。

二、信息收集

1. 主诉：

D：请问您哪里不舒服？

P：感觉自己看什么都不顺眼，一点小事就生气，就是心很烦；还会头晕，然后感觉自己记性越来越不好。

D：有多长时间了？

P：感觉有半年了。

D：之前有没有发生过什么事导致你出现这样的情况？

P：感觉讲不清楚……反正家里面孩子也不听话，我还和老公吵了架，就觉得心里很堵；单位上也是杂事很多，觉得心累。

D：从发病到现在有没有去哪里诊治过，做过什么检查，诊断是什么，服用过什么药物，效果怎么样？

P：没去看过，也没检查，想着过一段时间自己会好。我同事推荐我吃一个国外的保健品，说是我这种应该是更年期了，吃那个药可以舒舒心，我就不会那么烦躁了。

D：吃的药名字叫什么？

P：是英语，看不懂也不记得了。

D：除了这些症状，还有哪里不舒服吗？

P：嗯……有些时候还老是觉得心静不下来，感觉老是被什么事催着。然后就是感觉睡觉做梦太多，一个接一个，醒过来就感觉太累了。

D：最近月经正常吗？会不会提前还是推后？来几天？量多吗？有血块吗？颜色深/浅？

P：这几个月来的时间都不太准，感觉是提前吧。一般四天就差不多了，有血块，量不多，颜色有点暗。

D：最近睡眠怎么样？饮食如何？大小便如何？

P：就是觉得睡不好，容易醒，不舒服。吃饭还行，吃不太多。大便有时候有点稀，有时又干。小便不知道是不是喝水少，有点黄。

2. 询问现病史：

3. 诊治经过：

4. 病后一般状况：

5. **询问既往史：**

D：您以往身体状况怎么样？有没有得过什么病？有没有结核、麻疹等传染病史？

P：之前身体状况可以，没有得过什么病，没有传染病史。

D：有没有高血压、糖尿病、冠心病等病史？

P：没有。

D：有没有药物及食物过敏史？有没有接种过疫苗？

P：没有。

6. **询问个人史**

D：出生于什么地方？有没有接触一些放射性物质？

P：生在昆明，没接触过。

D：平时有没有什么特殊嗜好，有没有吸烟、饮酒等嗜好？

P：没有。

D：平时月经怎么样？量多不多，颜色淡还是深？

P：之前还是正常的，比较准时，量也不算多吧，颜色也是暗的。

D：您的家族有没有什么遗传病史？

P：没有。

D：您的父母身体怎么样？您丈夫身体如何？有几个孩子？有没有兄弟姐妹？他们身体如何？

P：母亲身体不错，父亲去年去世了；老公身体可以的，有一个儿子，身体也好，能吃。没有兄弟姐妹。

三、信息给予

1. 解释诊断性操作的理论依据，如体格检查、实验室检查等

D：现在我查看一下您的舌、脉象，请您配合一下，好吗？

舌红少津，脉细数

D：我帮您做一个常规检查？

体温 36.8 ℃　心率 83 次 / 分　呼吸 19 次 / 分　血压 105/78mmhg

D：建议您去打一个心电图，看一下心脏有没有什么问题。

P：好的。

2. 告诉病人他 / 她目前身体情况，如体格检查、实验室检查的结果，解剖学异常诊断的结果

现在根据您的检查结果，心电图未见明显异常，根据您所描述的症状，我初步诊断为郁证，根据您的舌脉象，舌红少津，脉细数，诊断为阴虚火旺证，现在我给你开三服中药，服用完后来复诊。如果中间有任何问题，都可以电话联系我。

四、理解安慰病人

（认同病人所付出的努力、所取得的成就、所需要克服的困难，如感谢病人的配合，体察病人的暗示、配合、默契）

D：你的病和心情关系很大，心情不好就会加重。一定要注意自己的情绪，工作上的压力可以找朋友聊聊，或者休息的时候找点别的事情做，分散一下注意力，比如运动啊，去看电影，去哪里放松一下。如果回去以后有任何不适要及时来找我，回家后按时吃中药，给你开了天王补心丹，回家以后用冷水泡半小时，煮开后 15 分钟，每天饭后各一次，每次 300mL，每服中药熬两天，禁止吃一些辛辣、冷的食物。还有最近多注意休息，我会随时关注你的病情。

五、结束问诊

（问病人是否还有其他的问题需要探讨，并进一步说明下一步的诊治方案）

治疗原则：滋养心肾

方药：天王补心丹加减

天冬 30g	人参 15g	茯苓 15g
玄参 15g	丹参 15g	远志 15g
桔梗 15g	当归 30g	五味子 30g
麦冬 30g	柏子仁 30g	酸枣仁 30g
生地 60g		

3 剂水煎服，早中晚各一次，两日一剂。

六、病例小结

王 ×，46 岁，半年余，未进行任何治疗，心电图显示未见明显异常，专科查体；中医四诊：神志清，精神尚可，舌红少津，脉细数。

中医诊断：郁证—阴虚火旺证

方药：天王补心丹

天冬 30g	人参 15g	茯苓 15g
玄参 15g	丹参 15g	远志 15g
桔梗 15g	当归 30g	五味子 30g
麦冬 30g	柏子仁 30g	酸枣仁 30g
生地 60g		

3 剂水煎服，早中晚各一次，两日一剂。

36. 肺胀 痰热郁肺

一、准备（有礼貌地自我介绍及询问患者一般资料，工作等情况）

D：您好，我是您的接诊医生，我叫王 ×，请问您叫什么名字？

P：我叫李 ×。

D：请问你家住哪里？

P：呈贡区景明南路 ××× 号。

D：今年多大年纪？

P：55 岁。

D：请问你从事什么工作？

P：司机。

D：您的电话号码是多少？

P：12345678910。

二、信息收集

1. 主诉：

D：请问您哪里不舒服？

P：我老是觉得胸闷、咳嗽、喘不了气。

D：有多久了？

P：差不多有 10 来年了吧！最近严重起来了。

D：您认为是什么原因导致的。

P：我以前体质不好，经常感冒咳嗽，尤其冬季咳个不停。最近儿子结婚，连着好几天吃得比较辛辣，又喝了许多酒，然后就觉得胸闷喘不过气更加加重了。

D：一年这种情况会有多长时间？是什么情况下发作加重的？

P：冬春发作，天气突然变冷或是吃得辣点、烟酒多点就加重，每年可能有四五个月都一直喘个不停。

D：那喉咙里有没有痰？好不好吐出来？什么颜色的？有没有血？心跳得快不快？口渴不？

P：有点难吐，黄色的，没血，感觉心慌，渴，喜欢喝水。

D：咳嗽吐痰是什么时候咳得多？

P：早晨多。

D：喘的时候有喉咙里没有声音？

P：没有。

D：胸痛不？

P：不痛。

D：除了这些症状，还有哪里不舒服吗？

P：总觉得肚子胀胀的，脚有点肿。

D：以前发病到现在有没有去哪里诊治过？做过什么检查？诊断是什么？服用过什么药物？效果怎么样？

P：很早的时候看过，拍过胸片，抽过血，也做过肺功能检测，一直吃“复方氯喘片”“盐酸氨溴索”，检查结果不记得了。

D：有没有怕冷？出汗多不多？头痛不痛？晕吗？觉不觉得烦躁？

P：有点怕冷，感觉身体有点热，汗不多。

D：胃口怎么样？大小便正常吗？体重有没有变化？

P：不太想吃东西，大便干，小便黄，体重没变化。

D：睡得好不好？

P：最近睡眠不是太好，憋气，睡不好。

2. **询问现病史：**

3. **诊治经过：**

4. **病后一般状况：**

5. **询问既往史：**

D：您以往身体状况怎么样？有没有得过什么病？有没有结核、麻疹等传染病史？

P：之前体质不太好，小病也常有，没有传染病史。

D：有没有高血压、糖尿病、冠心病等病史？做过手术吗

P：血压偏高一点，其他的没有。

D：血压平时测量高压跟低压大概是多少？有没有服用降压药物？

P：152/80mmhg，没有服用。

D：有没有药物及食物过敏史？有没有接种过疫苗？

P：没有。

6. **询问个人史：**

D：出生于什么地方？居住的地方潮湿吗？有没有接触一些放射性物质？

P：出生于本地，其他没有。

D：平时有没有什么特殊嗜好，有没有吸烟、饮酒等嗜好？

P：爱抽烟，喝酒。

D：您的家族有没有什么遗传病史？

P：没有。

D：您的爱人身体怎么样？现在有几个孩子？他们的身体状况怎么样？

P：有两个孩子，一男一女，身体都挺好。

三、信息给予

1. 解释诊断性操作的理论依据如体格检查、实验室检查等

D：现在我查看一下您的舌、脉象，请您配合一下好吗？

舌质暗红，苔黄或黄腻，脉滑数

D：您以前的检查结果我不知道，而且过了这么久，情况可能有变，为了确诊病情您需要再做些检查，好吗？

P：好的。

D：您现在先去抽个血，拍个胸片，做个肺功能检查。

P：好的。

2. 告诉病人他 / 她目前身体情况，如体格检查、实验室检查的结果，解剖学异常诊断的结果

现在根据您的检查结果根据您所描述的症状，我初步诊断肺胀，根据您的舌脉象，诊断为痰热郁肺证，现在我给你开三服中药，您一周后来随诊。

四、理解安慰病人

（认同病人所付出的努力、所取得的成就、所需要克服的困难，如感谢病人的配合，体察病人的暗示、配合、默契）

D：您这次检查很配合，这个病不严重的，您不要有太多的心理压力，但是也不能忽视它，如果回去以后有任何不适要及时随诊，回家后按时吃中药，饮食清淡，禁止吃一些辛辣、冷的食物，注意保暖。如果回去以后有任何不适要及时随诊，回家后按时吃中药，给您开了越婢加半夏汤，每天饭后各一次，我会随时关注您的病情。

五、结束问诊

（问病人是否还有其他的问题需要探讨，并进一步说明下一步的诊治方案）

治疗原则：清肺泄热，降逆平喘

方药：麻黄、石膏、半夏、生姜、甘草、大枣

3 剂水煎服，早中晚各一次，日一剂。

六、病例小结

李刚，55 岁，胸闷咳喘 10 年余，加重 5 天，血压 155/78mmhg，胸片示肺纹理增粗、紊乱，肺功能闭合容量增加；专科查体：肺部过清音；中医四诊：神志清，精神尚可，舌质暗红，苔黄或黄腻，脉滑数。

中医诊断：肺胀—痰热郁肺

西医诊断：慢性支气管炎

方药：麻黄、石膏、半夏、生姜、甘草、大枣

3 剂水煎服，早中晚各一次，日一剂。

37. 肺胀　痰浊壅肺

一、准备（有礼貌地自我介绍及询问患者一般资料，工作等情况）

D：您好，我是您的接诊医生，我叫陈 ××，请问您叫什么名字？

P：我叫陈 ×。

D：请问你家住哪里？

P：呈贡区景明南路 ××× 号。

D：今年多大年纪？

P：55 岁。

D：请问你从事什么工作？

P：司机。

D：您的电话号码是多少？

P：12345678910。

二、信息收集

1. 主诉：

D：请问您哪里不舒服？

P：我老是觉得胸闷、咳嗽、喘不了气。

D：有多久了？

P：差不多有 10 来年了吧！最近严重起来了。

D：您认为是什么原因导致的？

P：我以前体质不好，经常感冒、咳嗽，尤其冬季咳个不停。前天淋了雨，然后就觉得喉咙里痰多了，胸闷喘不过气，咳嗽更厉害了。

D：一年这种情况会有多长时间？是什么情况下发作加重的？

P：冬春发作，天气突然变冷点就加重，每年可能有四五个月都一直喘个不停。

D：那喉咙里的痰是什么颜色的，有没有血？心跳得快不快？口渴不？

P：痰多，白色的，泡沫痰，没血，感觉心慌，不渴，不想喝水。

D：咳嗽吐痰是什么时候咳得多？

P：早晨多。

D：喘的时候有喉咙里没有声音？

P：没有。

D：胸痛不？

P：不痛。

D：除了这些症状，还有哪里不舒服吗？

P：总觉得肚子胀胀的，脚有点肿，很累，一动就喘得厉害。

D：以前发病到现在有没有去哪里诊治过？做过什么检查？诊断是什么？服用过什么药物？效果怎么样？

P：很早的时候看过，拍过胸片，抽过血，也做过肺功能检测，一直吃“复方氯喘片”“盐酸氨溴索”，检查结果不记得了。

D：有没有怕冷？出汗多不多？头痛不痛？晕吗？觉不觉得烦躁？

P：有点怕冷，感觉身体有点热，汗不多。

D：胃口怎么样？大小便正常吗？体重有没有变化？

P：不太想吃东西，大便黏，小便清，体重没变化。

D：睡得好不好？

P：最近睡眠不是太好，憋气。

2. 询问现病史：

3. 诊治经过：

4. 病后一般状况：

5. 询问既往史：

D：您以往身体状况怎么样？有没有得过什么病？有没有结核、麻疹等传染病史？

P：之前体质不太好，小病也常有，没有传染病史。

D：有没有高血压、糖尿病、冠心病等病史？做过手术吗？

P：血压偏高一点，其他的没有。

D：血压平时测量高压跟低压大概是多少？有没有服用降压药物？

P：152/80mmhg，没有服用。

D：有没有药物及食物过敏史？有没有接种过疫苗？

P：没有。

6. 询问个人史：

D：出生于什么地方？居住的地方潮湿吗？有没有接触一些放射性物质？

P：出生于本地，其他没有。

D：平时有没有什么特殊嗜好，有没有吸烟、饮酒等嗜好？

P：爱抽烟、喝酒。

D：您的家族有没有什么遗传病史？

P：没有。

D：您的爱人身体怎么样？现在有几个孩子？他们的身体状况怎么样？

P：有两个孩子，一男一女，身体都挺好。

三、信息给予

1. 解释诊断性操作的理论依据，如体格检查、实验室检查等

D：现在我查看一下您的舌、脉象，请您配合一下好吗？

P：舌暗，苔浊腻，脉滑。

D：您以前的检查结果我不知道，而且过了这么久，情况可能有变，为了确诊病情您需要再做些检查，好吗？

P：好的。

D：您现在先去抽个血，拍个胸片做个肺功能检查。

P：好的。

2. 告诉病人他/她目前身体情况，如体格检查、实验室检查的结果，解剖学异常诊断的结果

现在根据您的检查结果和所描述的症状，我初步诊断肺胀，根据您的舌脉象，诊断为痰热郁肺证，现在我给你开三服中药，您一周后来随诊。

四、理解安慰病人

（认同病人所付出的努力、所取得的成就、所需要克服的困难，如感谢病人的配合，体察病人的暗示、配合、默契）

D：您这次检查很配合，这个病不严重的，您不要有太多的心理压力，但是也不能忽视它，如果回去以后有任何不适要及时随诊，回家后按时吃中药，饮食清淡，禁止吃一些辛辣、冷的食物，注意保暖，如果回去以后有任何不适要及时随诊，回家后按时吃中药，给您开了苏子降气汤合三子养亲汤，每天饭后各一次，我会随时关注您的病情。

五、结束问诊

（问病人是否还有其他的问题需要探讨，并进一步说明下一步的诊治方案）

治疗原则：化痰降气，健脾益肺。

方药：苏子、前胡、白芥子、半夏、厚朴、陈皮、白术、茯苓、甘草

3 剂水煎服，早中晚各一次，日一剂。

六、病例小结

陈旭，55 岁，胸闷咳喘 10 年余，加重 3 天，血压 155/78mmhg，胸片示肺纹理增粗、紊乱，肺功能闭合容量增加。专科查体：肺部过清音：中医四诊：神志清，精神尚可，舌质暗红，苔浊腻，脉滑数。

中医诊断：肺胀—痰浊壅肺

西医诊断：慢性支气管炎

方药：苏子、前胡、白芥子、半夏、厚朴、陈皮、白术、茯苓、甘草

3 剂水煎服，早中晚各一次，日一剂。

38. 虚劳——肺气虚证

一、准备（有礼貌地自我介绍及询问患者一般资料，工作等情况）

D：您好，我是您的接诊医生，我叫 ×××，请问您叫什么名字？

P：我叫赵梅梅。

D：请问你家住哪里？

P：呈贡区雨花路 ××× 号。

D：今年多大年纪？

P：55 岁。

D：请问你从事什么工作？

P：在家，没有工作。

D：您的电话号码是多少？

P：12345678910。

二、信息收集

1. 主诉：

D：请问您哪里不舒服？

P：医生，我经常出汗，感觉没力，很虚。

D：有多久了？

P：差不多有 3 个月左右了，刚开始的时候感觉没有力气，没有过多注意。

D：您认为是什么原因导致的？

P：我经常感冒，时寒时热，感觉自己虚得很。

D：从发病到现在有没有去哪里诊治过，做过什么检查，诊断是什么，服用过什么药物，效果怎么样？

P：没有看过，在家里面吃一些补钙的药，感觉没有什么效果，就一直拖着，我以为会慢慢地好起来。

D：记得服用的钙片叫什么名字吗？

P：碳酸钙 D3。

D：除了这些症状，还有哪里不舒服吗？

P：有点咳嗽，有点痰，感觉没有力气咳痰。

D：最近睡眠怎么样？饮食如何？大小便咋样？

P：最近睡眠还可以，胃口一般，大小便还可以。

2. 询问现病史：

3. 诊治经过：

4. 病后一般状况：

5. 询问既往史：

D：您以往身体状况怎么样？有没有得过什么病？有没有结核、麻疹等传染病史？

P：之前有“慢性支气管炎”，已经 10 多年了，做过 X 线检查：肺纹理增粗；支气管壁增厚。服用“溴己新”，1 次 1 片（8mg），每日 3 次，氨茶碱片，每次 11 片（0.1g），每日 3 次，没有传染病史。

D：有没有高血压、糖尿病、冠心病等病史？

P：血压偏高一点，其他的没有。

D：血压平时测量高压跟低压大概是多少？有没有服用降压药物？

P：145/80mmhg，没有服用。

D：有没有药物及食物过敏史？有没有接种过疫苗？

P：没有。

6. 询问个人史：

D：出生于什么地方？居住的地方潮湿吗？有没有接触一些放射性物质？

P：出生于本地，其他没有。

D：平时有没有什么特殊嗜好，有没有吸烟、饮酒等嗜好？

P：没有。

D：平时月经怎么样？量多不多，颜色淡还是深？

P：以前月经正常，现在绝经了。

D：您的家族有没有什么遗传病史？

P：没有。

D：您的爱人身体怎么样？现在有几个孩子？他们的身体状况怎么样？

P：有两个孩子，一男一女，身体都挺好。

三、信息给予

1. 解释诊断性操作的理论依据，如体格检查、实验室检查等

D：现在我查看一下您的舌、脉象，请您配合一下好吗？

P：舌淡，脉弱。

D：我帮您做一个常规检查？

体温 36.7 ℃，心率 78 次 / 分，呼吸 19 次 / 分，血压 144/78mmhg

D：您现在先去做一个血常规，我看看有没有感染的情况。

P：好的。

2. 告诉病人他 / 她目前身体情况如体格检查实验室检查的结果，解剖学异常诊断的结果

现在根据您的检查结果，血常规未见明显异常，根据您所描述的症状，我初步诊断为虚劳，根据您的舌、脉象，诊断为肺气虚证，现在我给你开三副中药，您一周后来随诊。

四、理解安慰病人

（认同病人所付出的努力、所取得的成就、所需要克服的困难，如感谢病人的配合，体察病人的暗示、配合、默契）

D：您这次检查很配合，您不要有太多的心理压力，但是也不能忽视它，如果回去以后有任何不适要及时随诊，回家后按时吃中药，给您开了补肺汤，回家以后用冷水泡半小时，煮开后 15 分钟，每天饭后各一次，每次 300mL，每服中药熬两天，禁止吃一些辛辣、冷的食物。最近多注意休息。我会随时关注您的病情。

五、结束问诊

（问病人是否还有其他的问题需要探讨，并进一步说明下一步的诊治方案）

治疗原则：补益肺气。

方药：补肺汤加减

人参 9g	黄芪 24g	熟地 24g
五味子 6g	紫菀 9g	桑白皮 9g
当归 15g	甘草 8g	

3 剂水煎服，早中晚各一次，两日一剂。

六、病例小结

×××，55 岁，自汗伴乏力三月余，未进行任何治疗，体温 36.7 ℃，心率 78 次 / 分，呼吸 19 次 / 分，血压 144/78mmhg，血常规示未见明显异常，专科查体：双肺底闻及干、湿啰音；中医四诊：神志清，精神稍差，舌淡，脉弱。

中医诊断：虚劳—肺气虚证

西医诊断：慢性支气管炎

方药：补肺汤加减

人参 9g	黄芪 24g	熟地 24g
五味子 6g	紫菀 9g	桑白皮 9g
当归 15g	甘草 8g	

3 剂水煎服，早中晚各一次，两日一剂。

39. 虚劳——脾胃阴虚证

一、准备（有礼貌地自我介绍及询问患者一般资料，工作等情况）

D：您好，我是您的接诊医生，我叫 ×××，请问您叫什么名字？

P：我叫李四。

D：请问你家住哪里？

P：呈贡区景明南路 ××× 号。

D：今年多大年纪？

P：58 岁。

D：请问你从事什么工作？

P：在家，没有工作。

D：您的电话号码是多少？

P：12345678910。

二、信息收集

1. 主诉：

D：请问您哪里不舒服？

P：我经常口干，不想吃东西。

D：有多久了？

P：差不多有半年多了，刚开始的时候口有点干，没有过多注意，近 1 个月来越来越严重了。

D：您认为是什么原因导致的？

P：开始的时候可能是喝酒引起的。

D：从发病到现在有没有去哪里诊治过？做过什么检查？诊断是什么？服用过什么药物？效果怎么样？

P：没有看过，刚开始以为水喝得少，在家里就多喝水，也没有什么用。

D：除了这些症状，还有哪里不舒服吗？

P：大便干，有时候胃胀，感觉胃有点烧，有点想吐，又吐不出东西。

D：最近睡眠怎么样？饮食如何？大小便咋样？

P：最近睡眠不是太好，有时候夜间醒来感觉胃不舒服，不想吃东西，大便干，小便一般。

2. 询问现病史：

3. 诊治经过：

4. 病后一般状况：

5. 询问既往史：

D：您以往身体状况怎么样？有没有得过什么病？有没有结核、麻疹等传染病史？

P：有“慢性浅表性胃炎”10多年，2015年查出“慢性萎缩性胃炎”，胃镜检查示“胃粘膜颜色变淡；黏膜下血管透见；胃黏膜皱襞细小”，病理检查示：胃黏膜内固有的腺体萎缩；血生化示：胃蛋白酶原减少，血清胃泌素明显增高。服用胃蛋白酶合剂，每次10mL，一天3次；吗丁啉一次一片，一日3次。

D：有没有高血压、糖尿病、冠心病等病史？

P：血压偏高一点，其他的没有。

D：血压平时测量高压跟低压大概是多少？有没有服用降压药物？

P：145/80mmhg，没有服用。

D：有没有药物及食物过敏史？有没有接种过疫苗？

P：没有。

6. 询问个人史：

D：出生于什么地方？居住的地方潮湿吗？有没有接触一些放射性物质？

P：出生于本地，其他没有。

D：平时有没有什么特殊嗜好，有没有吸烟、饮酒等嗜好？

P：没有。

D：您的家族有没有什么遗传病史？

P：没有。

D：您的爱人身体怎么样？现在有几个孩子？他们的身体状况怎么样？

P：有两个孩子，一男一女，身体都挺好。

三、信息给予

1. 解释诊断性操作的理论依据，如体格检查、实验室检查等

D：现在我查看一下您的舌、脉象，请您配合一下好吗？

P：舌干，苔少，脉细数。

D：我帮您做一个常规检查？

体温 36.7 ℃　心率 78 次 / 分　呼吸 19 次 / 分　血压 150/78mmhg

D：您现在先去做个血常规，我看看有没有贫血的情况，需要抽血检测，希望你配合。

P：好的。

2. 告诉病人他 / 她目前身体情况，如体格检查、实验室检查的结果，解剖学异常诊断的结果

现在根据您的检查结果，血常规示血红蛋白降低，稍微有点贫血，根据您所描述的症状，我初步诊断为虚劳，根据您的舌脉象，诊断为脾胃阴虚证，现在我给你开三副中药，您一周后来随诊。

四、理解安慰病人

（认同病人所付出的努力、所取得的成就、所需要克服的困难，如感谢病人的配合，体察病人的暗示、配合、默契）

D：您这次检查很配合，您不要有太多的心理压力，但是也不能忽视它，如果回去以后有任何不适要及时随诊，回家后按时吃中药，给您开了益胃汤，回家以后用冷水泡半小时，煮开后 15 分钟，每天饭后各一次，每次 300mL，每服中药熬两天，禁止吃一些辛辣刺激、冷的食物。最近多注意休息，我会随时关注您的病情。

五、结束问诊

（问病人是否还有其他的问题需要探讨，并进一步说明下一步的诊治方案）

治疗原则：养阴和胃

方药：益胃汤加减

沙参 9g	麦冬 15g	冰糖 3g
玉竹 6g	细生地 15g	北沙参 12g
石斛 15g	熟地 15g	甘草 9g

3 剂水煎服，早中晚各一次，两日一剂。

六、病例小结

×××，58岁，口舌干燥半年余，未进行任何治疗，体温36.7℃，心率78次/分，呼吸19次/分，血压150/78mmhg，血常规示血红蛋白降低，专科查体：上腹部轻压痛；中医四诊：神志清，精神稍差，舌干苔少，脉细数。

中医诊断：虚劳—脾胃阴虚证

西医诊断：慢性萎缩性胃炎

方药：益胃汤加减

沙参9g	麦冬15g	冰糖3g
玉竹6g	细生地15g	北沙参12g
石斛15g	熟地15g	甘草9g

3剂水煎服，早中晚各一次，两日一剂。

40. 聚证——肝气郁滞证

一、准备（有礼貌地自我介绍及询问患者一般资料，工作等情况）

D：您好，我是您的接诊医生，我叫 ×××，请问您叫什么名字？

P：我叫 ×××。

D：请问你家住哪里？

P：新亚洲体育城。

D：今年多大年纪？

P：35 岁。

D：请问你从事什么工作？

P：白领。

D：您的电话号码是多少？

P：12345678910。

二、信息收集

1. 主诉：

D：请问您哪里不舒服？

P：左上腹部摸到结块，时聚时散的。

D：有多久了？

P：已经一周了。

D：您认为是什么原因导致的？

P：一周前工作受了批评，心情不好。就发现上腹部有一结块，柔软，时聚时散。

D：从发病到现在有没有去哪里诊治过？做过什么检查？诊断是什么？服用过什么药物？效果怎么样？

P：在社区卫生院看过，做了B超，浅表性胃炎。医生开了硫糖铝、吗丁啉，吃了两天不缓解。

D：除了这些症状，还有哪里不舒服吗？

P：觉得有一股气到处乱窜，胀痛，没有心慌胸闷，疼痛会扯着两边胁肋，心情不好就会加重，总是叹气、烦闷。

D：最近睡眠怎么样？饮食如何？大小便咋样？

P：肚子有饱胀感、反酸，不想吃饭，睡眠也不好，大便干少，小便正常。

2. 询问现病史：

3. 诊治经过：

4. 病后一般状况：

5. 询问既往史：

D：您以往身体状况怎么样？有没有得过什么病？有没有结核、麻疹等传染病史？

P：之前身体状况一直还不错，没有得过什么病，没有传染病史。

D：有没有高血压、糖尿病、冠心病等病史？

P：都没有。

D：有没有药物及食物过敏史？有没有接种过疫苗？

P：没有过敏的。接种过乙肝、乙脑疫苗。

6. **询问个人史：**

D：出生于什么地方？居住的地方潮湿吗？有没有接触一些放射性物质？

P：出生于本地，其他没有。

D：平时有没有什么特殊嗜好，有没有吸烟、饮酒等嗜好？

P：没有。

D：平时月经怎么样？量多不多，颜色淡还是深？

P：月经正常。

D：您的家族有没有什么遗传病史？

P：没有。

D：您的爱人身体怎么样？现在有几个孩子？他们的身体状况怎么样？

P：有两个孩子，一男一女，身体都挺好。

三、信息给予

1. 解释诊断性操作的理论依据，如体格检查、实验室检查等

D：现在我查看一下您的舌、脉象，请您配合一下好吗？

P：舌苔薄白，脉弦。

D：我帮您做一个常规检查和腹部体格检查。

体温 36.5 ℃　心率 73 次 / 分　呼吸 18 次 / 分　血压 110/76mmhg

上腹部触到包块，质地柔软光滑，移动度好，上腹部轻压痛。

D：您现在先去做一个上腹部的 B 超、胸部 X 线片和心电图，我看看这些情况。

P：好的。

2. 告诉病人他/她目前身体情况，如体格检查、实验室检查的结果，解剖学异常诊断的结果

现在根据您的检查结果（B超：浅表性胃炎。胸部X线片：未见异常。心电图：窦性心律），结合您所描述的症状，舌脉象，我初步诊断为聚证—肝气郁滞证，现代医学叫浅表性胃炎。现在我给你开三服中药，您一周后来随诊。

四、理解安慰病人

（认同病人所付出的努力、所取得的成就、所需要克服的困难，如感谢病人的配合，体察病人的暗示、配合、默契）

D：您这次检查很配合，这个病不严重的，您不要有太多的心理压力，但是也不能忽视它，如果回去以后有任何不适要及时随诊，回家后按时吃中药，给您开了逍遥散和木香顺气散加减，起到疏肝解郁，行气散结的作用。回家以后用冷水泡半小时，煮开15分钟，每天饭后各一次，每次300mL，每服中药熬两天，禁止吃一些辛辣、酸冷的食物。最近要心情愉悦，多注意休息。我会随时关注您的病情。

五、结束问诊

（问病人是否还有其他的问题需要探讨，并进一步说明下一步的诊治方案）

治疗原则：疏肝解郁，行气散结。

方药：逍遥散和木香顺气散加减

柴胡 12g	白芍 12g	当归 12g
茯苓 12g	白术 12g	炙甘草 6g
青皮 12g	陈皮 12g	厚朴 6g
苍术 12g	川芎 9g	枳壳 6g
香附 12g	砂仁 9g	乌药 12g

上方 3 剂，水煎服，早中晚各一次，两日一剂。

六、病例小结

张桂芬，35 岁，上腹部结块一周。吃了硫糖铝、吗丁啉两天，不缓解。体温 36.5℃，心率 73 次 / 分，呼吸 18 次 / 分，血压 110/76mmhg，B 超：浅表性胃炎。胸部 X 线片：未见异常。心电图：窦性心律。专科查体：上腹部触到包块，质地柔软光滑，移动度好，上腹部轻压痛；中医神志清，四诊：尚可，舌苔薄白，脉弦。

中医诊断：聚证—肝气郁滞证

西医诊断：浅表性胃炎

方药：逍遥散和木香顺气散加减

柴胡 12g	白芍 12g	当归 12g
茯苓 12g	白术 12g	炙甘草 6g
青皮 12g	陈皮 12g	厚朴 6g
苍术 12g	川芎 9g	枳壳 6g
香附 12g	砂仁 9g	乌药 12g

上方 3 剂，水煎服，早中晚各一次，两日一剂。

41. 积证——瘀血内结证

一、准备（有礼貌地自我介绍及询问患者一般资料，工作等情况）

D：您好，我是您的接诊医生，我叫 ×××，请问您叫什么名字？

P：我叫许 ×××。

D：请问你家住哪里？

P：新亚洲体育城。

D：今年多大年纪？

P：47 岁。

D：请问你从事什么工作？

P：教师。

D：您的电话号码是多少？

P：12345678910。

二、信息收集

1. 主诉：

D：请问您哪里不舒服？

P：右上腹部摸到积块，伴有疼痛。

D：有多久了？

P：已经一月了。

D：您认为是什么原因导致的？

P：以前得了乙肝，这一个月天天熬夜加班怕是伤了肝，就出现这种情况了。

D：从发病到现在有没有去哪里诊治过？做过什么检查？诊断是什么？服用过什么药物？效果怎么样？

P：天天加班，还没去看过病，也没做过检查。

D：除了这些症状，还有哪里不舒服吗？

P：自己摸着这个积块还有点硬，固定不移，有明显刺痛感，日轻夜重，脸色是晦暗的没有光泽，还瘦了几斤。

D：最近睡眠怎么样？饮食如何？大小便咋样？

P：不太想吃饭，睡眠也不好，大小便基本正常。

2. 询问现病史：

3. 诊治经过：

4. 病后一般状况：

5. 询问既往史：

D：您以往身体状况怎么样？有没有得过什么病？有没有结核、麻疹等传染病史？

P：5 年前感染过乙肝，没有吃药。

D：有没有高血压、糖尿病、冠心病等病史？

P：都没有。

D：有没有药物及食物过敏史？有没有接种过疫苗？

P：没有过敏的。也没接种过什么疫苗。

6. 询问个人史：

D：出生于什么地方？居住的地方潮湿吗？有没有接触一些放射性物质？

P：出生于本地，其他没有。

D：平时有没有什么特殊嗜好，有没有吸烟、饮酒等嗜好？

P：没有。

D：平时月经怎么样？量多不多，颜色淡还是深？

P：已经绝经了。

D：您的家族有没有什么遗传病史？

P：没有。

D：您的爱人身体怎么样？现在有几个孩子？他们的身体状况怎么样？

P：有两个孩子，一男一女，身体都挺好。

三、信息给予

1. 解释诊断性操作的理论依据，如体格检查、实验室检查等

D：现在我查看一下您的舌、脉象，请您配合一下好吗？

P：舌质紫暗，有瘀点，舌下脉络迂曲，脉弦涩。

D：我帮您做一个常规检查和腹部体格检查。

体温 36.5 ℃　心率 73 次 / 分　呼吸 18 次 / 分　血压 110/76mmhg

病人面色晦暗，没有光泽，面部有毛细血管扩张，在前胸颈部还可以看到蜘蛛痣，还有典型的肝掌。腹部轻微膨隆和腹水征（弱阳性）。未见黄疸，未出现水肿。肝脾区叩痛。

D：您现在先去做肝功能、病毒检查、甲胎蛋白检查，还有上腹部 B 超、CT（必要时做增强扫描），我看看这些情况。

P：好的。

2. 告诉病人他 / 她目前身体情况，如体格检查、实验室检查的结果，解剖学异常诊断的结果

现在根据您的检查结果（B 超：肝脏粗糙，肝硬化。肝功能：转氨酶升高。病毒检查：小三阳。甲胎蛋白：阴性），结合您所描述的症状，舌脉象，我初步诊断为积证—瘀血内结证，现代医学叫轻度肝硬化。现在我给你开三服中药，您一周后来随诊。

四、理解安慰病人

（认同病人所付出的努力、所取得的成就、所需要克服的困难，如感谢病人的配合，体察病人的暗示、配合、默契）

D：您这次检查很配合，这个病不是很严重的，您不要有太多的心理压力，但是也不能忽视它，如果回去以后有任何不适要及时随诊，回家后按时吃中药，给您开了膈下逐瘀汤和鳖甲煎丸加减，起到祛瘀软坚，兼调脾胃的作用。回家以后用冷水泡半小时，煮开 20 分钟，每天饭后各一次，每次 300mL，每服中药熬两天，禁止吃一些辛辣、油腻的食物。最近要放松心情，多注意休息。我会随时关注您的病情。

五、结束问诊

（问病人是否还有其他的问题需要探讨，并进一步说明下一步的诊治方案）

治疗原则：祛瘀软坚，兼调脾胃。

方药：膈下逐瘀汤和鳖甲煎丸加减

当归 10g	川芎 6g	桃仁 10g
红花 10g	赤芍 10g	丹皮 10g
乌药 10g	元胡 10g	香附 6g
甘草 10g	枳壳 6g	党参 10g
砂仁 9g	鳖甲 33g	乌扇 9g
黄芩 9g	柴胡 8g	鼠妇 9g
干姜 9g	大黄 9g	桂枝 9g
葶苈 3g	石苇 9g	厚朴 9g

瞿麦 6g	葳蕤 9g	半夏 3g
人参 3g	蟅虫 15g	阿胶 9g
蜂巢 12g	赤硝 36g	蜣螂 18g

上方 3 剂，水煎服，早中晚各一次，两日一剂。

六、病例小结

许红梅，47 岁，右上腹部积块伴疼痛一月。未行检查、治疗。体温 36.5 ℃，心率 73 次 / 分，呼吸 18 次 / 分，血压 110/76mmhg，B 超：肝脏粗糙，肝硬化。肝功能：转氨酶升高。病毒检查：小三阳。甲胎蛋白：阴性。专科查体：病人面色晦暗，没有光泽，面部有毛细血管扩张，在前胸颈部还可以看到蜘蛛痣，还有典型的肝掌。腹部轻微膨隆和腹水征（弱阳性）。未见黄疸，未出现水肿。肝脾区叩痛。中医神志清，四诊：尚可，舌质紫暗，有瘀点，舌下脉络迂曲，脉弦涩。

中医诊断：积证—瘀血内结证

西医诊断：轻度肝硬化

治疗原则：祛瘀软坚，兼调脾胃。

方药：膈下逐瘀汤和鳖甲煎丸加减

当归 10g	川芎 6g	桃仁 10g
红花 10g	赤芍 10g	丹皮 10g
乌药 10g	元胡 10g	香附 6g
甘草 10g	枳壳 6g	党参 10g
砂仁 9g	鳖甲 33g	乌扇 9g
黄芩 9g	柴胡 8g	鼠妇 9g
干姜 9g	大黄 9g	桂枝 9g
葶苈 3g	石苇 9g	厚朴 9g
瞿麦 6g	葳蕤 9g	半夏 3g
人参 3g	蟅虫 15g	阿胶 9g

蜂巢 12g　　赤硝 36g　　蜣螂 18g

上方 3 剂，水煎服，早中晚各一次，两日一剂。

42. 咳血——肝火犯肺证

一、准备（有礼貌地自我介绍及询问患者一般资料，工作等情况）

D：您好，我是您的接诊医生，我叫 ×××，请问您叫什么名字？

P：我叫 ××。

D：请问你家住哪里？

P：欣龙花园。

D：今年多大年纪？

P：48 岁。

D：请问你从事什么工作？

P：中学教师。

D：您的电话号码是多少？

P：12345678910。

二、信息收集

1. 主诉：

D：请问您哪里不舒服？

P：医生我咳嗽，痰里面有血。

D：有多久了？

P：差不多有一个月左右了。

D：这个症状出现前有什么诱因吗？

P：前段时间学生月考，考试成绩不理想，我特别生气，发火了，在课堂上严厉地批评了他们。

D：有摔过跤受过其他外伤吗？

P：没有。

D：能具体描述一下咳嗽的情况吗？

P：刚开始咳嗽的时候胸口有点闷闷的，也没有过多注意，后来就发现痰里面有血。

D：咳嗽频繁吗？痰容不容易咳出来？血多不多？

P：咳嗽就是一阵一阵的，反反复复的，痰还可以，不算难咳，血还好吧，也没有很多。

D：会不会觉得身体热？有没有汗？口渴吗？

P：有点发热出汗，口干。

D：饮食如何？最近睡眠怎么样？大小便咋样？

P：嘴巴里会有苦苦的感觉，胃口稍微差一点；最近睡眠不是太好，夜间咳得厉害一点；大便有点干，小便每次比较少，颜色很黄。

D：除了这些症状，还有哪里不舒服吗？

P：我胸口还是不太舒服，还有就是两边肋骨的位置也是疼的，心情很烦躁，容易发火。

D：从发病到现在有没有去哪里诊治过？做过什么检查？诊断是什么？服用过什么药物？效果怎么样？

P：没有看过，在家里面自己吃了点药，感觉没有什么效果，就一直拖着，我以为会慢慢地好起来。

D：记得药叫什么名字吗？

P：我老公给我的，我也不知道是什么药。

2. 询问现病史：

3. 诊治经过：

4. **病后一般状况：**

5. **询问既往史：**

D：您以往身体状况怎么样？有没有得过什么病？有没有结核病史？

P：之前身体状况一直还不错，没有得过什么病，没有传染病史。

D：您最近有接触过肺结核病人吗？

P：我也不知道，应该是没有。

D：您有没有呼吸系统方面的疾病？高血压、糖尿病、冠心病等病史？

P：血压好像偏高一点，其他的没有。

D：血压平时测量高压跟低压大概是多少？有没有服用降压药物？

P：142/96mmhg，没有服用。

D：有没有药物及食物过敏史？

P：没有。

D：有没有接种过疫苗？

P：应该是有的，但是现在那么几十年了，我也具体记不清了。

6. **询问个人史：**

D：您出生于什么地方？有没有接触过一些发生疫病的地区？

P：出生于本地，其他没有。

D：平时性格怎么样？会比较容易生气发火吗？

P：性格是有点急躁，偶尔会发火。

D：平时有没有什么特殊嗜好，有没有吸烟、饮酒等嗜好？

P：没有。

D：平时月经怎么样？量多不多，颜色淡还是深？

P：月经正常，最近一次颜色有点深。

D：您的家族有没有什么遗传病史？

P：没有。

D：您的爱人身体怎么样？现在有几个孩子？他们的身体状况怎么样？

P：有两个孩子，一男一女，他们身体都挺好的。

三、信息给予

1. 解释诊断性操作的理论依据，如体格检查、实验室检查等

D：我要给您做个体格检查，拍一个胸片，看一下肺的情况，还要做一个痰培养，排除一下肺结核的可能，血常规也是要做的，查一下有没有细菌病毒的感染，如有必要可能再加拍肺部 CT、支气管镜。我们将根据实际情况来共同确定接下来的治疗方案。谢谢您的配合。

P：好的。

D：看看舌苔（舌红，苔薄黄）

摸摸脉象（脉弦数）

常规检查（体温 37.8℃，脉率 95 次 /min，呼吸 19 次 /min，血压 146/98mmHg）

听诊：双肺散在湿啰音，呼吸音粗

2. 告诉病人他 / 她目前身体情况，如体格检查、实验室检查的结果，解剖学异常诊断的结果

检查回来，根据检查结果。

检查结果：

体格检查：无杵状指，其余正常

胸片：双肺纹理增粗

血常规：白细胞 13*10^9/L；中性粒细胞百分比 78%。

痰培养：结核杆菌阴性。

四、理解安慰病人

（认同病人所付出的努力、所取得的成就、所需要克服的困难，如感谢病人的配合，体察病人的暗示、配合、默契）

根据您的检查结果，结合中医特点来看：咳嗽、痰中带血，胸痛闷，烦躁易怒，口苦，小便赤，大便结，舌红苔薄黄，脉弦数，我们中医初步诊断是咳血，辩证为肝火犯肺证，西医诊断是肺炎。我先给您用中药，一周后来复诊。您这次检查很配合，这个病不严重的，不要有心理压力，但是也不能忽视它，之后要注意按时吃药，给您用了方药泻白散合黛蛤散，每天一剂，早晚各一次分服，要注意禁食辛辣、刺激、寒凉的食物，并保持心情愉快。若有不舒服，请及时来就诊。

五、结束问诊

（问病人是否还有其他的问题需要探讨，并进一步说明下一步的诊治方案）

治法：清肝泻火，凉血止血

方药：泻白散合黛蛤散加减

桑白皮 12g	地骨皮 12g	知母 10g
黄芩 12g	桔梗 10g	青黛 10g
海蛤壳 10g	龙胆草 10g	栀子 10g
生地 10g	元参 20g	甘草 10g

3 剂水煎服，日一剂，早晚分服，有变化随诊。

六、病例小结

××，48 岁，咳嗽痰中带血 1 月余，曾自行在家服药，药物名称不详，服后无好转。体温 37.8℃，脉率 95/min，呼吸 19/

min，血压 147/98mmHg。胸片：双肺纹理增粗；血常规：白细胞 13*10^9/L，中性粒细胞百分比 78%；痰培养：结核杆菌阴性。

中医四诊：神志清，精神可，舌红，苔薄黄，脉弦数。

中医诊断：咳血—肝火犯肺证

西医诊断：肺炎，高血压病

治疗法则：清肝泻火，凉血止血

方药：泻白散合黛蛤散加减

桑白皮 12g	地骨皮 12g	知母 10g
黄芩 12g	桔梗 10g	青黛 10g
海蛤壳 10g	龙胆草 10g	栀子 10g
生地 10g	元参 20g	甘草 10g

3 剂水煎服，日一剂，早晚温服，有变化随诊。

43. 咳血——阴虚肺热证

一、准备（有礼貌地自我介绍及询问患者一般资料，工作等情况）

D：您好，我是您的接诊医生，我叫 ×××，请问您叫什么名字？

P：我叫 ×××。

D：请问你家住哪里？

P：欣龙花园。

D：今年多大年纪？

P：68 岁。

D：请问你从事什么工作？

P：退休工人。

D：您的电话号码是多少？

P：12345678910。

二、信息收集

1. 主诉：

D：请问您哪里不舒服？

P：医生我咳嗽，痰里面带血。

D：有多久了？

P：差不多有半个月左右了。

D：这个症状出现前有什么诱因吗？

P：前段时间去医院看一个老朋友，他住院了，好像是肺结核。

D：能具体描述一下您咳嗽的情况吗？

P：就是咳嗽，痰有点少，有血。

D：咳嗽频繁吗？痰容不容易咳出来？血多不多？什么颜色的？

P：咳嗽反反复复的，痰还可以，不算难咳，血还好吧，也没有很多，鲜红色的。

D：会不会觉得身体热？有没有汗？口渴吗？

P：晚上睡觉的时候醒来经常一身都是汗，白天身上会一阵一阵地热，口干。

D：饮食如何？最近睡眠怎么样？大小便咋样？

P：胃口差一点；最近睡眠不是太好，老觉得热；大便稍微有点干，小便颜色黄。

D：除了这些症状，还有哪里不舒服吗？

P：口特别干，想喝水，还有就是脸蛋上老是红红的，摸上去感觉还有点热。

D：从发病到现在有没有去哪里诊治过？做过什么检查？诊断是什么？服用过什么药物？效果怎么样？

P：没有看过，以为感冒，就一直拖着，我以为会慢慢地好起来。

2. 询问现病史：

3. 诊治经过：

4. 病后一般状况：

5. **询问既往史：**

D：您以往身体状况怎么样？有没有得过什么病？有没有传染病史？

P：之前身体状况一直还不错，没有得过什么病 e，没有传染病史。

D：您最近有接触过肺结核病人吗？

P：有，我去医院看过我朋友，他好像就是肺结核

D：您有没有呼吸系统方面的疾病？高血压、糖尿病、冠心病等病史？

P：没有

D：有没有药物及食物过敏史？

P：没有

D：有没有接种过疫苗？

P：应该是有的，但是现在那么几十年了，我也具体记不清了。

6. **询问个人史：**

D：您出生于什么地方？有没有接触过一些发生疫病的地区？

P：出生于本地，其他没有。

D：平时有没有什么特殊嗜好，有没有吸烟、饮酒等嗜好？

P：没有。

D：平时月经怎么样？量多不多，颜色淡还是深？

P：之前月经正常，就是量稍微少一点，颜色比较红，现在已经绝经了。

D：您的家族有没有什么遗传病史？

P：没有。

D：您的爱人身体怎么样？现在有几个孩子？他们的身体状况怎么样？

P：他挺好的。有两个孩子，一男一女，他们身体都挺好的。

三、信息给予

1. 解释诊断性操作的理论依据，如体格检查、实验室检查等

D：我要给您拍一个胸片，看一下肺的情况，还要做一个痰培养，看一下是否是肺结核，血常规也是要做的。我们将根据实际情况来共同确定接下来的治疗方案。谢谢您的配合。

P：好的。

D：看看舌苔（舌质红）

摸摸脉象（脉细数）

常规检查（体温38.2℃，脉率102次/min，呼吸22次/min，血压128/88mmHg）

听诊：双肺呼吸音增粗

2. 告诉病人他/她目前身体情况，如体格检查、实验室检查的结果，解剖学异常诊断的结果

检查回来，根据检查结果。

检查结果：

胸片：双侧肺纹理增多、增粗、模糊，肺门区阴影浓

血常规：白细胞12*10^9/L；血沉增快

痰培养：结核杆菌阳性

四、理解安慰病人

（认同病人所付出的努力、所取得的成就、所需要克服的困难，如感谢病人的配合，体察病人的暗示、配合、默契）

根据您的见检查结果，结合中医特点来看：咳嗽痰少、痰中带血，或反复咳血，血色鲜红，口干咽燥，颧红，潮热盗汗，舌质红，脉细数，我们中医初步诊断是咳血，辩证为阴虚肺热证，西医诊断是肺结核。我先给您用中药，一周后来复诊。您这次检查很配合，这个病不严重的，不要有心理压力，

但是也不能忽视它，之后要注意按时吃药，给您用了方药百合固金汤，每天一剂，早晚各一次分服，要注意禁食一切辛辣刺激、动火燥液的食物，加强体育锻炼，并保持心情愉快。若有不舒服，请及时来就诊。

五、结束问诊

（问病人是否还有其他的问题需要探讨，并进一步说明下一步的诊治方案）

治法：滋阴润肺，宁络止血

方药：百合固金汤加减

熟地 9g	生地 9g	归身各 9g
白芍 3g	甘草各 3g	桔梗 3g
玄参各 3g	贝母 12g	麦冬 12g
百合各 12g		

3 剂水煎服，日一剂，早晚分服，有变化随诊。

六、病例小结

×××，68 岁，咳嗽痰中带血半月余，无任何治疗。体温 38.2℃，脉率 102/min，呼吸 22/min，血压 128/88mmHg。胸片：双侧肺纹理增多、增粗、模糊，肺门区阴影浓；血常规：白细胞 12*10^9/L，血沉增快；痰培养：结核杆菌阳性。

中医四诊：神志清，精神可，舌质红，脉细数。

中医诊断：咳血—阴虚肺热证

西医诊断：肺结核

治疗法则：滋阴润肺，宁络止血

方药：百合固金汤加减

熟地 9g	生地 9g	归身各 9g
白芍 3g	甘草各 3g	桔梗 3g

玄参各 3g　　贝母 12g　　麦冬 12g

百合各 12g

3 剂水煎服，日一剂，早晚温服，有变化随诊。

二、外科

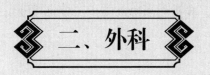

44. 痔病（湿热下注）

一、准备（有礼貌地自我介绍及询问患者一般资料，工作等情况）

D：您好，我是您的接诊医生，我叫 ×××，请问您叫什么名字？

P：张丽。

D：您家住哪？

P：雨花国际 ×××。

D：今年多大年龄？

P：45 岁。

D：您从事什么工作？

P：办公室。

D：您的联系电话是？

P：12345678910。

二、信息收集

1. 主诉：

D：请问您哪里不舒服？

P：我肛门有肉一样的东西脱出来，还有出血疼痛，前前后后已经有 4 年多了，但是这 3 天以来比较严重。

D：有吃什么东西导致吗？

P：吃了比较辛辣的东西。

D：你脱出来的东西可以自己回去吗？

P：以前大便后会自己回去，但是这三天以来就不会自己回去，要用手才能回去。

D：那血是在大便表面吗？血是什么颜色的呢？量多么？

P：血是在大便的表面，血的颜色是鲜红色的，量不太多。

D：血是滴出来还是喷出来的？

P：滴出来的。

D：小便里面有血吗？

P：没有。

D：大便有没有像鼻涕一样的黏液。

P：没有。

D：自己有没有到哪里看过？

P：没有。

D：那自己有没有用过什么药呢？

P：用过。

D：您具体记不记得具体的药名？

P：马应龙痔疮膏。

D：效果怎么样呢？

P：刚开始用了还可以，现在用就不行了，用了也没什么改善。

D：大小便怎么样？

P：小便偏黄，大便不好解，三四天解一次，而且会沾马桶。

D：肛门有没有火辣辣的感觉？

P：医生有的，感觉很不舒服。

D：自你发病以来饮食睡眠怎么样？

P：都挺好的。

D：你过去身体怎么样，有没有高血压、糖尿病？有麻疹、水痘等的传染病史吗？

P：过去还行，没有其他病。

D：有做过手术？有没有受过外伤？输过血吗？

P：没有，都没有。

D：接种过疫苗吗？

P：疫苗都是和社会一样的，接过。

D：有对什么东西过敏吗？

P：没有。

2. 询问现病史：

3. 诊治经过：

4. 病后一般状况：

5. 询问既往史：

6. 询问个人史：

D：你是做什么工作呢？

P：办公室。

D：有什么饮食嗜好吗？

P：爱吃辣，喜欢吃烧烤。

D：抽烟喝酒吗？

P：不抽烟喝酒。

D：你结婚了吗？有孩子吗？

P：结了，有一个女儿。

D：平时月经正常吗？上次月经是什么时候？

P：正常，上次是 8 月 3 号。

D：父母身体怎么样？您有无兄弟姐妹？家里面有没有什么传染病、遗传病？

P：父母身体健康的，我是独生女，家里面没有什么疾病的。

D：家族中有没有人有类似情况？

P：没有。

三、信息给予

1. 解释诊断性操作的理论依据，如体格检查、实验室检查等

D：来，检查室我给你检查一下。

P：好的，医生。

D：你先躺到床上，背对着我，双腿蜷缩，把裤子拖到膝盖处，我给你检查。

P：好的，医生。

D：通过我指检跟镜检，是一个混合痔，内痔也有，外痔也有。

P：医生那我这个病该怎么办？

D：我给你开点外用和口服药，你先回去用用看看，如果能缓解的话，就先这样，如果还是缓解不了，可能就要考虑手术的可能。

P：好的，医生。

医生看舌苔（舌黄腻，苔薄红）

摸脉象（脉滑数）

2. 告诉病人他/她目前身体情况，如体格检查、实验室检查的结果，解剖学异常诊断的结果

四、理解安慰病人

（认同病人所付出的努力、所取得的成就、所需要克服的困难，如感谢病人的配合，体察病人的暗示、配合、默契）

医生：这个病临床是比较常见的，你不要过分担忧，忌吃辛辣刺激，保持大便通畅，不舒服随时来医院。

病人：好。

五、结束问诊

（问病人是否还有其他的问题需要探讨，并进一步说明下一步的诊治方案）

你现在需要的治疗方案是

1. 消炎止痛栓塞肛，每天晚上一次。

2. 拟用止痛如神汤加减清热利湿止血。

秦艽 15g	桃仁 10g	黄柏 15g
泽泻 12g	防风 10g	苍术 15g
木通 10g	大黄 10g	仙鹤草 10g
白头翁 10g	地榆 10g	

3 剂，水煎服，日一剂，早晚温服。

注意保持大便通畅。

六、病例小结

张丽 45 岁，便后肛门脱出肉状物伴疼痛出血 4 年余，加重 3 天入院。自诉用外用药无效，专科检查见肛门外赘皮增生，指检无异常包块，退出指套无染血，镜检见 3、5、7、11 点为 2cm × 3cm 大小痔核。

中医四诊：神志清，精神一般，舌黄腻，苔薄红，脉滑数。

中医诊断：痔病（湿热下注）

西医诊断：混合痔

治疗法则：清热利湿止血

方药：止痛如神汤加减

秦艽 15g	桃仁 10g	黄柏 15g

泽泻 12g	防风 10g	苍术 15g
木通 10g	大黄 10g	仙鹤草 10g
白头翁 10g	地榆 10g	

3 剂，水煎服，日一剂，早晚温服。

45. 湿疹（血虚风燥证）

谭玟

一、准备（有礼貌地自我介绍及询问患者一般资料，工作等情况）

D：您好，我是您的接诊医生，我叫 ×××，请问您叫什么名字？

P：×××。

D：您家住哪里？

P：白塔路 3 号。

D：今年多大年龄？

P：30 岁。

D：您从事什么工作呢？

P：在家全职带孩子。

D：您的联系电话是？

P：12345678910。

二、信息收集

1. 主诉：

D：请问哪里不舒服？

P：手掌上长小水泡，特别痒。

D：有多久了呢？

P：快 10 年了吧。最近这两年更严重了，感觉自己的皮肤都变厚了，还经常开裂，裂口很疼还不容易好。

D：您自己认为是什么原因呢？过去有过这种情况么？

P：我也不知道啊，也没有什么原因。

D：从发病到现在有去哪里去诊疗过么？做过哪些检查？诊断是什么？服用过药物没？效果怎么样？

P：没去哪看过，以前就是觉得是过敏，吃点息斯敏，药店里买点药膏擦擦，擦擦会好点，但是药膏也是用着用着就不管用了。

D：那你从一开始的症状给我说一下吧。

P：10 年前开始出现手掌及手背侧瘙痒、伴小疱疹，抓破后渗液，呈黄色晶亮液体，有点黏，两只手都有，停药及秋冬病情反复。现在觉得手掌皮肤变厚，发干，以起红斑为主了，没怎么有水泡，有水泡也是渗出极少，容易出现裂口，剧痒难忍，皲裂后裂口疼痛，难愈合。

D：最初由什么原因导致，最近有没有吃过多的辛辣刺激食物或者生气？

P：我饮食平时比较爱吃辣，还有比较香燥的东西。

D：有没有注意接触过什么特定的东西以后痒得更厉害？

P：感觉洗过衣服接触那些化学类的东西会加重，还有热水也是。

2. 询问现病史：

3. 诊治经过：

4. 病后一般状况：

5. 询问既往史：

D：您过去身体怎么样？有没有得过什么疾病吗？

P：之前一直挺好的，没什么病。

D：是否做过手术？

P：大约 7 年前吧，在云大医院做过阑尾手术。

D：您是否对某些药物过敏？

P：青霉素会过敏。

D：饮食方面呢？比如有海鲜类的食物过敏吗？蛋白质？花粉等？

P：没有。

6. 询问个人史：

D：有没什么特殊嗜好？平时吸烟、喝酒吗？喜欢吃辛辣刺激或者喜欢吃生冷寒凉食物？

P：没有。

D：经常居住的地方会潮湿吗？平时卫生习惯怎么样？

P：前几年在成都住了一段时间，感觉挺潮湿的，后面搬回昆明来就好多了，卫生习惯还算正常吧。

D：平时月经周期准时吗？量多吗？颜色是淡还是深？

P：还可以，就是感觉有点少比起以前年轻时候。一次来 3 天。周期倒是正常，也不会痛经。

D：您的婚姻状况是？

P：已婚。

D：是否有孩子？孩子身体状况挺好的吧？

P：有个儿子，很健康。

三、信息给予

1. 解释诊断性操作的理论依据，如体格检查、实验室检查等

D：看看舌苔（舌淡，苔白）

摸摸脉象（脉弦细）

常规检查（体温 36.2℃，脉率 70/min，呼吸 18/min，血压 110/82mmHg）

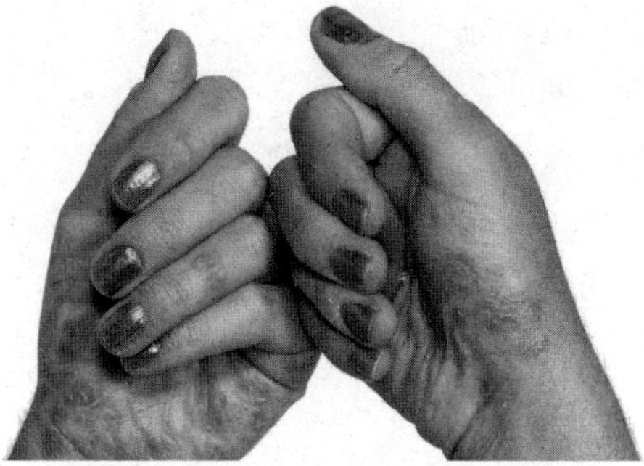

2. 告诉病人他 / 她目前身体情况，如体格检查、实验室检查的结果，解剖学异常诊断的结果

四、理解安慰病人

（认同病人所付出的努力、所取得的成就、所需要克服的困难，如感谢病人的配合，体察病人的暗示、配合、默契）

五、结束问诊

（问病人是否还有其他的问题需要探讨，并进一步说明下一步的诊治方案）

六、病例小结

患者女性，30 岁，家庭主妇，10 年前开始出现手掌及手背侧瘙痒、伴小疱疹，抓破后渗液，呈黄色晶亮液体，质稍黏，症状在接触热水或者洗衣洗完后加重，红斑红疹蔓延，双手呈对称性分布，于当地诊所、药店自行外用“湿痒王”等膏剂外搽，症状稍缓解，10年来反复用药，停药及秋冬病情反复。现自觉手掌皮肤变厚，发干，以红色斑丘疹为主，伴少量疱疹，渗出极少，容易出现裂口，剧痒难忍，皲裂后裂口疼痛，难愈合。

证型：血虚风燥证

治法：养血润肤，祛风止痒

方药：当归饮子或四物消风散加减

生地黄　当归　荆芥　防风　川芎　白鲜皮　蝉蜕　柴胡　白蒺藜　珍珠母（先煎）

46. 湿疹——湿热蕴肤证

张红梅

一、准备（有礼貌地自我介绍及询问患者一般资料，工作等情况）

D：您好，我是您的接诊医生，我姓 ×，针对您的病情，需要向您了解详细情况，请您配合好吗？

D：请问您的名字叫什么？

P：我叫 ×××。

D：请问您家住哪里？

P：雨花路 ×××× 号。

D：今年多大了？

P：23 岁了。

D：请问您从事什么工作？

P：学生。

二、信息收集

1. 主诉：

D：请问您是哪里不舒服？

P：双手掌、手背长疹子和水泡，有时还会流黄色的水，非常的痒。

D：来，我看看，这种情况有多久了呢？

P：过去一年总是反反复复，但是一个星期前突然就加重了。

D：加重之前有没有接触过什么东西，比如油漆啊？或是吃过什么不一样的饮食?

P:没接触什么特别的,上星期吃了海鲜,之后就出这些疹子了。

D:从发病到现在去哪里看过?做过些什么检查?用过什么药?效果怎么样?

P:前两个月刚做过真菌检查,但是是正常的,没有真菌感染,还做过血常规、肝肾功能的检查,但都没什么问题,过去一年用的药太杂,我也不知道是哪一种药有效果,这之前已经好久没发过了。

D:好,把检查结果拿出来给我看看,除了双手掌上,还有其他地方有类似的情况吗?

P:之前手臂上,小腿上也会长的,但这次只有手掌发作了。

D:除此之外还有哪里不舒服?

P:口苦得厉害,现在最重要的就是非常痒,随时都想抓一抓。

D:来,我摸摸脉,舌头伸出来我看看。

D:好的,最近饮食怎么样?

P:胸口闷闷的,也不太想吃东西。

D:最近体重有没有什么变化?

P:没什么变化。

D:最近大小便怎么样?

P:最近一周大便都偏干,小便也比较黄。

D:睡眠怎么样?

P:还行,只是睡得晚,一点左右才会睡。

2. 询问现病史:

3. **诊治经过：**

4. **病后一般状况：**

5. **询问既往史：**

D：请问您过去身体怎么样？有没有什么特殊的疾病？

P：一直很好的，没得过什么病。

D：有没有得过肝炎、结核、伤寒这些传染性的疾病？

P：没有

D：有没有受过重大的外伤？做过手术？输过血？

P：没有。

D：有没有对什么食物药物过敏的？

P：没有。

D：都接种过些什么疫苗？

P：都有正常接种的吧？小时候的事情也不太清楚了。

D：有没有特殊嗜好？平时有没有抽烟喝酒？

6. **询问个人史：**

D：有没有特殊嗜好？平时有没有抽烟喝酒？

P：没有，生活习惯挺好的，只是睡得晚些。

D：有没有外出去玩？接触过传染病的地方？

P：没有。

D：请问您几岁来的月经？经期几天？

P：14 岁，一般 5 天。

D：周期是否正常？会不会提前推后？

P：正常的。

D：经量怎么样？颜色怎么样？有没有血块？

P：一般，颜色挺正常，没有血块。

D：经前或经期有没有腰酸腹痛的情况？

P：没有，都挺好的。

D：请问您是否结婚？

P：未婚。

D：家里有没有什么遗传病？比如高血压、糖尿病之类的。

P：没有。

D：父母及兄弟姐妹健康状况怎么样？

P：健康的，没有什么疾病。

三、信息给予

1. 解释诊断性操作的理论依据，如体格检查、实验室检查等

P：医生，我这个是什么情况啊？

D：看看舌苔（舌红，苔黄）

摸摸脉象（脉滑）

常规检查（体温 36.5℃，脉率 80/min，呼吸 24/min，血压 120/70mmHg）

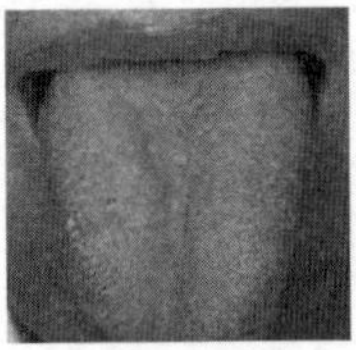 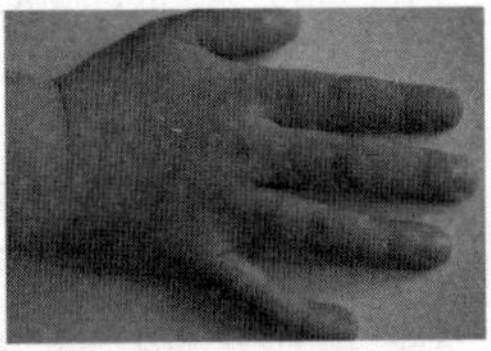 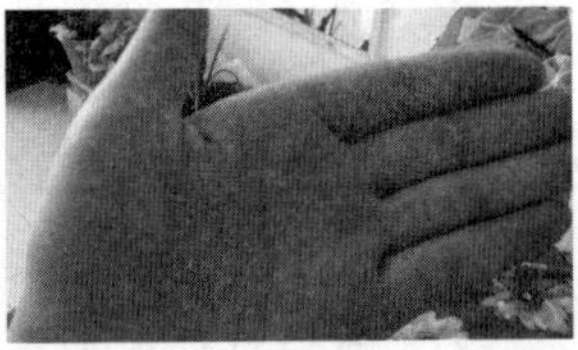

2. 告诉病人他 / 她目前身体情况，如体格检查、实验室检查的结果，解剖学异常诊断的结果

D：根据您的情况，我考虑中医诊断是“湿疮—湿热蕴肤证”，西医诊断是“湿疹”。因为您前两个月才做的检查，都没什么问题，这次暂时不用做什么检查。我先给您开药，您带

回去按时吃，看看效果。

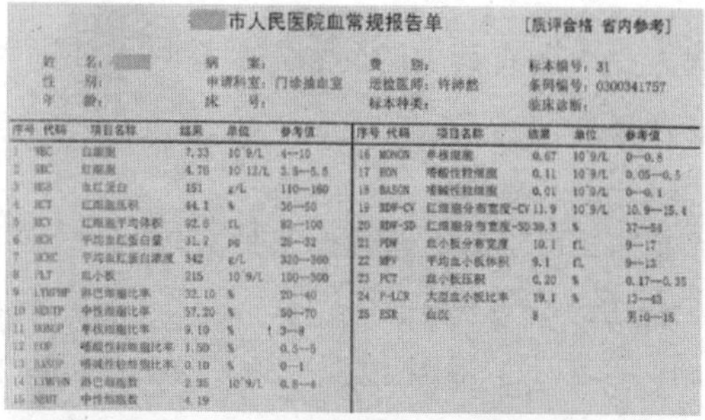

市人民医院血常规报告单　[质评合格 省内参考]

姓　名：　病　案：　费　别：　标本编号：31
性　别：　申请科室：门诊抽血室　送检医师：许神然　条码编号：0300341757
年　龄：　床　号：　标本种类：　临床诊断：

序号	代码	项目名称	结果	单位	参考值	序号	代码	项目名称	结果	单位	参考值
1	WBC	白细胞	7.33	10^9/L	4—10	16	MONON	单核细胞	0.67	10^9/L	0—0.8
2	RBC	红细胞	4.78	10^12/L	3.5—5.5	17	EON	嗜酸性粒细胞	0.11	10^9/L	0.05—0.5
3	HGB	血红蛋白	151	g/L	110—160	18	BASON	嗜碱性粒细胞	0.01	10^9/L	0—0.1
4	HCT	红细胞压积	44.1	%	30—50	19	RDW-CV	红细胞分布宽度-CV	11.9	10^9/L	10.9—15.4
5	MCV	红细胞平均体积	92.0	fL	82—100	20	RDW-SD	红细胞分布宽度-SD	39.3	%	37—54
6	MCH	平均血红蛋白量	31.7	pg	26—32	21	PDW	血小板分布宽度	10.1	fL	9—17
7	MCHC	平均血红蛋白浓度	342	g/L	320—360	22	MPV	平均血小板体积	9.1	fL	9—13
8	PLT	血小板	215	10^9/L	100—300	23	PCT	血小板压积	0.20	%	0.17—0.35
9	LYMPHP	淋巴细胞比率	32.10	%	20—40	24	P-LCR	大型血小板比率	19.1	%	13—43
10	NEUTP	中性细胞比率	57.20	%	50—70	25	ESR	血沉	8		男:0—15
11	MONOP	单核细胞比率	9.10	% ↑	3—8						
12	EOP	嗜酸性粒细胞比率	1.50	%	0.5—5						
13	BASOP	嗜碱性粒细胞比率	0.10	%	0—1						
14	LYMPHN	淋巴细胞数	2.35	10^9/L	0.8—4						
15	NEUT	中性细胞数	4.19								

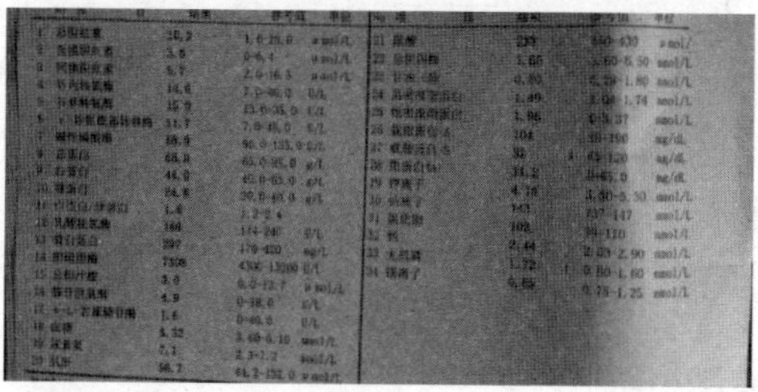

四、理解安慰病人

（认同病人所付出的努力、所取得的成就、所需要克服的困难，如感谢病人的配合，体察病人的暗示、配合、默契）

您这个病不严重的，您不要有心理压力，但是也不能忽视它，有不舒服要及时就医，之后您可能需要注意按时吃药，外用药也每天按时用。一会儿去药房取药就可以了，每日三次，早中晚分服。另外还需注意保持平日心情愉快，工作上不要给自己太大压力，适当进行些体育锻炼，跑步呀，跳绳呀等等，另外，作息规律。注意不要用热水烫洗，也不要用肥皂洗手，尽量避免去搔抓，预防感染，最近就先忌食鱼虾海鲜。

P：好的，谢谢您。

五、结束问诊

（问病人是否还有其他的问题需要探讨，并进一步说明下一步的诊治方案）

治疗法则：清热利湿

方药：龙胆泻肝汤和萆薢渗湿汤加减

龙胆草 6g	栀子 10g	黄芩 10g
黄柏 10g	泽泻 12g	丹皮 10g
通草 12g	车前子 10g	茯苓 15g
柴胡 15g	当归 15g	生地黄 10g
萆薢 10g	薏苡仁 15g	甘草 6g

3 剂煎服，日一剂，早中晚温服。

外用药：外搽三黄洗剂、炉甘石洗剂。

六、病例小结

×××，女，23 岁，因双手掌、手背泛发丘疹水泡，搔抓渗液伴剧烈瘙痒 7 天前来就诊。有类似病史 1 年余，反复发作，此次发病前曾食用海鲜。可见：双手掌、手背泛发红斑丘疹、水泡、渗液，伴剧烈瘙痒，胸闷纳呆、口苦、大便干、小便黄。

辅助检查：血常规、血生化未见异常。

真菌检查：未见真菌感染。

中医四诊：神志清，精神可，舌红，苔黄，脉滑。

中医诊断：湿疮—湿热蕴肤证

西医诊断：湿疹。

治疗法则：清热利湿

方药：龙胆泻肝汤和萆薢渗湿汤加减

龙胆草 6g	栀子 10g	黄芩 10g
黄柏 10g	泽泻 12g	丹皮 10g

通草 12g	车前子 10g	茯苓 15g
柴胡 15g	当归 15g	生地黄 10g
萆薢 10g	薏苡仁 15g	甘草 6g

3 剂煎服，日一剂，早中晚温服。

外用药：外搽三黄洗剂、炉甘石洗剂。

47. 臌胀——寒水困脾证

一、准备（有礼貌地自我介绍及询问患者一般资料，工作等情况）

D：您好，我是您的接诊医生，我叫 ×××，请问您叫什么名字？

P：我叫 ×××。

D：请问你家住哪里？

P：盘龙区人民东路 ××× 号。

D：今年多大年纪？

P：68 岁。

D：请问你从事什么工作？

P：退休了。

D：您的电话号码是多少？

P：12345678910。

二、信息收集

1. 主诉：

D：请问您哪里不舒服？

P：肚子胀得难受，捂一会儿又好一点。而且医生你看我的脸和我的脚是不是都有点肿啊。

D：有多久了？

P：差不多快一个星期了。

D：您认为是什么原因导致的？

P：没什么明显的原因，突然就这样了。

D：从发病到现在有没有去哪里诊治过？做过什么检查？

诊断是什么？服用过什么药物？效果怎么样？

P：我去家附近的诊所看了，给我开了点利尿的药，吃了也没什么效果。

D：记得药叫什么名字吗？

P：不记得了。

D：除了这些症状，还有哪里不舒服吗？

P：最近总是觉得自己特别累，也不想动。还有点怕冷。

D：最近睡眠怎么样？饮食如何？大小便咋样？

P：最近睡眠和胃口都不太好，小便比较少，大便次数挺多，每天能解 3~4 次，就是不成形。

2. 询问现病史：

3. 诊治经过：

4. 病后一般状况：

5. 询问既往史：

D：您以往身体状况怎么样？有没有得过什么病？有没有结核、麻疹等传染病史？

P：以前检查出有乙肝，快 10 年了。其他没什么不好的。

D：乙肝有没有接受过治疗？

P：没有。医生说没有症状，先观察。

D：有没有高血压、糖尿病、冠心病等病史？

P：没有。

D：有没有药物及食物过敏史？有没有接种过疫苗？

P：没有。

6. 询问个人史：

D：出生于什么地方？居住的地方潮湿吗？有没有接触一些放射性物质？

P：出生于本地，其他没有。

D：平时有没有什么特殊嗜好，有没有吸烟、饮酒等嗜好？

P：没有。

D：平时月经怎么样？量多不多，颜色淡还是深？

P：以前月经正常，现在绝经了。

D：您的家族有没有什么遗传病史？

P：没有。

D：您的爱人身体怎么样？现在有几个孩子？他们的身体状况怎么样？

P：他身体挺好的。有两个孩子，一男一女，身体都挺好。

三、信息给予

1. 解释诊断性操作的理论依据，如体格检查、实验室检查等

D：现在我查看一下您的舌、脉象，请您配合一下好吗？

舌苔白腻，脉弦迟。

D：我帮您做一个常规检查？

体温 36.7 ℃　心率 78 次 / 分　呼吸 19 次 / 分　血压 124/77mmhg

D：您先躺下，我给您检查一下腹部的情况。

腹部膨隆，腹部静脉曲张。肝区叩痛阳性，腹水征阳性。

D：您现在先去抽个血看一下肝功能，再去做个腹部 B 超看看腹部和肝脏的情况。

P：好的。

2. 告诉病人他 / 她目前身体情况，如体格检查、实验室检查的结果，解剖学异常诊断的结果

现在根据您的检查结果，肝功能：总胆红素 60umol/L，直接胆红素 42umol/L，谷内转氨酶 80U/L，谷草转氨酶 42U/L。B 超：肝硬化，门静脉高压，中等量腹水。根据您所描述的症状，我初步诊断为鼓胀，根据您的舌脉象，诊断为寒湿困脾证，现在我给你开三服中药，您回去按时吃，一周后来随诊。

四、理解安慰病人

（认同病人所付出的努力、所取得的成就、所需要克服的困难，如感谢病人的配合，体察病人的暗示、配合、默契）

D：您这次检查很配合，这个病不算严重的，您不要有太多的心理压力，但是也不能忽视它，如果回去以后有任何不适要及时随诊，回家后按时吃中药，给您开了实脾饮，回家以后用冷水泡半小时，煮开后小火煮 15~20 分钟，每天饭后各一次，每次 300mL，每服中药熬两天，禁止吃一些辛辣、冷的食物。忌酒，饮食少盐，多休息。我会随时关注您的病情。

五、结束问诊

（问病人是否还有其他的问题需要探讨，并进一步说明下一步的诊治方案）

治法：温中健脾，行气利水。

方药：实脾饮加减

附子 6g	干姜 9g	白术 12g
木瓜 12g	槟榔 10g	茯苓 15g
厚朴 12g	木香 10g	草果 12g
甘草 3g	生姜 3 片	大枣 10 枚

3 剂水煎服，早中晚各一次，两日一剂。

六、病例小结

×××，68岁，腹胀1周，曾去家附近的诊所诊治，服利尿剂（具体药物不详）无明显效果，体温36.7℃，心率78次/分，呼吸19次/分，血压128/78mmhg，肝功能：总胆红素60umol/L，直接胆红素42umol/L，谷内转氨酶80U/L，谷草转氨酶42U/L。B超：肝硬化，门静脉高压，中等量腹水。专科查体：腹部膨隆，腹部静脉曲张。肝区叩痛阳性，腹水征阳性；中医四诊：神志清，精神尚可，舌苔白腻，脉弦迟。中医诊断：鼓胀—寒水困脾证

西医诊断：肝硬化腹水

方药：实脾饮加减

附子6g	干姜9g	白术12g
木瓜12g	槟榔10g	茯苓15g
厚朴12g	木香10g	草果12g
甘草3g	生姜3片	大枣10枚

3剂水煎服，早中晚各一次，两日一剂。

48. 鼓胀——湿热蕴结证

一、准备（有礼貌地自我介绍及询问患者一般资料，工作等情况）

D：您好，我是您的接诊医生，我叫 ×××，请问您叫什么名字？

P：我叫 ×××。

D：请问你家住哪里？

P：盘龙区人民东路 ××× 号。

D：今年多大年纪？

P：68 岁。

D：请问你从事什么工作？

P：退休了。

D：您的电话号码是多少？

P：12345678910。

二、信息收集

1. 主诉：

D：请问您哪里不舒服？

P：肚子胀得难受，像是有水一样特别胀。

D：有多久了？

P：一个多星期了。

D：您认为是什么原因导致的

P：没什么明显的原因，好像突然肚子就胀起来了。

D：从发病到现在有没有去哪里诊治过？做过什么检查？

诊断是什么？服用过什么药物？效果怎么样？

P：去家附近的诊所看过，给我开了点说是利尿的药，用了也没啥效果。

D：记得药叫什么名字吗？

P：不记得了。

D：除了这些症状，还有哪里不舒服吗？

P：还会觉得热，心烦，嘴巴苦，总觉得渴吧又不想喝水。

D：最近睡眠怎么样？饮食如何？大小便咋样？

P：睡眠和胃口都不是太好，小便比较少还黄，大便倒是次数挺多，每天能解3~4次，就是不成形。

2. 询问现病史：

3. 诊治经过：

4. 病后一般状况：

5. 询问既往史：

D：您以往身体状况怎么样？有没有得过什么病？有没有结核、麻疹等传染病史？

P：我以前检查说我有乙肝，差不多快10年了，其他没什么问题。

D：乙肝有没有做过什么治疗？

P：没有，医生说我没什么症状，让我观察着就行。

D：有没有高血压、糖尿病、冠心病等病史？

P：没有。

D：有没有药物及食物过敏史？有没有接种过疫苗？

P：没有。

6. 询问个人史：

D：出生于什么地方？居住的地方潮湿吗？有没有接触一些放射性物质？

P：出生于本地，其他没有。

D：平时有没有什么特殊嗜好，有没有吸烟、饮酒等嗜好？

P：没有。

D：平时月经怎么样？量多不多，颜色淡还是深？

P：以前月经正常，现在绝经了。

D：您的家族有没有什么遗传病史？

P：没有。

D：您的爱人身体怎么样？现在有几个孩子？他们的身体状况怎么样？

P：有两个孩子，一男一女，身体都挺好。

三、信息给予

1. 解释诊断性操作的理论依据，如体格检查、实验室检查等

D：现在我查看一下您的舌、脉象，请您配合一下好吗？

P：舌边尖红，苔黄腻，脉弦数。

D：我帮您做一个常规检查？

体温 36.7 ℃　心率 78 次 / 分　呼吸 19 次 / 分　血压 124/76mmhg

D：您先躺下，我给您检查一下腹部的情况。

弥漫性全腹膨隆，腹部静脉曲张。肝区叩痛阳性，腹水征阳性。

D：您现在先去抽个血看一下肝功能，再去做个腹部 B 超看看腹腔里面的情况。

P：好的。

2. 告诉病人他 / 她目前身体情况，如体格检查、实验室检查的结果，解剖学异常诊断的结果

现在根据您的检查结果，肝功能：总胆红素 60umol/L，直接胆红素 42umol/L，谷内转氨酶 80U/L，谷草转氨酶 42U/L。B 超：肝硬化，门静脉高压，中等量腹水。根据您所描述的症状，我初步诊断为鼓胀，根据您的舌脉象，诊断为湿热蕴结证，现在我给你开三服中药，您回去按时吃，一周后来随诊。

四、理解安慰病人

（认同病人所付出的努力、所取得的成就、所需要克服的困难，如感谢病人的配合，体察病人的暗示、配合、默契）

D：您这次检查很配合，这个病不算严重的，您不要有太多的心理压力，但是也不能忽视它，如果回去以后有任何不适要及时随诊，回家后按时吃中药，给您开了中满分消丸合茵陈蒿汤，回家以后用冷水泡半小时，煮开后小火煮 15~20 分钟，每天饭后各一次，每次 300mL，每服中药熬两天，禁止吃一些辛辣、冷的食物。忌酒，饮食少盐，多休息。我会随时关注您的病情。

五、结束问诊

（问病人是否还有其他的问题需要探讨，并进一步说明下一步的诊治方案）

治法：清热利湿，攻下逐水。

方药：中满分消丸合茵陈蒿汤加减

茵陈 20g	金钱草 10g	山栀 20g
黄柏 20g	苍术 20g	厚朴 15g
砂仁 10g	大黄 10g	猪苓 20g

泽泻 10g	车前子 15g	滑石 10g

3 剂水煎服，早中晚各一次，两日一剂。

六、病例小结

×××，68 岁，腹胀 1 周，曾去小区附近的诊所诊治，服利尿剂（具体药物不详）无明显效果，体温 36.7℃，心率 78 次 / 分，呼吸 19 次 / 分，血压 124/76mmhg，肝功能：总胆红素 60umol/L，直接胆红素 42umol/L，谷内转氨酶 80U/L，谷草转氨酶 42U/L。B 超：肝硬化，门静脉高压，中等量腹水。专科查体：弥漫性全腹膨隆，腹部静脉曲张。肝区叩痛阳性，腹水征阳性。中医四诊：神志清，精神尚可，舌边尖红，苔黄腻，脉弦数。

中医诊断：鼓胀—湿热蕴结证

西医诊断：肝硬化腹水

方药：中满分消丸合茵陈蒿汤加减

茵陈 20g	金钱草 10g	山栀 20g
黄柏 20g	苍术 20g	厚朴 15g
砂仁 10g	大黄 10g	猪苓 20g
泽泻 10g	车前子 15g	滑石 10g

3 剂水煎服，早中晚各一次，两日一剂。

49. 痈——溃后（气血两虚）

一、准备（有礼貌地自我介绍及询问患者一般资料，工作等情况）

D：您好，我是您的接诊医生，我叫 ×××，请问您叫什么名字？

P：我叫 ×××。

D：请问你家住哪里？

P：昆明市五华区翠湖南路。

D：今年几岁了？

P：19 岁。

D：现在还是学生吗？

P：是的。

D：您的电话号码是多少？

P：12345678910。

二、信息收集

1. 主诉：

D：请问您哪里不舒服？

P：我右边脖子上的肿块破了，还流脓，好几天都不见好。

D：什么时候开始破溃流脓的？脓的颜色、质地是什么样的？

P：差不多 10 天前开始破的，脓是黄白色的，不稠，比较稀。过了这么多天了，怎么还不见愈合？

D：别担心，转过来我帮你看看。

脓水稀薄，患处局部色淡红偏暗，疮面新肉不生

D：原来就有这个肿块吗？它是怎么破溃的？

P：大概半个月之前突然这个地方就肿了起来，特别痛，按着也痛，一开始不红，很快就变大了，又红又肿的，还有那种烧烧的感觉，里面有结块，几天之后疼得更厉害了，肿得也更大了，再按里面就变软了，然后就破了开始流脓水，到现在都没有好。

D：从发病到现在有没有治疗过？做过什么检查？吃了什么药？效果怎么样？

P：检查没做过，开了几服清热消肿的中药和黄金膏，效果还行。

D：这几天怕冷吗？

P：好像还好。

D：容易感到疲惫吗？

P：对的医生，最近特别容易累，身上也没有力气。

2. 询问现病史：

D：经常出汗吗？

P：有一点点。

D：头晕吗？

P：偶尔会。

D：会不会胸闷喘不上气？

P：偶尔会有点喘不上气的感觉。

D：最近睡眠饮食大小便如何？

P：睡眠正常的，不太想吃饭，吃得比较少，大小便正常。

3. 诊治经过：

4. 病后一般状况：

5. 询问既往史：

D：以往身体状况怎么样？有没有得过什么病？有没有外伤？

P：没生过什么病也没受过外伤。

D：有没有高血压、糖尿病、冠心病等病史？

P：没有。

D：有没有药物及食物过敏史？有没有接种过疫苗？

P：没有。

6. 询问个人史：

D：你的月经怎么样，周期多长时间？来几天？量如何？颜色如何？有没有瘀块？会不会肚子疼？

P：一般是29天左右，来6天，量不多，颜色红，偶尔有瘀块，肚子也不会疼，感觉没什么特别不舒服的地方。

D：您的家族有没有什么遗传病史？

P：没有。

三、信息给予

1. 解释诊断性操作的理论依据，如体格检查、实验室检查等

D：现在我查看一下你的舌、脉象，请你配合一下好吗？

P：舌质淡胖，苔少，脉沉细无力。

D：我帮你做一个常规检查？

体温36.4℃　心率78次/分　呼吸19次/分　血压102/71mmhg

D：我帮你检查一下脖子上的肿块？

脓水稀薄，患处局部色淡红偏暗，疮面新肉不生

D：我开一个血常规检查给你，看看白细胞、中性粒细胞的数值，可以吗？

P：好的，谢谢医生。

2. 告诉病人他/她目前身体情况，如体格检查、实验室检查的结果，解剖学异常诊断的结果

现在根据你的检查结果，白细胞和中性粒细胞比例升高，根据你所描述的症状，我初步诊断为痈，根据舌象脉象来看，是痈证的溃后期气血两虚之证，因溃脓过多所致气血虚弱、正气不足，应益气养血，托毒升肌，我给你开三服中药先吃着，再开一些外用药。

四、理解安慰病人

（认同病人所付出的努力、所取得的成就、所需要克服的困难，如感谢病人的配合，体察病人的暗示、配合、默契）

D：您这次检查很配合，这个病不严重的，您不要有太多的心理压力，但也不能忽视它，给您开了托里消毒散加减，回家后用冷水泡半小时，煮开后15分钟，每天饭后各一次，每次300mL，每服中药熬两天，按时吃中药，再擦一些外用药，待脓流尽会很快愈合的，有任何不适随时复诊。

五、结束问诊

（问病人是否还有其他的问题需要探讨，并进一步说明下一步的诊治方案）

治疗原则：益气养血，托毒升肌。

方药：托里消毒散加减

党参 15g	生黄芪 20g	焦白术 12g
当归 15g	白芍 12g	桔梗 9g
皂角刺 12g	茯苓 9g	银花 15g
生甘草 6g		

（3剂水煎服，早中晚各一次，两日一剂）

外治：九一丹或八二丹药线引流，外盖黄金膏或红油膏，脓尽改用生肌散、白玉膏。

预防调护：1. 经常保持局部皮肤清洁。

2. 平素少食辛辣之物及肥甘厚味之品，患病时忌食烟酒，辛辣、鱼腥发物。

3. 有全身症状者宜静卧休息，并减少患部活动。

六、病例小结

×××，女，19岁，右侧颈部破溃流脓10日余，脓水稀薄，疮面新肉不生，色淡红偏暗，愈合缓慢。半月前患者右侧颈部突然肿胀，光软无头，迅速结块，红肿热痛，边界清楚，大小3cm左右，有压痛，活动度不大，又几日后肿势高突，疼痛加剧，按之中软有波动感，期间内服汤药，外用黄金膏，有一定疗效。现见面色无华，神疲乏力，偶有头晕、气短，眠可，纳少，二便调。舌质淡胖，苔少，脉沉细无力。

中医诊断：痈—溃后（气血两虚）

西医诊断：颈部急性化脓性淋巴结炎

治疗原则：益气养血，托毒升肌

方药：托里消毒散加减

党参 15g	生黄芪 20g	焦白术 12g
当归 15g	白芍 12g	桔梗 9g
皂角刺 12g	茯苓 9g	银花 15g
生甘草 6g		

3剂水煎服，早中晚各一次，两日一剂

外治：九一丹或八二丹药线引流，外盖黄金膏或红油膏，脓尽改用生肌散、白玉膏。

50. 痈——初期

一、准备（有礼貌地自我介绍及询问患者一般资料，工作等情况）

D：您好，我是您的接诊医生，我叫 ×××，请问您叫什么名字？

P：我叫 ×××。

D：请问你家住哪里？

P：昆明市五华区翠湖南路。

D：今年几岁了？

P：19 岁。

D：现在还是学生吗？

P：是的。

D：您的电话号码是多少？

P：12345678910。

二、信息收集

1. 主诉：

D：请问您哪里不舒服？

P：我右边脖子上长了个东西，又肿又痛。

D：长了多久了？

P：就是这两天，突然就肿起来了，好痛，按着更痛，里面还硬硬的，越肿越大了，医生快帮我看看是什么。

D：颈部除了肿痛其他还有什么不舒服的感觉吗？

P：还感觉到那一块有热热的感觉，有点烧，肿得特别快，特别痛。

D：以前长过吗？是不是只有一侧长了？

P：以前从来没长过，对，就是右侧，这里。

D：您认为是什么原因突然长出来的？

P：刚开始长的时候我以为是痤疮，因为之前天天吃薯片和巧克力上火了，咳嗽厉害，嗓子也痛，后来嗓子没事了，但脖子上的东西很快就长大了，又肿又痛的吓死我了。

D：从发病到现在有没有去哪里诊治过？做过什么检查？诊断是什么？服用过什么药物？效果怎么样？

P：什么都没有，这个东西来得很突然就马上来找您了。

D：这几天发热吗？会不会头痛？

P：量了体温没有发热，但自己感觉有点热，头有时候会痛的。

D：怕冷吗？

P：有一点的。

D：会经常口渴想喝水吗？

P：会的，口干。

D：最近睡眠饮食大小便的情况如何？

P：睡眠和饮食还算正常，大便有点干干的，小便是比平时好像要黄一些。

2. 询问现病史：

3. 诊治经过：

4. 病后一般状况：

5. 询问既往史：

D：以往身体状况怎么样？有没有得过什么病？有没有外伤？

P：没生过什么病，也没受过外伤。

D：有没有高血压、糖尿病、冠心病等病史？

P：没有。

D：有没有药物及食物过敏史？有没有接种过疫苗？

P：没有。

6. 询问个人史：

D：你的月经怎么样，周期多长时间？来几天？颜色如何？有没有瘀块？会不会肚子疼？

P：一般是 29 天左右，来 6 天，血块少，颜色就是红，偶尔有瘀块，肚子也不会疼，感觉没什么特别不舒服的地方。

D：您的家族有没有什么遗传病史？

P：没有。

三、信息给予

1. 解释诊断性操作的理论依据，如体格检查、实验室检查等

D：现在我查看一下你的舌、脉象，请你配合一下好吗？

P：舌质红，苔薄黄，脉浮数。

D：我帮你做一个常规检查？

体温 36.7 ℃　心率 78 次 / 分　呼吸 19 次 / 分　血压 102/71mmhg

D：我帮你检查一下脖子上的肿块？

局部皮色不变，光滑无头，肿胀，有结块，边界清楚，大小 3cm 左右，有压痛，活动度不大

D：我开一个血常规检查给你，看看白细胞、中性粒细胞

的数值，可以吗？

P：好的。

2. 告诉病人他/她目前身体情况，如体格检查、实验室检查的结果，解剖学异常诊断的结果

现在根据你的检查结果，白细胞和中性粒细胞比例升高，根据你所描述的症状，我初步诊断为痈，根据舌象、脉象来看，是痈证的初期，由风温风热所致，应疏风清热，化痰消肿，我给你开三服中药先吃着，再开一些外用药清热消肿。

四、理解安慰病人

（认同病人所付出的努力、所取得的成就、所需要克服的困难，如感谢病人的配合，体察病人的暗示、配合、默契）

D：您这次检查很配合，这个病不严重的，您不要有太多的心理压力，但也不能忽视它，回家后按时吃中药，给您开了牛蒡解肌汤和银翘散加减，回家后用冷水泡半小时，煮开后15分钟，每天饭后各一次，每次300mL，每服中药熬两天，禁止吃一些辛辣、冷的食物。金黄散、玉露散外用，随后若是结块变软即将成脓，即来复诊调整药方，继续服药促进肿块成脓破溃，早日消肿痊愈，在家好好休养，有任何不适随时复诊。

五、结束问诊

（问病人是否还有其他的问题需要探讨，并进一步说明下一步的诊治方案）

治疗原则：疏风清热，化痰消肿

方药：牛蒡解肌汤和银翘散加减

牛蒡子12g	薄荷（后下）6g	荆芥12g
连翘12g	丹皮12g	玄参12g
夏枯草20g	川芎12g	赤芍12g

金银花 12g　　蒲公英 20g　　生甘草 6g

（3 剂水煎服，早中晚各一次，两日一剂）

外治：黄金膏、玉露散外敷

预防调护：1. 经常保持局部皮肤清洁。

2. 平素少食辛辣之物及肥甘厚味之品，患病时忌食烟酒辛辣、鱼腥发物。

3. 有全身症状者宜静卧休息，并减少患部活动。

六、病例小结

×××，女，19 岁，右侧颈部肿痛 2 天，局部皮色不变，光滑无头，肿胀，有结块，边界清楚，大小 3cm 左右，有压痛，活动度不大，不久前曾有咳嗽、咽痛的症状，未进行任何治疗，现微恶寒发热，头痛，口干，纳眠可，大便干，小便黄。舌质红，苔薄黄，脉浮数。

中医诊断：痈—初期（风热夹痰）

西医诊断：颈部急性淋巴结炎

治疗原则：疏风清热，化痰消肿

方药：牛蒡解肌汤或银翘散加减

牛蒡子 12g　　薄荷（后下）6g　　荆芥 12g

连翘 12g　　丹皮 12g　　玄参 12g

夏枯草 20g　　川芎 12g　　赤芍 12g

金银花 12g　　蒲公英 20g　　生甘草 6g

（3 剂水煎服，早中晚各一次，两日一剂）

外治：黄金膏、玉露散外敷

51. 瘾疹（风疹、荨麻疹）——肠胃湿热证

一、准备（有礼貌地自我介绍及询问患者一般资料，工作等情况）

D：您好，我是您的接诊医生，我叫 ×××，请问您叫什么名字？

P：我叫 ×××。

D：请问你家住哪里？

P：云南中医学院。

D：今年多大年纪？

P：24 岁。

D：请问你从事什么工作？

P：学生。

D：您的电话号码是多少？

P：12345678910。

二、信息收集

1. 主诉：

D：请问您哪里不舒服？

P：医生，我身上长了好多一块块的红色疹子，好痒，一直想挠，不知道是什么东西，有的块大有的块小，你帮我看看吧。

D：那我给你看看（专科检查）。

D：这种症状有多久了？

P：差不多从昨天晚上 10 点开始的。

D：您认为是什么原因导致的呢？

P：可能是我昨天晚上和朋友出去吃烧烤上火了。

D：从发病到现在有没有去哪里诊治过？做过什么检查？诊断是什么？服用过什么药物？效果怎么样？

P：没有看过，就自己在家里面涂了一点药膏，感觉没有什么效果，还是很痒。

D：记得药膏叫什么名字吗？

P：皮炎平。

D：除了这些症状，还有哪里不舒服吗？

P：肚子有点疼。

D：最近睡眠怎么样？饮食如何？大小便咋样？

P：最近晚上太痒了，没睡着，以前睡眠挺好的。现在不太想吃饭，没胃口，大便很干，小便很黄。

2. 询问现病史：

3. 诊治经过：

4. 病后一般状况：

5. 询问既往史：

D：您以往身体状况怎么样？有没有得过什么病？有没有结核、麻疹等传染病史？

P：之前身体状况一直还不错，没有得过什么病，没有传染病史。

D：有没有高血压、糖尿病、冠心病等病史？

P：没有。

D：有没有做过手术，输过血？

P：没有。

D：有没有药物及食物过敏史？有没有接种过疫苗？

P：没有对什么过敏，小时候打过疫苗，但是我不记得了。

6. 询问个人史：

D：出生于什么地方？居住的地方潮湿吗？有没有接触一些放射性物质？

P：出生于本地，其他没有。

D：平时有没有什么特殊嗜好，有没有吸烟、饮酒等嗜好？

P：没有。

D：平时月经怎么样？量多不多，颜色淡还是深？

P：月经什么的都挺正常。

D：您的家族有没有什么遗传病史？

P：没有。

D：您结婚了吗？

P：未婚。

三、信息给予

1. 解释诊断性操作的理论依据，如体格检查、实验室检查等

D：现在我查看一下您的舌、脉象，请您配合一下好吗？

P：舌红苔黄腻，脉滑数。

D：我帮您做一个常规检查？

体温 37 ℃　心率 88 次 / 分　呼吸 20 次 / 分　血压 110/78mmhg

D：您现在去做一个血常规吧，我想看看您的血象。

P：好的。

2. 告诉病人他/她目前身体情况，如体格检查、实验室检查的结果，解剖学异常诊断的结果

现在根据您的检查结果，血常规未见明显异常，根据您所描述的症状，我初步诊断为瘾疹，根据您的舌脉象，诊断为胃肠湿热证，现在我给你开三服中药，然后您吃完后再过来复诊。

四、理解安慰病人

（认同病人所付出的努力、所取得的成就、所需要克服的困难，如感谢病人的配合，体察病人的暗示、配合、默契）

D：您这次检查很配合，这个病不严重的，您不要有太多的心理压力，但是也不能忽视它，如果回去以后有任何不适要及时随诊，回家后按时吃中药，给您开了中成药防风通圣丸，回家以后按时吃药，一日三次。禁止吃辛辣鱼腥等物，饮食要保持清淡，注意保暖，保持心情愉快。我会随时关注您的病情。

五、结束问诊

（问病人是否还有其他的问题需要探讨，并进一步说明下一步的诊治方案）

病名：中医诊断—瘾疹

西医诊断：急性荨麻疹

证型：胃肠湿热证

治疗原则：清热利湿止痒

方药：防风通圣丸

六、病例小结

×××，24岁，全身瘙痒11个小时。未进行任何治疗，自行涂抹皮炎平未见好转。体温37℃，心率80次/分，呼吸20次/分，血压110/78mmhg。血常规显示未见明显异常。专科查体：皮肤上出现风团，边界清楚，高出皮肤，周围有红晕，发无定处，时发时止，伴有瘙痒。中医四诊：神志清，精神尚可，舌红苔黄腻，脉滑数。

中医诊断：瘾疹（风疹）

西医诊断：急性荨麻疹

方药：防风通圣丸

52. 瘾疹（风疹、荨麻疹）——风寒束表证

一、准备（有礼貌地自我介绍及询问患者一般资料，工作等情况）

D：您好，我是您的接诊医生，我叫 ×××，请问您叫什么名字？

P：我叫 ×××。

D：请问你家住哪里？

P：云南中医学院。

D：今年多大年纪？

P：24 岁。

D：请问你从事什么工作？

P：学生。

D：您的电话号码是多少？

P：12345678910。

二、信息收集

1. 主诉：

D：请问您哪里不舒服？

P：医生，我身上长了好多一块块的白色疹子，好痒，一直想挠，不知道是什么东西，你帮我看看。

D：那我现在给你看看（专科检查）。

D：这种情况有多久了？

P：差不多从昨天晚上 10 点开始的。

D：您认为是什么原因导致的呢？

P：可能是我昨天晚上夜跑，碰到什么不干净的东西了。

D：从发病到现在有没有去哪里诊治过？做过什么检查？诊断是什么？服用过什么药物？效果怎么样？

P：没有看过，就自己在家里面涂了一点药膏，感觉没有什么效果，还是很痒。

D：记得药膏叫什么名字吗？

P：皮炎平。

D：除了这些症状，还有哪里不舒服吗？

P：有点怕冷，不敢吹风，吹风就更痒了。

D：最近睡眠怎么样？饮食如何？大小便咋样？

P：昨天晚上太痒了，没睡着，以前睡眠挺好的，饮食大小便都正常。

2. 询问现病史：

3. 诊治经过：

4. 病后一般状况：

5. 询问既往史：

D：您以往身体状况怎么样？有没有得过什么病？有没有结核、麻疹等传染病史？

P：之前身体状况一直还不错，没有得过什么病，没有传染病史。

D：有没有高血压、糖尿病、冠心病等病史？

P：没有。

D：有没有做过手术，输过血？

P：没有。

D：有没有药物及食物过敏史？有没有接种过疫苗？

P：没有对什么过敏，小时候打过疫苗，但是我不记得了。

6. **询问个人史：**

D：出生于什么地方？居住的地方潮湿吗？有没有接触一些放射性物质？

P：出生于本地，其他没有。

D：平时有没有什么特殊嗜好，有没有吸烟、饮酒等嗜好？

P：没有。

D：平时月经怎么样？量多不多，颜色淡还是深？

P：月经什么的都挺正常。

D：您的家族有没有什么遗传病史？

P：没有。

D：您结婚了吗？

P：未婚。

三、信息给予

1. 解释诊断性操作的理论依据，如体格检查、实验室检查等

D：现在我查看一下您的舌、脉象，请您配合一下好吗？

P：舌淡苔白，脉浮紧。

D：我帮您做一个常规检查？

体温 36.7 ℃　心率 78 次 / 分　呼吸 19 次 / 分　血压 110/78mmhg

D：您现在去做一个血常规吧，我想看看您的血象。

P：好的。

2. 告诉病人他/她目前身体情况，如体格检查、实验室检查的结果，解剖学异常诊断的结果

现在根据您的检查结果，血常规未见明显异常，根据您所描述的症状，我初步诊断为瘾疹，根据您的舌脉象，诊断为风寒束表证，现在我给你开三服中药，然后您吃完后再过来复诊。

四、理解安慰病人

（认同病人所付出的努力、所取得的成就、所需要克服的困难，如感谢病人的配合，体察病人的暗示、配合、默契）

D：您这次检查很配合，这个病不严重的，您不要有太多的心理压力，但是也不能忽视它，如果回去以后有任何不适要及时随诊，回家后按时吃中药，给您开了麻黄桂枝各半汤，回家以后用冷水泡 15 分钟，煮开后 15 分钟，每天熬一服中药，每天早晚各一次，每次 120mL。禁止吃辛辣鱼腥等物，注意保暖，保持心情愉快。我会随时关注您的病情。

五、结束问诊

（问病人是否还有其他的问题需要探讨，并进一步说明下一步的诊治方案）

病名：中医诊断：瘾疹

西医诊断：急性荨麻疹

证型：风寒束表证

治疗原则：辛温发汗，祛风止痒

方药：麻黄桂枝各半汤加减

麻黄 3g	桂枝 5g	白芍 3g
生姜 1 片	大枣 4 枚	甘草 4g

煎服法：3 剂水煎服，日一剂，早晚各一次，每次温服

120mL。

六、病例小结

×××，女，24岁，皮肤瘙痒11个小时。未进行任何治疗，自行涂抹皮炎平未见好转。查体：体温36.7℃，心率78次/分，呼吸19次/分，血压110/78mmhg。血常规显示未见明显异常。专科查体：皮肤上出现风团，边界清楚，高出皮肤，周围有红晕，发无定处，时发时止，伴有瘙痒。中医四诊：神志清，精神尚可，舌淡苔薄白，脉浮紧。

病名：中医诊断：瘾疹（风疹）

西医诊断：急性荨麻疹

方药：麻黄桂枝各半汤加减

麻黄3g	桂枝5g	白芍3g
生姜1片	大枣4枚	甘草4g

煎服法：3剂水煎服，日一剂，早晚各一次，每次温服120mL。

53. 癃闭——膀胱湿热

一、准备（有礼貌地自我介绍及询问患者一般资料，工作等情况）

D：您好，我是您的接诊医生，我叫 ×××，请问您叫什么名字？

P：我叫刘玉香。

D：请问你家住哪里？

P：呈贡区景明南路 ××× 号。

D：今年多大年纪？

P：49 岁。

D：请问你从事什么工作？

P：退休了。

D：您的电话号码是多少？

P：12345678910。

二、信息收集

1. 主诉：

D：请问您哪里不舒服？

P：上厕所的时候尿不出来。

D：有多久了？

P：4 天了。

D：您认为是什么原因导致的？

P：前几天我才做完肠梗阻的手术，做完手术第二天就尿不出来了。

D：从发病到现在有没有去哪里诊治过？做过什么检查？诊断是什么？服用过什么药物？效果怎么样？

P：去市医院看过，给我开了一些，效果不是很好。

D：记得药叫什么名字吗？

P：不记得了。

D：除了这些症状，还有哪里不舒服吗？

P：肚子很胀，每天都感觉嘴里又苦又黏，特别渴但又不想喝水，睡之前感觉有些烦。

D：最近睡眠怎么样？饮食如何？大小便咋样？

P：最近睡眠不是太好，感觉烦得睡不着，大便干，好几天没有大便了，这几天都不想吃饭。

2. 询问现病史：

3. 诊治经过：

4. 病后一般状况：

5. 询问既往史：

D：您以往身体状况怎么样？有没有得过什么病？有没有结核、麻疹等传染病史？

P：之前身体一般点，就前几天做了个肠梗阻手术。

D：有没有高血压、糖尿病、冠心病等病史？

P：其他的没有。

D：有没有药物及食物过敏史？有没有接种过疫苗？

P：没有。

6. 询问个人史

D：出生于什么地方？居住的地方潮湿吗？有没有接触一些放射性物质？

P：出生于本地，其他没有。

D：平时有没有什么特殊嗜好，有没有吸烟、饮酒等嗜好？

P：没有。

D：平时月经怎么样？量多不多，颜色淡还是深？

P：以前月经正常，现在绝经了。

D：您的家族有没有什么遗传病史？

P：没有。

D：您的爱人身体怎么样？现在有几个孩子？他们的身体状况怎么样？

P：有两个孩子，一男一女，身体都挺好。

三、信息给予

1. 解释诊断性操作的理论依据，如体格检查、实验室检查等

D：现在我查看一下您的舌、脉象，请您配合一下好吗？

舌质红，苔黄腻，脉数

D：我帮您做一个常规检查？

体温 36.7℃　心率 78 次 / 分　呼吸 19 次 / 分　血压 140/78

鉴别：

淋证与癃闭：皆有排尿困难，点滴不畅的症候。但癃闭无尿道刺痛，每日尿量少于正常，甚或无尿排出。而淋证则小便频数短涩，滴沥刺痛，欲出未尽，而每日排尿量正常。

2. 告诉病人他 / 她目前身体情况，如体格检查、实验室检查的结果，解剖学异常诊断的结果

四、理解安慰病人

（认同病人所付出的努力、所取得的成就、所需要克服的困难，如感谢病人的配合，体察病人的暗示、配合、默契）

D：您这次检查很配合，这个病不严重的，您不要有太多的心理压力，但是也不能忽视它，如果回去以后有任何不适要及时随诊，回家后按时吃中药，给您开了八正散，回家以后用冷水泡半小时，煮开后 15 分钟，每天饭后各一次，每次 300mL，每服中药熬两天，禁止吃一些辛辣、冷的食物。最近多注意休息，避免紧张、焦虑情绪，我会随时关注您的病情。

五、结束问诊

（问病人是否还有其他的问题需要探讨，并进一步说明下一步的诊治方案）

治疗原则：清热利湿，通利小便。

方药：八正散加减

车前子（9g）	瞿麦（9g）	萹蓄（9g）
滑石（9g）	山栀子仁（9g）	甘草（9g）
木通（9g）	大黄（9g）	

3 剂水煎服，早中晚各一次，两日一剂。

六、病例小结

×××，女性，49 岁，小便量少，排便困难 4 天，曾于市医院进行就诊，口服药物，药物不详，效果不佳，体温 36.7℃，心率 78 次 / 分，呼吸 19 次 / 分，血压 140/78mmhg；中医四诊：神志清，精神尚可，舌质红，苔黄腻，脉数。

中医诊断：癃闭—膀胱湿热证

西医诊断：无尿症

方药：八正散加减

车前子（9g）	瞿麦（9g）	萹蓄（9g）
滑石（9g）	山栀子仁（9g）	甘草（9g）
木通（9g）	大黄（9g）	

3 剂水煎服，早中晚各一次，两日一剂。

54. 癃闭——中气不足

一、准备（有礼貌地自我介绍及询问患者一般资料，工作等情况）

D：您好，我是您的接诊医生，我叫 ×××，请问您叫什么名字？

P：我叫 ×××

D：请问你家住哪里？

P：宣威市田坝镇海岱镇。

D：今年多大年纪？

P：62 岁。

D：请问你从事什么工作？

P：农民。

D：您的电话号码是多少？

P：12345678910。

二、信息收集

1. 主诉：

D：请问您哪里不舒服？

P：上厕所的时候不容易尿出来，只有几滴几滴的。

D：有多久了？

P：差不多有一个月左右了。

D：您认为是什么原因导致的？

P：那几天天天在地里干活，也没怎么休息，有一天上厕所就发现尿不出来了。

D：从发病到现在有没有去哪里诊治过？做过什么检查？诊断是什么？服用过什么药物？效果怎么样？

P：去卫生所找医生看了，给我输了几天针水，当时好像有点效果，回家之后又不行了。

D：记得输的药叫什么名字吗？

P：不记得了。

D：除了这些症状，还有哪里不舒服吗？

P：感觉没有力气，干一会儿活就有点喘，感觉肚子胀胀的。

D：最近睡眠怎么样？饮食如何？大小便咋样？

P：最近睡眠不是太好，半夜容易醒，吃东西没有食欲。

2. 询问现病史：

3. 诊治经过：

4. 病后一般状况：

5. 询问既往史：

D：您以往身体状况怎么样？有没有得过什么病？有没有结核、麻疹等传染病史？

P：之前身体不是很好，有哮喘，没有传染病史。

D：有没有高血压、糖尿病、冠心病等病史？

P：血压偏高一点，其他的没有。

D：血压平时测量高压跟低压大概是多少？有没有服用降压药物？

P：142/80mmhg，没有服用。

D：有没有药物及食物过敏史？有没有接种过疫苗？

P：没有。

6. 询问个人史：

D：出生于什么地方？居住的地方潮湿吗？有没有接触一些放射性物质？

P：出生于本地，其他没有。

D：平时有没有什么特殊嗜好，有没有吸烟、饮酒等嗜好？

P：没有。

D：您的家族有没有什么遗传病史？

P：没有。

D：您的爱人身体怎么样？现在有几个孩子？他们的身体状况怎么样？

P：有四个孩子，两个儿子两个姑娘，身体都挺好。

三、信息给予

1. 解释诊断性操作的理论依据，如体格检查、实验室检查等

D：现在我查看一下您的舌、脉象，请您配合一下好吗？

舌质淡，苔薄，脉细弱

D：我帮您做一个常规检查？

体温 36.7℃　心率 78 次 / 分　呼吸 19 次 / 分　血压 142/78

鉴别：

淋证与癃闭：皆有排尿困难，点滴不畅的证候。但癃闭无尿道刺痛，每日尿量少于正常，甚或无尿排出。而淋证则小便频数短涩，滴沥刺痛，欲出未尽，而每日排尿量正常。

2. 告诉病人他 / 她目前身体情况，如体格检查、实验室检查的结果，解剖学异常诊断的结果

四、理解安慰病人

（认同病人所付出的努力、所取得的成就、所需要克服的困难，如感谢病人的配合，体察病人的暗示、配合、默契）

D：您这次检查很配合，这个病不严重的，您不要有太多的心理压力，但是也不能忽视它，如果回去以后有任何不适要及时随诊，回家后按时吃中药，给您开了补中益气汤合春泽汤，回家以后用冷水泡半小时，煮开后15分钟，每天饭后各一次，每次300mL，每服中药熬两天，禁止吃一些辛辣、冷的食物。最近多注意休息，避免紧张、焦虑情绪。我会随时关注您。

五、结束问诊

（问病人是否还有其他的问题需要探讨，并进一步说明下一步的诊治方案）

治疗原则：升清降浊，化气行水。

方药：补中益气汤合春泽汤加减

川芎 20g	香附 10g	苍术 20g
乳香 20g	没药 20g	当归 15g
丹参 12g	桃仁 12g	黄芪 20g
党参 10g	白术 15g	郁金 10g
延胡索 15g	陈皮 15g	甘草 8g

3剂水煎服，早中晚各一次，两日一剂。

六、病例小结

×××，男性，62岁，小便量少，排便困难一个月，去当地卫生所进行输液，液体不详，效果不佳，体温36.7℃，心率

78 次 / 分，呼吸 19 次 / 分，血压 142/78mmhg，专科查体：肾区叩痛（+）；中医四诊：神志清，精神尚可，舌质淡，苔薄，脉细弱。

中医诊断：癃闭—中气不足

西医诊断：无尿症

方药：补中益气汤合春泽汤加减

黄芪 15 克　人参（党参）15 克　白术 10 克　炙甘草 15 克　当归 10 克　陈皮 6 克　升麻 6 克　柴胡 12 克　生姜 9 片　大枣 6 枚

3 剂水煎服，早中晚各一次，两日一剂。

55. 单纯甲状腺肿（瘿病）——气郁痰阻证

一、准备（有礼貌地自我介绍及询问患者一般资料，工作等情况）

D：您好，我是您的接诊医生，我叫 ×××，请问您叫什么名字？

P：我叫 ×××。

D：请问你家住哪里？

P：呈贡区雨花路 ××× 号。

D：今年多大年纪？

P：24 岁。

D：请问你从事什么工作？

P：学生。

D：您的电话号码是多少？

P：12345678910。

二、信息收集

1. 主诉：

D：请问您哪里不舒服？

P：我感觉脖子喉结两边有点肿大，摸着软软的，按着也不疼。有时候觉得脖子胀闷。

D：有多久了？

P：差不多有两个多星期啦，没有过多注意。

D：您认为是什么原因导致的？

P：我也不知道呀，无缘无故的，这种病和心情略有关系？

D：从发病到现在有没有去哪里诊治过？做过什么检查？诊断是什么？服用过什么药物？效果怎么样？

P：没有看过，随便买了点药吃，我以为会慢慢地好起来，最近几天情绪不太稳定，感觉肿得更严重了。

D：记得吃了什么药？

P：好像喊柴胡疏肝散。

D：除了这些症状，还有哪里不舒服吗？

P：总想叹气，生气时候感觉肋巴骨有点疼。位置不固定，有时这边疼有时那边疼的。

D：最近睡眠怎么样？饮食如何？大小便咋样？

P：最近睡眠不是太好，有时候睡着感觉要闷醒了，不想吃东西，大小便还可以。

2. 询问现病史：

3. 诊治经过：

4. 病后一般状况：

5. 询问既往史：

D：您以往身体状况怎么样？有没有得过什么病？有没有结核、麻疹等传染病史？

P：之前身体状况一直还不错，没有得过什么病，没有传染病史。

D：有没有高血压、糖尿病、冠心病等病史？

P：都没有，好好的。

D：有没有受过外伤，做过手术？

P：没有。

D：有没有药物及食物过敏史？有没有接种过疫苗？

P：没有过敏过，疫苗小时候都是按时接种的。

6. 询问个人史：

D：出生于什么地方？居住的地方潮湿吗？有没有接触一些放射性物质？

P：出生于本地，其他没有。

D：平时有没有什么特殊嗜好，有没有吸烟、饮酒等嗜好？

P：没有。

D：平时月经怎么样？量多不多，颜色淡还是深？

P：周期正常，基本都是28天。前两天量比较多，颜色深红的。

D：您的家族有没有什么遗传病史？

P：没有。

D：您有没有结婚？

P：没有。

三、信息给予

1. 解释诊断性操作的理论依据，如体格检查、实验室检查等

D：现在我查看一下您的舌、脉象，请您配合一下好吗？

舌苔薄白，质稍红，脉弦

D：我帮您做一个常规检查？

体温36.7℃　心率78次/分　呼吸19次/分　血压120/80mmhg

D：您现在先去做个甲状腺彩超，抽个血查查你的甲功五项。

P：好的。

2. 告诉病人他 / 她目前身体情况，如体格检查、实验室检查的结果，解剖学异常诊断的结果

现在根据您的检查结果，甲状腺有点轻度肿大，T3、T4 有点轻度升高。根据您所描述的症状，初步诊断为单纯性甲状腺肿，根据您的舌脉象，诊断为气郁痰阻证，现在我给你开三服中药，您一周后来随诊。

四、理解安慰病人

（认同病人所付出的努力、所取得的成就、所需要克服的困难，如感谢病人的配合，体察病人的暗示、配合、默契）

D：您这次检查很配合，这个病不严重的，您不要有太多的心理压力，但是也不能忽视它，如果回去以后有任何不适要及时随诊，回家后按时吃中药，给您开了四海舒郁丸，回家以后用冷水泡半小时，煮开后 15 分钟，每天饭后各一次，每次 300mL，每服中药熬两天，禁止吃一些辛辣、冷的食物。最近多注意休息，保持心情舒畅。我会随时关注您的病情。

五、结束问诊

（问病人是否还有其他的问题需要探讨，并进一步说明下一步的诊治方案）

治疗原则：理气解郁，化痰消瘿。

方药：四海舒郁丸加减

青木香 16g	陈皮 9g	海蛤粉 9g
海带 60g	海藻 60g	昆布 60g
海螵蛸 60g		

3 剂水煎服，早中晚各一次，两日一剂。

六、病例小结

×××，24岁，颈部喉结两旁结块肿大，未进行任何治疗，体温36.7℃，心率78次/分，呼吸19次/分，血压120/80mmhg，甲状腺有点轻度肿大，T3、T4有点轻度升高。专科查体：甲状腺结块肿大，质软不痛；中医四诊：神志清，精神尚可，舌苔薄白，质稍红，脉弦。

中医诊断：瘿病—气郁痰阻证

西医诊断：单纯性甲状腺肿

方药：四海舒郁丸加减

青木香16g　　陈皮9g　　海蛤粉9g

海带60g　　海藻60g　　昆布60g

海螵蛸60g

3剂水煎服，早中晚各一次，两日一剂。

56. 甲状腺功能亢进症（瘿病）——肝火旺盛证

一、准备（有礼貌地自我介绍及询问患者一般资料，工作等情况）

D：您好，我是您的接诊医生，我叫 ×××，请问您叫什么名字？

P：我叫 ×××。

D：请问你家住哪里？

P：呈贡区下庄村。

D：今年多大年纪？

P：47 岁。

D：请问你从事什么工作？

P：销售。

D：您的电话号码是多少？

P：12345678910。

二、信息收集

1. 主诉：

D：请问您哪里不舒服？

P：我感觉脖子喉结两边肿，摸着软软的滑滑的，按着也不疼。感觉总是有点低烧，而且还容易出汗。

D：有多久了？

P：差不多有半年了吧，以前没发现，就近半年感觉肿得有点明显了。

D：您认为是什么原因导致的？

P：平时情绪比较容易激动，容易生气，不太会调节自己的情绪。其他感觉都好好的，没什么特别的。

D：从发病到现在有没有去哪里诊治过？做过什么检查？诊断是什么？服用过什么药物？效果怎么样？

P：没有看过，平时工作比较忙，想着也不严重就没有管它了。

D：除了这些症状，还有哪里不舒服吗？

P：感觉经常口干口苦，还有你看我眼睛不正常，我身边人都说我眼睛比以前大了，还有脸也是经常红彤彤的。有时候还会有点心慌胸闷。

D：最近睡眠怎么样？饮食如何？大小便咋样？

P：最近睡眠差得很，有时候直接睡不着，胃口倒是好得很，一天吃好多东西还觉得饿，大小便还可以。

D：最近体重跟以前比感觉轻了还是重了，还是都差不多？

P：感觉比以前轻了好多，以前我体重都没有下过三位数，现在 90 斤不到。

2. 询问现病史：

3. 诊治经过：

4. 病后一般状况：

5. 询问既往史：

D：您以往身体状况怎么样？有没有得过什么病？有没有结核、麻疹等传染病史？

P：之前身体状况一直还不错，没有得过什么病，没有传染病史。

D：有没有高血压、糖尿病、冠心病等病史？

P：血压和血糖都高。

D：平时血压血糖有没有监测？高压和低压大概是多少？有没有服用降压药？血糖多少？

P：还是测着呢，血压150/90mmHg，没有规律服用降压药，但吃着点三七粉。血糖么空腹差不多8mmol/L种样子。

D：有没有药物及食物过敏史？有没有接种过疫苗？

P：没有过敏史，小时候接种过疫苗。

6. 询问个人史：

D：出生于什么地方？居住的地方潮湿吗？有没有接触一些放射性物质？

P：出生于本地，其他没有。

D：平时有没有什么特殊嗜好，有没有吸烟、饮酒等嗜好？

P：不抽烟，但有时候会喝点酒。

D：平时月经怎么样？量多不多，颜色淡还是深？

P：周期正常，基本都是28天。前两天量比较多，颜色深红的。

D：您的家族有没有什么遗传病史？

P：没有。

D：您有没有结婚，您的爱人身体怎么样？有几个孩子，身体怎样？

P：结婚20多年了，他身体好得很，有一子一女，身体都好。

三、信息给予

1. 解释诊断性操作的理论依据，如体格检查、实验室检查等

D：现在我查看一下您的舌、脉象，请您配合一下好吗？

舌苔薄黄，质红，脉弦数

D：我帮您做一个常规检查。

体温 37 ℃　心率 90 次 / 分　呼吸 20 次 / 分　血压 150/90mmhg　血糖 8mmol/L

D：您现在先去做个甲状腺彩超，抽个血查查你的甲功五项。

P：好的。

2. 告诉病人他 / 她目前身体情况，如体格检查、实验室检查的结果，解剖学异常诊断的结果

现在根据您的检查结果，甲状腺轻度肿大，T3、T4 明显轻度升高。根据您所描述的症状，我初步诊断为甲亢，根据您的舌脉象，诊断为肝火旺盛，现在我给你开三服中药，您一周后来随诊。到时候再看看情况，治疗有效之后还要定期复查。

四、理解安慰病人

（认同病人所付出的努力、所取得的成就、所需要克服的困难，如感谢病人的配合，体察病人的暗示、配合、默契）

D：您这次检查很配合，这个病不严重的，您不要有太多的心理压力，但是也不能忽视它，如果回去以后有任何不适要及时随诊，回家后按时吃中药，给您开了栀子清肝汤和消瘰丸，回家以后用冷水泡半小时，煮开后 15 分钟，每天饭后各一次，每次 300mL，每服中药熬两天，禁止吃一些辛辣、冷的食物。最近多注意休息，保持心情舒畅，慢慢学着控制自己情绪，我会随时关注您的病情。

五、结束问诊

（问病人是否还有其他的问题需要探讨，并进一步说明下一步的诊治方案）

治疗原则：清肝泻火，消瘿散结。

方药：栀子清肝汤和消瘰丸加减

柴胡 9g	山栀子 9g	牡丹皮 15g
当归 15g	白芍 10g	牛蒡子 15g
生牡蛎 20g	浙贝母 9g	玄参 9g

3 剂水煎服，早中晚各一次，两日一剂。

六、病例小结

×××，37 岁，颈部喉结两旁中度肿大，未进行任何治疗，体温 37 ℃，心率 90 次 / 分，呼吸 20 次 / 分，血压 150/90mmhg，血糖 8mmol/L。甲状腺轻度肿大，T3、T4 明显轻度升高。专科查体：甲状腺结块肿大，质软不痛；柔软光滑。中医四诊：神志清，精神稍差，舌苔薄黄，质红，脉弦数。

中医诊断：瘿病—肝火旺盛证

西医诊断：甲状腺功能亢进症

方药：栀子清肝汤和消瘰丸加减

柴胡 9g	山栀子 9g	牡丹皮 15g
当归 15g	白芍 10g	牛蒡子 15g
生牡蛎 20g	浙贝母 9g	玄参 9g

3 剂水煎服，早中晚各一次，两日一剂。

三、妇科

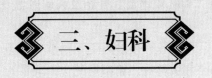

57. 崩漏病（脾虚证）

戴莉雯

一、准备（有礼貌地自我介绍及询问患者一般资料，工作等情况）

D：你好，我是您的接诊医生，我姓 ×，现在针对您的病情向您了解一下相关情况，希望您配合。

请问您家住哪里？

P：学府路 ××× 号。

D：您好，我叫 ×××，请问你叫什么名字？

P：我叫 ×××。

D：今年多大年纪？

P：33 岁。

D：您从事什么工作呢？

P：我是公司白领，平时工作比较辛苦。

二、信息收集

1. 主诉：

D：这次是哪里不好？

P：这 2 个月月经来 3 次了。

D：请问您这 2 个月一次来几天呢？

P：7 天。

D：您过去有过这种情况吗？

P：没有过。

D：现在您最主要的不舒服是什么？
P：有点头晕，乏力。
D：会不会腹痛、恶心？
P：不会。
2. 询问现病史：
D：最近有没有觉得乏力、手脚冰冷的情况？
P：会有点容易疲倦，精神也不太好，感觉手脚容易冷。
D：月经量、色、质跟以前一样吗？每日用几片卫生巾呢？
P：量比之前多，每日用 8~9 片，色淡红，质一样。
D：有没有异味？
P：没有。
D：您现在行经干净了吗？
P：还没有。
D：量能浸湿卫生巾吗？
P：不能。
3. 诊治经过：
D：从发病到现在有去哪里看过吗？有没有吃什么药？
P：没去过其他地方，也没吃过药。
4. 病后一般状况：
D：饮食怎么样？
P：胃口不大好。
D：最近体重有没有变化？
P：没怎么变。
D：最近睡眠怎么样？
P：不是太好。
D：最近大小便怎么样？
P：小便正常，大便稀溏。
D：还有其他不舒服吗？

P：最近总是吃不下，还有点腹泻。

5. 询问既往史：

6. 询问个人史：

三、信息给予

1. 解释诊断性操作的理论依据，如体格检查、实验室检查等

D：看看你的舌苔（舌淡苔白），摸摸你的脉象（沉细）。

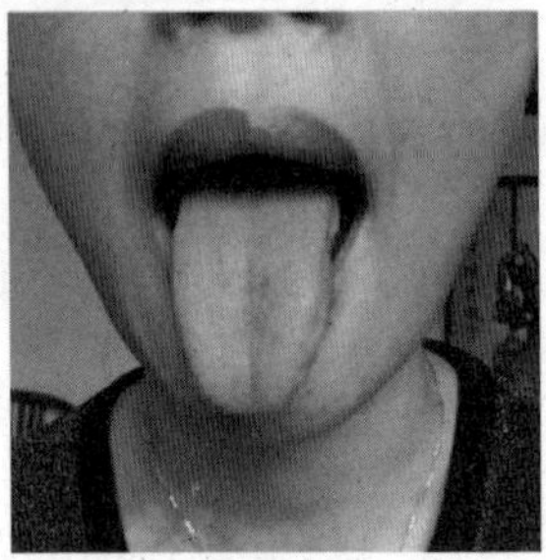

专科检查：

外阴：产型；阴道：通畅；宫颈：光滑；子宫：后位，大小正常，质中，有轻微压痛；双附件未扪及增厚及压痛，未及包块。

2. 告诉病人他 / 她目前身体情况，如体格检查、实验室检查的结果，解剖学异常诊断的结果

宫腔镜示未见明显异常；B 超示未见明显异常

性激素 6 项；凝血筛查；甲功未见明显异常。

根据您的体格检查结果，我认为您的初步诊断是崩漏，结合中医特点四肢不温、纳寐少、腹泻，舌淡苔白，脉沉细，可辩证为脾虚证。我先给您用中药内服，您一周后来复诊。

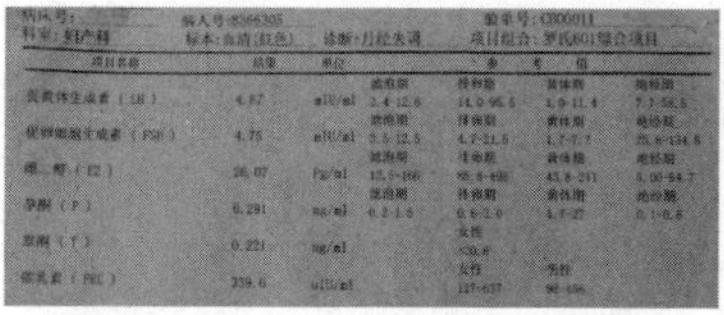

项目名称	结果	单位	参考值			
促黄体生成素（LH）	4.67	mIU/ml	卵泡期 2.4-12.6	排卵期 14.0-95.6	黄体期 1.0-11.4	绝经期 7.7-58.5
促卵泡刺激生成素（FSH）	4.75	mIU/ml	卵泡期 3.5-12.5	排卵期 4.7-21.5	黄体期 1.7-7.7	绝经期 25.8-134.8
雌二醇（E2）	26.07	Pg/ml	卵泡期 12.5-166	排卵期 85.8-498	黄体期 43.8-211	绝经期 5.00-54.7
孕酮（P）	0.291	ng/ml	卵泡期 0.2-1.5	排卵期 0.8-3.0	黄体期 1.7-27	绝经期 0.1-0.8
睾酮（T）	0.221	ng/ml		女性 <0.8		
催乳素（PRL）	339.6	uIU/ml		女性 127-637	男性 86-486	

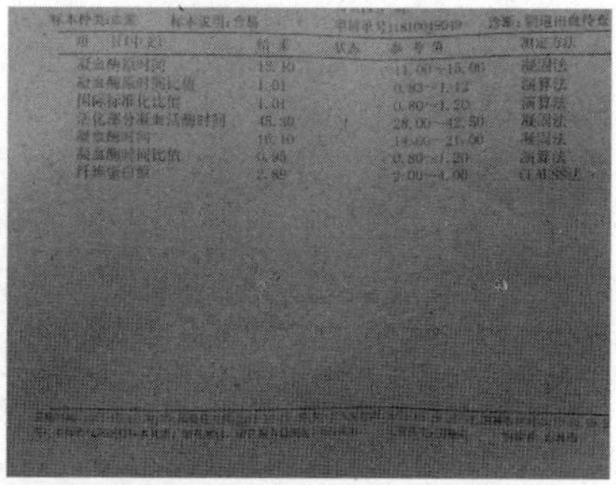

项目（中文）	结果	状态	参考值	测定方法
凝血酶原时间	13.10		11.00~15.00	凝固法
凝血酶原时间比值	1.01		0.83~1.17	演算法
国际标准化比值	1.01		0.80~1.20	演算法
活化部分凝血活酶时间	45.10	↑	28.00~42.50	凝固法
凝血酶时间	16.10		14.00~21.00	凝固法
凝血酶时间比值	0.95		0.80~1.20	演算法
纤维蛋白原	2.89		2.00~4.00	CLAUSS法

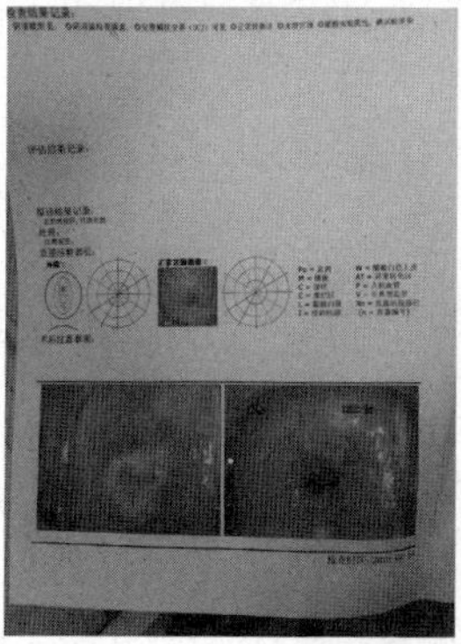

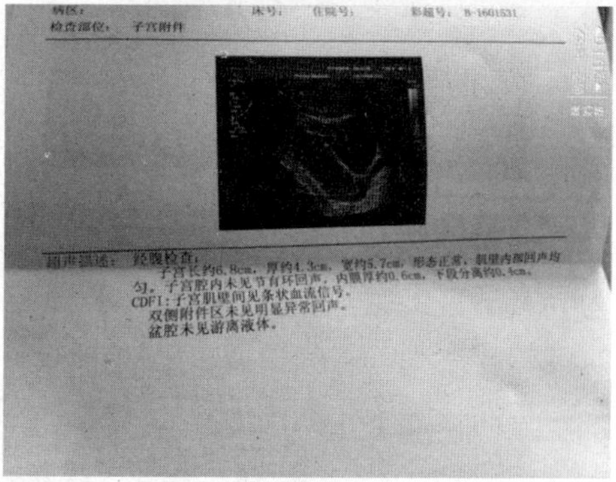

病区：　床号：　住院号：　彩超号：B-1601531

检查部位：子宫附件

超声描述：经腹检查：

子宫长约6.8cm，厚约4.3cm，宽约5.7cm，形态正常，肌壁内部回声均匀。子宫腔内未见节育环回声，内膜厚约0.6cm，下段分离约0.4cm。

CDFI：子宫肌壁间见条状血流信号。

双侧附件区未见明显异常回声。

盆腔未见游离液体。

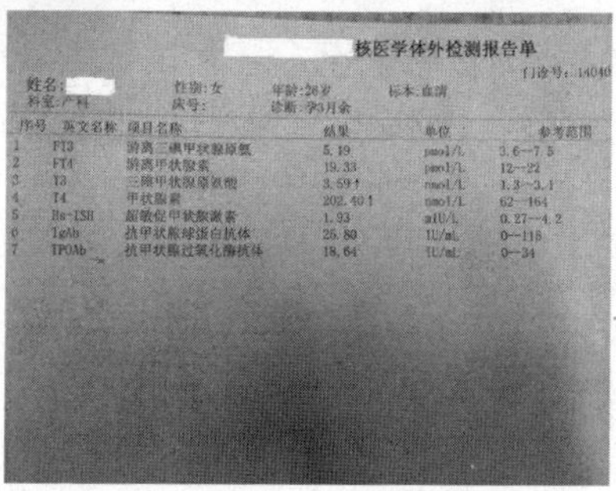

核医学体外检测报告单

门诊号：14040

姓名：　性别：女　年龄：26岁　标本：血清

科室：产科　床号：　诊断：孕3月余

序号	英文名称	项目名称	结果	单位	参考范围
1	FT3	游离三碘甲状腺原氨酸	5.19	pmol/L	3.6--7.5
2	FT4	游离甲状腺素	19.33	pmol/L	12--22
3	T3	三碘甲状腺原氨酸	3.59↑	nmol/L	1.3--3.1
4	T4	甲状腺素	202.40↑	nmol/L	62--164
5	Hs-TSH	超敏促甲状腺激素	1.93	mIU/L	0.27--4.2
6	TgAb	抗甲状腺球蛋白抗体	25.80	IU/mL	0--115
7	TPOAb	抗甲状腺过氧化酶抗体	18.64	IU/mL	0--34

四、理解安慰病人

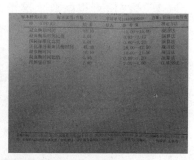

（认同病人所付出的努力、所取得的成就、所需要克服的困难，如感谢病人的配合，体察病人的暗示、配合、默契）

您这次检查很配合，这个病不严重的，您不要有心理压力，但是也不能忽视它，有不舒服要及时就医，之后您可能需要注意按时吃药，给您用了固本止崩汤加减，每天一剂，两次分服。禁止性生活，禁止辛辣刺激或寒凉食物。我会关注您的病情。

五、结束问诊

（问病人是否还有其他的问题需要探讨，并进一步说明下一步的诊治方案）

D：您今天是因为经期紊乱来就诊，这种情况已经持续2个月。

通过刚才和您的交流，发现您中医诊断是崩漏，西医诊断为异常子宫出血。

治疗法则：补气摄血，固冲止崩

方药：固本止崩汤加减

组成：

大熟地 30g	白术 30g	黄芪 9g
当归 15g	黑姜 6g	人参 9g

服用方法：自煎，2剂，水煎150~300mL，每日一剂，分三次温服。

云南红药胶囊；屈螺酮炔雌醇片

D：您是否还有不清楚的地方呢？

P：没有了，谢谢医生！

六、病例小结

×××，33岁，不规则阴道出血2月余。2个月以来，患者因劳累致月经周期紊乱，分别是2月24日、3月10日、3月31日行经7天。平素月经周期30天，经期3~4天，量少，色暗红，质正常，少有血块，无痛经。自发病以来，患者未经诊治及服药治疗。现求进一步诊治至我院门诊就诊。自发病以来，体重稍有下降，神疲乏力，纳差，寐可，小便调，大便质稀，每日一解。

辅助检查：宫腔镜、B 超、性激素 6 项、甲功、凝血未见明显异常。

中医四诊：神志清，精神差，舌淡，苔薄白，脉沉细。

中医诊断：崩漏—脾虚证

西医诊断：异常子宫出血

治疗法则：补气摄血，固冲止崩

方药：固本止崩汤加减

组成：

大熟地 30g	白术 30g	黄芪 9g
当归 15g	黑姜 6g	人参 9g。

服用方法：自煎，2 剂，水煎 150~300mL，每日一剂，分早中晚三次温服。

58. 带下病（肾阳虚）

张　宁

一、准备（有礼貌地自我介绍及询问患者一般资料，工作等情况）

D：你好，我是您的接诊医生，我姓 ×，现在针对您的病情向您了解一下相关情况，希望您配合。请问您家住哪里？

P：学府路 ××× 号。

D：您好，我叫 ×××，请问你叫什么名字？

P：我叫 ×××。

D：今年多大年纪？

P：30 岁。

D：您从事什么工作呢？

P：我是公司白领，平时工作比较辛苦。

二、信息收集

1. 主诉：

D：请问哪里不舒服？

P：白带多。

D：有多久了呢？

P：2 个月了。

D：请问您这种带下量多是持续性还是间断性呢？

P：是属于间断性，有时候量很多有时候正常。

D：您过去有过这种情况吗？

P：没有过，不过这次偶尔小腹疼，而且不是很明显。

2. 询问现病史：

D：最初由什么原因导致白带量多呢？［感染。生活方式、行为方式（性行为）、饮食、劳累］

P：我也不知道，好像没。

D：最近有没有吃过多的辛辣刺激食物或者性生活频率过多的情况？

P：没有，我饮食比较清淡，但最近性生活频率有点高。

D：请说一下具体白带的情况（量、色、质等）。

P：白带量特别大，稀薄如水，淋漓不断。

D：有没有腥臭味？

P：没有。

D：现在你最主要的不舒服除了白带增多有没有觉得腰痛或者哪里不舒服？

P：嗯，小腹会有冷痛，用热水袋敷会稍微缓解。

D：除了这个白带多小腹痛之外，还有哪里不舒服吗？

P：有，性生活的时候会出现轻微的性交痛，四肢经常怕冷感觉凉。

D：还有其他吗？比如小便怎么样？

P：偶尔会有一些头晕头痛，小便的时候也会有不舒服，有点涩痛的感觉。

3. 诊治经过：

D：从发病到现在有去哪里看过吗？

P：没有。

4. 病后一般状况：

D：饮食怎么样？

P：还行，正常。

D：最近体重有没有变化？

P：没什么变化。

D：大小便怎么样，有没有变化？

P：小便频繁，夜间尤甚，大便溏稀。

D：最近睡眠怎么样？

P：还行。

D：这个问题有没有影响到您的性生活、生活和工作。

P：有，性交会出现轻微不舒服，经常觉得乏力，所以工作效率也有影响。

5. 询问既往史：

D：您过去身体怎么样？有没有得过什么疾病吗？

P：之前一直挺好的，没什么病。

D：平时妇科情况？盆腔炎？

P：平时有做体检，妇科方面没有什么问题。

D：是否做过手术？妇科手术？生育？（或者以前是否做过剖宫产等）

P：没有。

D：您是否对某些药物过敏？

P：没有。

D：饮食方面呢？比如有海鲜类的食物过敏吗？蛋白质、花粉等。

P：没有。

6. 询问个人史：

三、信息给予

1. 解释诊断性操作的理论依据，如体格检查、实验室检查等

看看你的舌苔（舌淡苔白），摸摸你的脉象（沉细而迟）。

专科检查：

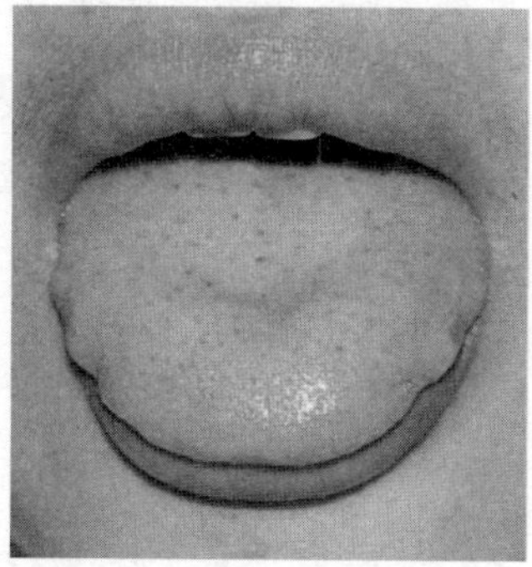

D：首先，我需要给您做个妇检，白带常规检查看看是否有细菌感染，排除其他引起这些症状的疾病，您跟我来检查室躺在检查床上，脱掉一边的裤子，需要用到窥阴器，可能会有些疼痛不适，您稍微忍耐一下，我会尽量轻一些，很快就好了好吗？放松不要紧张（同时需要做一个腹部的体格检查，压痛及反跳痛）。

2. 告诉病人他 / 她目前身体情况，如体格检查、实验室检查的结果，解剖学异常诊断的结果

白带检查显示（白带量多，稀薄）细菌培养，（3 度：镜下有少量阴道杆菌，有大量脓细胞与杂菌）B 超检查（无异常）

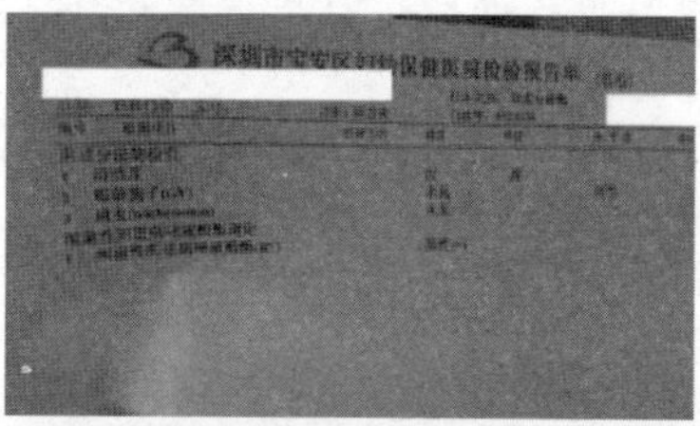

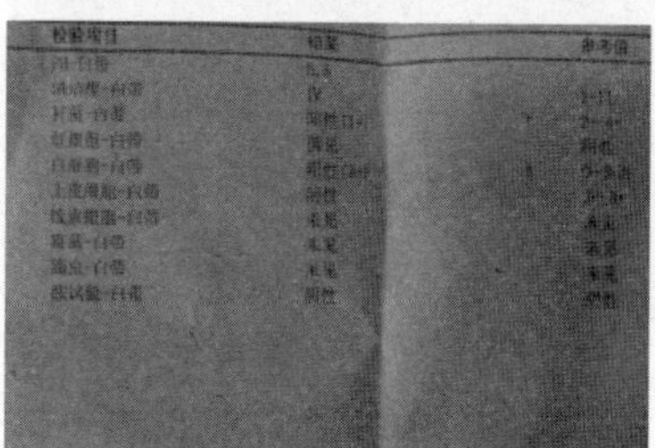

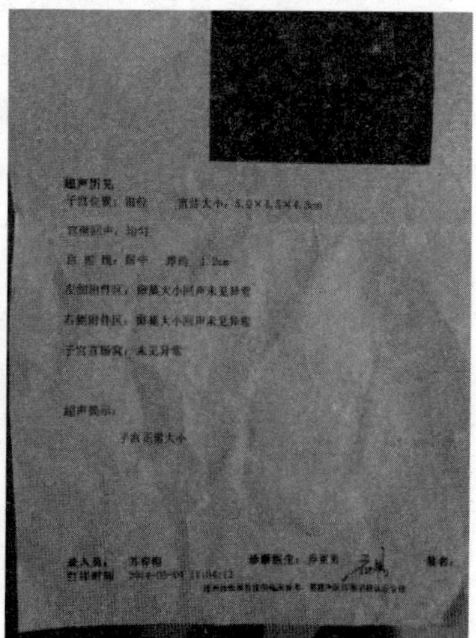

根据您的白带常规和 B 超检查结果，我认为您的初步诊断

是带下病，结合中医特点伴随腰痛，四肢欠温及小腹冷痛，白带量清晰无特殊气味，舌淡苔白脉沉迟，可辩证为肾阳虚证。

我先给您用中药内服，您一周后来随访。

四、理解安慰病人

（认同病人所付出的努力、所取得的成就、所需要克服的困难，如感谢病人的配合，体察病人的暗示、配合、默契）

您这次检查很配合，这个病不严重的，您不要有心理压力，但是也不能忽视它，有不舒服要及时就医，之后您可能需要注意按时吃药，给您用了中药方内补丸，每天一剂，两次分服。禁止性生活，禁止辛辣刺激或寒凉食物。我会关注您的病情。

五、结束问诊

（问病人是否还有其他的问题需要探讨，并进一步说明下一步的诊治方案）

D：您是否还有不清楚的地方呢？

P：没有了，谢谢医生

六、病例小结

D：您今天是因为带下量多来就诊，这种情况已经持续2个月。通过刚才和您的交流，发现您中医诊断是带下过多，西医诊断为阴道炎。

治疗法则：温肾助阳　涩精止带

方药：内补丸

59. 月经先后不定期——肾阳虚型

李蓉

一、准备（有礼貌地自我介绍及询问患者一般资料，工作等情况）

D：您好，我是您的接诊医生，我叫 ×××，请问您叫什么名字？

P：我叫 ×××。

D：请问你家住哪里？

P：呈贡区雨花路 ××× 号。

D：今年多大年纪？

P：38 岁。

D：请问你从事什么工作？

P：无业，在家带孩子。

D：您的电话号码是多少？

P：12345678910。

二、信息收集

1. 主诉：

D：请问您哪里不舒服？

P：我月经不正常，有时候提前大半个月，有时又推迟大半个月。

D：有多久了？

P：差不多有半年左右了，刚开始的时候没什么感觉，就没有过多注意。

D：您认为是什么原因导致的

P：开始的时候我以为是快绝经了。

D：从发病到现在有没有去哪里诊治过？做过什么检查？诊断是什么？服用过什么药物？效果怎么样？

P：没有看过，以为会自己好，就一直拖着，一直没见好。

D：除了这些症状，还有哪里不舒服吗？

P：经常头晕、耳朵嗡嗡叫、腰酸酸的、膝关节软软的没力、怕冷手脚冰凉。

D：最近睡眠怎么样？饮食如何？大小便咋样？

P：最近睡眠一般，饮食偏清淡，小便稍多，大便有点稀。

2. 询问现病史：

3. 诊治经过：

4. 病后一般状况：

5. 询问既往史：

D：您以往身体状况怎么样？有没有得过什么病？有没有结核、麻疹等传染病史？

P：之前身体状况一直还不错，没有得过什么病，没有传染病史。

D：有没有高血压、糖尿病、冠心病等病史？

P：没有。

D：有没有药物及食物过敏史？有没有接种过疫苗？

P：不知道，接种过乙肝疫苗。

6. **询问个人史：**

D：出生于什么地方？居住的地方潮湿吗？有没有接触一些放射性物质？

P：出生于昆明，其他没有。

D：平时有没有什么特殊嗜好，有没有吸烟、饮酒等嗜好？

P：偶尔喝点酒。

D：平时月经怎么样？量多不多，颜色淡还是深？

P：以前月经还行，量有时多有时少，颜色淡红色，无血块。

D：您的家族有没有什么遗传病史？

P：没有。

D：有几个孩子？身体都怎么样？

P：有 2 个女儿，身体都健康。

D：家庭生活怎么样？

P：夫妻和睦，生活规律。

三、信息给予

1. 解释诊断性操作的理论依据，如体格检查、实验室检查等

D：现在我查看一下您的舌、脉象，请您配合一下好吗？

舌质淡，苔薄白，脉沉细。

D：我帮您做一个常规检查？

体温 36.7 ℃　心率 76 次 / 分　呼吸 16 次 / 分　血压 120/70mmhg

D：您现在先去拍一个 B 超，我看看你子宫内膜的情况，同时抽个血查一下 HCG，看是否怀孕了？

P：好的。

2. 告诉病人他 / 她目前身体情况，如体格检查、实验室检查的结果，解剖学异常诊断的结果

现在根据您的检查结果，B超未见明显异常，HCG也正常，根据您所描述的症状，我初步诊断为月经先后无定期，根据您的舌脉象，诊断为肾阳虚型，现在我给你开3天的中药，您一周后来随诊，看是否有好转。

四、理解安慰病人

（认同病人所付出的努力、所取得的成就、所需要克服的困难，如感谢病人的配合，体察病人的暗示、配合、默契）

D：您这次检查很配合，这个病不严重的，您不要有太多的心理压力，但是也不能忽视它，如果回去以后有任何不适要及时随诊，回家后按时吃中药，给您开了右归丸加减，回家以后用冷水泡半小时，煮开后15分钟，每天饭后各一次，每次300mL，每服中药熬两天，禁止吃一些辛辣、冷的食物。最近多注意休息，注意保暖。我会随时关注您的病情。

五、结束问诊

（问病人是否还有其他的问题需要探讨，并进一步说明下一步的诊治方案）

治疗原则：行气解郁，化痰祛瘀

方药：右归丸加减

熟地黄 24g	制附子 15g	肉桂 12g
山茱萸 9g	枸杞 12g	菟丝子 12g
杜仲 12g	补骨脂 12g	生牡蛎 10g
肉豆蔻 12g	金樱子 10g	山药 12g

3剂水煎服，早中晚各一次，两日一剂。

六、病例小结

×××，38 岁，月经不调半年余，未进行任何治疗，体温 36.7℃，心率 76 次 / 分，呼吸 16 次 / 分，血压 120/70mmhg，B 超显示未见明显异常，血 HCG 正常，专科查体：手脚冰凉，腹部轻压痛；中医四诊：神志清，精神尚可，舌质淡，苔薄白，脉沉细。

中医诊断：月经先后不定期—肾阳虚型

西医诊断：月经不调

方药：右归丸加减

熟地黄 24g	制附子 15g	肉桂 12g
山茱萸 9g	枸杞 12g	菟丝子 12g
杜仲 12g	补骨脂 12g	生牡蛎 10g
肉豆蔻 12g	金樱子 10g	山药 12g

3 剂水煎服，早中晚各一次，两日一剂。

60. 月经先后不定期——肝郁气滞证

李蓉

一、准备（有礼貌地自我介绍及询问患者一般资料，工作等情况）

D：您好，我是您的接诊医生，我叫 ×××，请问您叫什么名字？

P：我叫 ×××。

D：请问你家住哪里？

P：呈贡区雨花路 ××× 号。

D：今年多大年纪？

P：20 岁。

D：请问你从事什么工作？

P：学生。

D：您的电话号码是多少？

P：12345678910。

二、信息收集

1. 主诉：

D：请问您哪里不舒服？

P：我月经不正常，有时候提前大半个月，有时又推迟大半个月。

D：有多久了？

P：差不多有半年左右了，刚开始的时候没什么感觉，就没有过多注意。

D：您认为是什么原因导致的？

P：开始的时候我以为是考试压力太大了。

D：从发病到现在有没有去哪里诊治过？做过什么检查？诊断是什么？服用过什么药物？效果怎么样？

P：没有看过，以为会自己好，就一直拖着，半个月过去了也没见好。

D：除了这些症状，还有哪里不舒服吗？

P：胸部经常胀胀的，肚子偏下也胀胀的。

D：最近睡眠怎么样？饮食如何？大小便咋样？

P：最近睡眠不是太好，饮食偏重口味，小便还可以，经常便秘。

2. 询问现病史：

3. 诊治经过：

4. 病后一般状况：

5. 询问既往史：

D：您以往身体状况怎么样？有没有得过什么病？有没有结核、麻疹等传染病史？

P：之前身体状况一直还不错，没有得过什么病，没有传染病史。

D：有没有高血压、糖尿病、冠心病等病史？

P：有点低血压，其他的正常。

D：血压平时测量高压跟低压大概是多少？有没有服用降压药物？

P：100/59mmhg，没有服用。

D：有没有药物及食物过敏史？有没有接种过疫苗？

P：目前没有遇到过敏，接种过乙肝疫苗。

6. 询问个人史：

D：出生于什么地方？居住的地方潮湿吗？有没有接触一些放射性物质？

P：出生于湖南，其他没有。

D：平时有没有什么特殊嗜好？有没有吸烟、饮酒等嗜好？

P：没有。

D：平时月经怎么样？量多不多，颜色淡还是深？

P：月经不正常，量或多或少，颜色紫红色，有血块。

D：您的家族有没有什么遗传病史？

P：没有。

D：有没有男朋友？有无性生活？

P：没有男朋友也没有性生活。

三、信息给予

1. 解释诊断性操作的理论依据，如体格检查、实验室检查等

D：现在我查看一下您的舌、脉象，请您配合一下好吗？

P：舌苔薄白，脉弦。

D：我帮您做一个常规检查？

体温 36.7 ℃　心率 80 次 / 分　呼吸 16 次 / 分　血压 110/60mmhg

D：您现在先去拍一个 B 超，我看看你子宫内膜的情况。

P：好的。

2. 告诉病人他 / 她目前身体情况，如体格检查、实验室检查的结果，解剖学异常诊断的结果

现在根据您的检查结果，B 超未见明显异常，根据您所描述的症状，我初步诊断为月经先后无定期，根据您的舌脉象，诊断为肝郁气滞证，现在我给你开 3 天的中药，您一周后来随诊。

四、理解安慰病人

（认同病人所付出的努力、所取得的成就、所需要克服的困难，如感谢病人的配合，体察病人的暗示、配合、默契）

D：您这次检查很配合，这个病不严重的，您不要有太多的心理压力，但是也不能忽视它，如果回去以后有任何不适要及时随诊，回家后按时吃中药，给您开了效灵活络汤，回家以后用冷水泡半小时，煮开后 15 分钟，每天饭后各一次，每次 300mL，每服中药熬两天，禁止吃一些辛辣、冷的食物。多注意休息，调畅情志，适当运动。我会随时关注您的病情。

五、结束问诊

（问病人是否还有其他的问题需要探讨，并进一步说明下一步的诊治方案）

治疗原则：舒肝解郁，和血调经

方药：逍遥散加减

当归 9g	芍药 9g	柴胡 9g
茯苓 9g	白术 9g	甘草 9g
泽兰 8g	益母草 8g	

3 剂水煎服，早中晚各一次，两日一剂。

六、病例小结

李 × ×，20 岁，月经不调半年，未进行任何治疗，体温

36.7℃，心率 80 次 / 分，呼吸 16 次 / 分，血压 110/60mmhg，B 超显示未见明显异常，专科查体：少腹部轻压痛；中医四诊：神志清，精神欠佳，舌苔薄白，质正常，脉弦。

中医诊断：月经先后不定期（经乱）

西医诊断：月经周期不规则

方药：逍遥散加减

当归 9g	芍药 9g	柴胡 9g
茯苓 9g	白术 9g	甘草 9g
泽兰 8g	益母草 8g	

3 剂水煎服，早中晚各一次，两日一剂。

61. 痛经——寒凝血瘀血证

刘　瑞

一、准备（有礼貌地自我介绍及询问患者一般资料，工作等情况）

D：您好，我是您的接诊医生，我叫 ×××，请问您叫什么名字？

P：我叫 ×××。

D：请问你家住哪里？

P：呈贡区景明南路 227 号。

D：今年多大年纪？

P：27 岁。

D：请问你从事什么工作？

P：老师。

D：您的电话号码是多少？

P：12345678910。

二、信息收集

1. 主诉：

D：请问您哪里不舒服？

P：来月经，肚子痛。

D：以前就会吗？大概从什么时候来月经会痛？

P：以前就会痛，不记得什么时候开始痛了，已经很久了。

D：您肚子痛是来月经时痛吗？来月经之前会痛吗？是怎

么样的疼痛？

P：来月经前几天就会痛，来月经时会更痛，那种痛我也不太形容得出来。

D：喝点热水，或者加穿衣服温暖一点会缓解吗？

P：会舒服很多，每次我都要抱热水袋在小肚子上。

D：月经的颜色是什么样的，会有血块吗？量多还是少？

P：乌黑色的，会有好多血块，量感觉不太多。

D：月经多久来一次，来几天？

P：3~7 天左右，来六七天吧。

D：痛经时按摩小腹会舒服吗？还是会更痛？

P：不能按摩的，会更痛。

D：白带的颜色，量怎么样？

P：颜色是白的，量多。

D：那您还有什么不舒服的吗？

P：就是来月经时候比较怕冷，恶心想吐，有时候胃也会不舒服。

D：最近睡眠怎么样？饮食如何？大小便咋样？

P：最近睡眠还好，饮食比较喜欢热的东西，大便还可以。

2. 询问现病史：

3. 诊治经过：

4. 病后一般状况：

5. 询问既往史：

D：您以往身体状况怎么样？有没有得过什么病？有没有结核、麻疹等传染病史？

P：之前身体状况一直还不错，没有得过什么病，没有传染病史。

D：有没有高血压、糖尿病、冠心病等病史？

P：没有。

D：有没有药物及食物过敏史？有没有接种过疫苗？

P：没有。

6. 询问个人史：

D：出生于什么地方？居住的地方潮湿吗？有没有接触一些放射性物质？

P：出生于本地，其他没有。

D：平时有没有什么特殊嗜好，有没有吸烟、饮酒等嗜好？

P：没有。

D：您的家族有没有什么遗传病史？

P：没有。

D：您的爱人身体怎么样？现在有几个孩子？他们的身体状况怎么样？

P：有两个孩子，一男一女，身体都挺好。

三、信息给予

1. 解释诊断性操作的理论依据，如体格检查、实验室检查等

D：现在我查看一下您的舌、脉象，请您配合一下好吗？

P：舌黯苔白腻，脉沉紧。

D：我帮您做一个常规检查？

体温 36.7 ℃　心率 70 次 / 分　呼吸 19 次 / 分　血压 115/75mmhg

D：请您躺在检查床上一下，我为您检查一下腹部，可以吗？

P：好的。

D：我开一个子宫 B 超给您，排除一下是否有器质性的病变，血常规查一下血红蛋白看看有无贫血，HCG 看一下激素，尿常规看看有没有感染，可以吗？

P：好的。

2. 告诉病人他 / 她目前身体情况，如体格检查、实验室检查的结果，解剖学异常诊断的结果

现在根据您的检查结果，B 超尿常规，HCG 的结果未见明显异常，根据您所描述的症状，我初步诊断为痛经，根据您的舌脉象，诊断为寒凝血滞，现在我给你开三服中药，然后您服完药后来随诊。

四、理解安慰病人

（认同病人所付出的努力、所取得的成就、所需要克服的困难，如感谢病人的配合，体察病人的暗示、配合、默契）

D：您这次检查很配合，这个病不严重的，您不要有太多的心理压力，但是也不能忽视它，如果回去以后有任何不适要及时随诊，回家后按时吃中药，给您开了温经汤，在月经来前三周服用，月经来时停药，煎煮方法是用冷水泡半小时，煮开后 30 分钟，每天饭后各一次，每次 300mL，每服中药熬两天，禁止吃一些辛辣、冷的食物。最近多注意休息。我会随时关注您的病情。

五、结束问诊

（问病人是否还有其他的问题需要探讨，并进一步说明下一步的诊治方案）

治疗法则：温经散寒，祛瘀止痛

代表方药：温经汤

吴茱萸 9g　麦冬（去心）9g　当归 6g

芍药 6g　川芎 6g　人参 6g　桂枝 6g

阿胶 6g　牡丹皮（去心）6g　生姜 6g

甘草 6g　半夏 6g

3 剂水煎服，早中晚各一次，两日一剂。

六、病例小结

×××，27 岁，经行疼痛，未进行任何治疗，体温 36.7℃，心率 70 次 / 分，呼吸 19 次 / 分，血压 115/75mmhg，B 超，血常规，HCG 显示未见明显异常，专科查体：髂前上棘内侧压痛明显；中医四诊：神志清，精神尚可，舌黯苔白腻，脉沉紧。

中医诊断：痛经—寒凝血瘀证

西医诊断：痛经

方药：温经汤

吴茱萸 9g　麦冬（去心）9g　当归 6g

芍药 6g　川芎 6g　人参 6g　桂枝 6g

阿胶 6g　牡丹皮（去心）6g　生姜 6g

甘草 6g　半夏 6g

3 剂水煎服，早中晚各一次，两日一剂。

62. 痛经——肾气亏虚证

一、准备（有礼貌地自我介绍及询问患者一般资料，工作等情况）

D：您好，我是您的接诊医生，我叫 ×××，请问您叫什么名字？

P：我叫 ×××。

D：请问你家住哪里？

P：呈贡区景明南路 227 号。

D：今年多大年纪？

P：40 岁。

D：请问你从事什么工作？

P：老师。

D：您的电话号码是多少？

P：12345678910。

二、信息收集

1. 主诉：

D：请问您哪里不舒服？

P：来月经，肚子痛。

D：以前就会吗？大概从什么时候来月经会痛？

P：以前就会痛，不记得什么时候开始痛了，已经很久了。

D：您肚子痛是来月经时痛吗？是怎么样的疼痛？

P：月经后几天就会痛，也不是特别痛，就是一下痛一下不痛，隐隐约约的。

D：还会有其他地方不舒服吗？

P：腰会特别的酸疼，按揉一下又舒服点，腿感觉不太有力气走路。这几天还会感觉热，晚上耳朵还会耳鸣，就会很烦。

D：月经的颜色是什么样的，会有血块吗？量多还是少？

P：量感觉不太多。

D：月经多久来一次，来几天。

P：2~3 天左右，来 6~7 天吧。

D：白带的颜色，量怎么样？

P：颜色是白的，还行。

D：最近睡眠怎么样？饮食如何？大小便咋样？

P：最近睡眠不怎么好，没什么胃口，大便还可以。小便有点多。

D：小便是什么颜色的，晚上会起夜吗？

P：没什么颜色，不会起夜。

2. 询问现病史：

3. 诊治经过：

4. 病后一般状况：

5. 询问既往史：

D：您以往身体状况怎么样？有没有得过什么病？有没有结核、麻疹等传染病史？

P：之前身体状况一直还不错，没有得过什么病，没有传染病史。

D：有没有高血压、糖尿病、冠心病等病史？

P：有一点高血压。

D：吃过什么药吗？吃药后能控制在多少呢？

P：吃过硝苯地平，大概在 130/85mmhg。

D：有没有药物及食物过敏史？有没有接种过疫苗？

P：没有。

6. 询问个人史：

D：出生于什么地方？居住的地方潮湿吗？有没有接触一些放射性物质？

P：出生于本地，其他没有。

D：平时有没有什么特殊嗜好，有没有吸烟、饮酒等嗜好？

P：没有。

D：您的家族有没有什么遗传病史？

P：没有。

D：您的爱人身体怎么样？现在有几个孩子？他们的身体状况怎么样？

P：有一个孩子，一男孩，身体挺好。

三、信息给予

1. 解释诊断性操作的理论依据，如体格检查、实验室检查等

D：现在我查看一下您的舌、脉象，请您配合一下好吗？

P：舌淡苔薄，脉沉细。

D：我帮您做一个常规检查？

体温 36.5 ℃　心率 65 次 / 分　呼吸 18 次 / 分　血压 130/85mmhg

D：请您躺在检查床上一下，我为您检查一下腹部，可以吗？

P：好的。

D：我开一个子宫 B 超给您，排除一下是否有器质性的病变，血常规查一下血红蛋白看看有无贫血，HCG 看一下激素，尿常规看看有没有感染，可以吗？

P：好的。

2. 告诉病人他 / 她目前身体情况，如体格检查、实验室检查的结果，解剖学异常诊断的结果

D：现在根据您的检查结果，B 超尿常规，HCG 的结果未见明显异常，根据您所描述的症状，我初步诊断为痛经，根据您的舌脉象，诊断为肾气亏虚，现在我给你开三服中药，然后您一周后来随诊。

四、理解安慰病人

（认同病人所付出的努力、所取得的成就、所需要克服的困难，如感谢病人的配合，体察病人的暗示、配合、默契）

D：您这次检查很配合，这个病不严重的，您不要有太多的心理压力，但是也不能忽视它，如果回去以后有任何不适要及时随诊，回家后按时吃中药，给您开了调肝汤，在月经来前三周服用，月经来时停药，煎煮方法是用冷水泡半小时，煮开后 30 分钟，每天饭后各一次，每次 300mL，每服中药熬两天，禁止吃一些辛辣、冷的食物。最近多注意休息。您的高血压药记得按时服用，我会随时关注您的病情。

五、结束问诊

（问病人是否还有其他的问题需要探讨，并进一步说明下一步的诊治方案）

治疗原则：补精填髓，养血止痛

方药：调肝汤

山药 15g（炒）	阿胶 9g（白炒）
当归 9g（酒）	白芍 9g（酒炒）
山萸肉 9g（蒸熟）	巴戟 3g（盐水浸）
甘草 3g	

3 剂水煎服，早中晚各一次，两日一剂。

六、病例小结

×××，40 岁，经行小腹疼痛，未进行任何治疗，体温 36.5℃，心率 65 次 / 分，呼吸 18 次 / 分，血压 130/85mmhg，B 超，尿常规，HCG 显示未见明显异常，专科查体：髂前上棘内侧压痛明显；中医四诊：神志清，精神尚可，舌淡苔薄，脉沉细。

中医诊断：经行腹痛—肾气亏虚证

西医诊断：痛经

方药：调肝汤

山药 15g（炒）	阿胶 9g（白炒）
当归 9g（酒）	白芍 9g（酒炒）
山萸肉 9g（蒸熟）	巴戟 3g（盐水浸）
草 3g	

3 剂水煎服，早中晚各一次，两日一剂。

四、儿科

63. 肺炎喘嗽（风寒闭肺证）

一、准备（有礼貌地自我介绍及询问患者一般资料，工作等情况）

D：您好，我是您的接诊医生，我叫 ×××，请问你小孩叫什么名字？

P：叫 ×××。

D：您家住哪里？

P：学府路 388 号。

D：今年几岁？

P：4 周岁。

D：你怎么称呼？联系电话是？

P：×××，12345678910。

二、信息收集

1. 主诉：

D：请问你家孩子哪里不舒服了？

P：我家小孩咳嗽发热一天多了。

D：小孩咳嗽发热有没有什么诱因？

P：一天前带孩子外出游玩，孩子玩热了脱衣服受风，当夜开始发热咳嗽。

D：咳嗽有痰吗？痰多不多？痰是什么颜色的？

P：咳嗽时有痰，量不多，清稀色白。

D：流鼻涕吗？鼻涕什么颜色？

P：鼻塞，流清鼻涕。

D：体温多少度？有没有出汗？

P：发热时最高体温 39℃，没有汗出。

D：有没有做过什么检查？吃过什么药？如有，报告结果是什么？吃药效果如何？

P：没有看医生，在家用过退热贴和服用泰诺，体温稍微降下来，

D：胃口如何？

P：不想吃东西，总是哭闹。

D：大小便怎么样，有没有变化？

P：小便清长，大便稀烂。

D：最近睡眠怎么样？

P：晚上有时半夜哭醒。

2. 询问现病史：

3. 诊治经过：

4. 病后一般状况：

5. 询问既往史：

D：你小孩过去身体怎么样？有没有得过什么疾病吗？有过麻疹、水痘等传染病史吗？

P：之前一直挺好的，没什么病。无传染病史。

D：是否做过手术？是否输过血？

P：都没有。

D：接种过什么疫苗吗？什么时候接种的？

P：生后1周接种卡介苗，6个月时服小儿麻痹糖丸，18个月注射百日破三次联疫苗。

D：您小孩是否对某些药物过敏？

P：没有。

D：饮食方面呢？其他。比如有海鲜类的食物过敏吗？

P：没有。

6. 询问个人史：

三、信息给予

1. 解释诊断性操作的理论依据，如体格检查、实验室检查等

D：小孩最好去化验一下和拍个胸片，更好地明确诊断。要么是细菌感染，要么是病毒感染，明确了才能更好地对症下药。

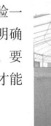

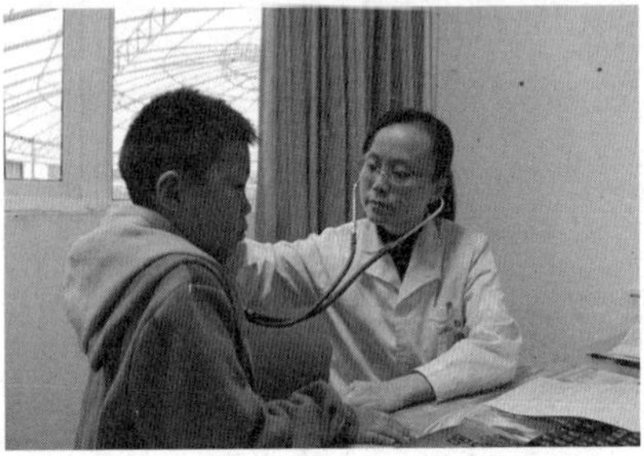

P：好的。

D：听诊双肺闻及中细湿啰音。

看看舌苔（舌淡红，苔薄白）

摸摸脉象（脉浮紧，指纹浮红）

常规检查（体温38℃，脉率140/min，呼吸38/min，血压70/50mmHg）

2. 告诉病人他/她目前身体情况，如体格检查、实验室检查的结果，解剖学异常诊断的结果

检查回来，根据检查结果。

X线胸片：小斑片状阴影，肺纹理增多紊乱，肺部透亮度降低。

血常规检查：Hb110g/L，RBC4.0×1012/L，WBC12.0×109/L，N70%，L30%。

根据小孩的临床表现，受风发热咳嗽气喘，痰鸣，鼻塞，初步诊断为肺炎喘嗽，无汗，面色淡白，咽不红，流清鼻涕，诊断为风寒闭肺证

D：从胸片和化验来看，为小儿肺炎。

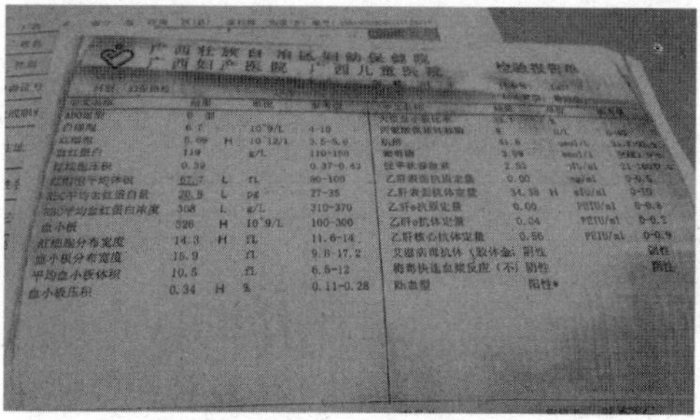

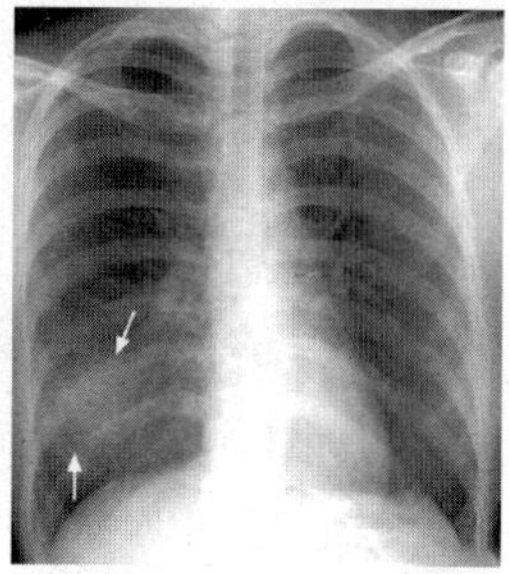

四、理解安慰病人

（认同病人所付出的努力、所取得的成就、所需要克服的困难，如感谢病人的配合，体察病人的暗示、配合、默契）

这个病临床上还是比较常见的，不算很严重，但也不能轻视，发展迅速容易产生其他变证，你只要把我开的药吃了，注意保暖，多喝温水，忌吃辛辣，保持室内空气流通，不适随诊，就可以很快好起来了。

五、结束问诊

（问病人是否还有其他的问题需要探讨，并进一步说明下一步的诊治方案）

你小孩现在需要的治疗方案为：

治法：辛温宣肺，化痰止咳

方药：华盖散加减

麻黄 6g　　杏仁 6g　　桑白皮 6g

茯苓 6g　　紫苏子 6g　　陈皮 6g

甘草 3g

3 剂，水煎服，日一剂，早晚分服。

注意保暖，多喝温水，忌吃辛辣，保持室内空气流通，不适随诊。

六、病例小结

×××，4 周岁，咳嗽发热一天入院。自用退热贴和服用泰诺，后体温下降不显后来我院就诊，体温 38℃，脉率 140/min，呼吸 38/min，血压 70/50mmHg，双肺闻及中细湿啰音。X 线胸片：小斑片状阴影，肺纹理增多紊乱，肺部透亮度降低。血常规检查：Hb110g/L，RBC4.0 × 1012/L，WBC12.0 × 109/L，N70%，L30%。

中医四诊：神志清，精神差，舌淡红，苔薄白，脉浮紧，指纹浮红。

中医诊断：肺炎喘嗽，风寒闭肺证

西医诊断：小儿肺炎

治疗法则：辛温宣肺，化痰止咳

方药：华盖散加减

麻黄 6g　　杏仁 6g　　桑白皮 6g

茯苓 6g　　紫苏子 6g　　陈皮 6g

甘草 3g

3 剂，水煎服，日一剂，早晚分服。

64. 肺炎喘嗽（热毒闭肺证）

一、准备（有礼貌地自我介绍及询问患者一般资料，工作等情况）

D：您好，我是您的接诊医生，我叫 ×××，请问你小孩叫什么名字？

P：叫 ×××。

D：您家住哪里？

P：东方路 38 号。

D：今年几岁？

P：2 周岁。

D：你怎么称呼？联系电话是？

P：×××，12345678910。

二、信息收集

1. 主诉：

D：请问你家孩子哪里不舒服了？

P：孩子最近咳嗽，而且越来越厉害，有时能咳出血来，而且还发热，喘气很大声。

D：小孩咳嗽发热有没有什么诱因？

P：前 2 天前带孩子外出，孩子脱衣服后受风，当夜开始发热咳嗽。

D：咳嗽有痰吗？痰多不多？痰是什么颜色的？

P：咳嗽剧烈，咳红色痰，量多，色黄稠。

D：流鼻涕吗？鼻涕什么颜色？

P：鼻塞，流黄鼻涕。

D：体温多少度？有没有出汗？

P：发热时最高体温39度，出汗。

D：有没有做过什么检查？吃过什么药？如有，报告结果是什么？吃药效果如何？

P：没有看医生，第一时间来您这就诊，中间没做任何处理。

D：胃口如何？

P：不吃东西，总是哭闹。

D：大小便怎么样，有没有变化？

P：小便黄，大便干燥。

D：最近睡眠怎么样？

P：半夜时常哭醒。

2. 询问现病史：

3. 诊治经过：

4. 病后一般状况：

5. 询问既往史：

D：你小孩过去身体怎么样？有没有得过什么疾病吗？有过麻疹、水痘等传染病史吗？

P：之前一直挺好的，没什么病。无传染病史。

D：是否做过手术？是否输过血？

P：都没有。

D：接种过什么疫苗吗？什么时候接种的？

P：生后1周接种卡介苗，6个月时服小儿麻痹糖丸，18个月注射百日破三次联疫苗。

D：您小孩是否对某些药物过敏？

P：没有。

D：饮食方面呢？其他。比如有海鲜类的食物过敏吗？

P：没有。

6. 询问个人史：

三、信息给予

1. 解释诊断性操作的理论依据，如体格检查、实验室检查等

D：小孩最好去做肺部的X线检查，再查个血常规，更好地明确诊断。要么是细菌感染，要么是病毒感染，明确了才能更好地对症下药。

P：好的。

D：听诊双肺闻及中细湿啰音。

看看舌苔（舌红少津，苔黄燥）

摸摸脉象（脉洪数，指纹紫红）

常规检查（体温38℃，脉率140/min，呼吸38/min，血压70/50mmHg）

2. 告诉病人他/她目前身体情况，如体格检查、实验室检查的结果，解剖学异常诊断的结果

检查回来，根据检查结果。

X线胸片：小斑片状阴影，肺纹理增多紊乱，肺部透亮度降低。

血常规检查：Hb110g/L，RBC4.0×1012/L，WBC12.0×109/L，N70%，L30%。

根据小孩的临床表现壮热，面红，口渴尿黄，舌红少津，舌苔黄燥脉洪数，指纹紫滞，可辩证为毒热闭肺证。

D：从胸片和化验来看，为小儿肺炎。

四、理解安慰病人

（认同病人所付出的努力、所取得的成就、所需要克服的困难，如感谢病人的配合，体察病人的暗示、配合、默契）

这个病临床上还是比较常见的，不算很严重，但也不能轻视，发展迅速容易产生其他变证，你孩子只要把我开的药吃了，注意保暖，多喝温水，忌吃辛辣，保持室内空气流通，不适随诊，就可以很快好起来了。

五、结束问诊

（问病人是否还有其他的问题需要探讨，并进一步说明下一步的诊治方案）

你小孩现在需要的治疗方案为：

治法：清热解毒，泻肺开闭

方法：黄连解毒汤合麻黄杏仁甘草石膏汤

黄连 9g　　黄芩 6g　　黄柏 6g

栀子 3g

剂水煎服，日两剂，早晚温服。

麻黄 9g　　杏仁 9g　　甘草 6g

石膏 18g

剂水煎服，日一剂，早晚温服。

六、病例小结

×××，2 周岁，咳嗽发热 2 天入院。症状加剧，体温不降第一时间来我院就诊，体温 38℃，脉率 140/min，呼吸 38/

min，血压 70/50mmHg，双肺闻及中细湿啰音。X 线胸片：小斑片状阴影，肺纹理增多紊乱，肺部透亮度降低。血常规检查：Hb110g/L，RBC4.0 × 1012/L，WBC12.0 × 109/L，N70%，L30%。

中医四诊：神志清，精神差，舌红少津，苔黄燥，脉洪数，指纹紫红。

中医诊断：肺炎喘嗽，热毒闭肺证；

西医诊断：小儿肺炎。

治疗法则：清热解毒。泻肺开闭

方药：黄连解毒汤合麻黄杏仁甘草石膏汤

黄连 9g　　黄芩 6g　　黄柏 6g

栀子 3g

剂水煎服，日两剂，早晚温服。

麻黄 9g　　杏仁 9g　　甘草 6g

石膏 18g

剂水煎服，日一剂，早晚温服。

65. 肺炎喘嗽（风热闭肺证）

一、准备（有礼貌地自我介绍及询问患者一般资料，工作等情况）

D：您好，我是您的接诊医生，我叫 ×××，请问你小孩叫什么名字？

P：叫 ×××。

D：您家住哪里？

P：学府路 388 号。

D：今年几岁？

P：3 周岁。

D：你怎么称呼？联系电话是？

P：×××，12345678910。

二、信息收集

1. 主诉：

D：请问你家孩子哪里不舒服了？

P：我家小孩咳嗽发热 2 天多了。

D：小孩咳嗽发热有没有什么诱因？

P：前天奶奶带他在楼下玩，衣服穿得少，晚上回来又吃了很多上火的零食。第二天起来就有点咳嗽，下午就开始发烧了。

D：体温量过吗？烧能退下来吗？

P：昨天下午是 38℃多一点点，后来贴了个退热贴晚上就退了。今天凌晨又烧起来了，量了 39℃，咳嗽也更厉害了。

D：除了这个症状外，还有哪里不舒服吗？

P：有痰，小孩子难咳出来，听声音比较稠，而且小孩有点怕冷，晚上睡觉出汗多，哭过以后有点气促。

D：从发病到现在有去哪里看过吗？

P：没有，自己在家里吃了板蓝根颗粒，效果不好。

D：饮食怎么样？

P：吃得没平常好了。

D：大小便怎么样？

P：大便比较干，小便还好，就是比较黄。

D：最近睡眠怎么样，哭闹吗？

P：睡眠还行，发烧的时候有点烦躁，老是哭闹。

2. 询问现病史：

3. 诊治经过：

4. 病后一般状况：

5. 询问既往史：

D：你小孩过去身体怎么样？有没有得过什么疾病吗？有过麻疹、水痘等传染病史吗？

P：之前一直挺好的，没什么病。无传染病史。

D：是否做过手术？是否输过血？

P：都没有。

D：接种过什么疫苗吗？什么时候接种的？

P：生后 1 周接种卡介苗，6 个月时服小儿麻痹糖丸，18 个月注射百日破三次联疫苗。

D：您小孩是否对某些药物过敏？

P：没有。

D：饮食方面呢？其他，比如有海鲜类的食物过敏吗？

P：没有。

6. 询问个人史：

三、信息给予

1. 解释诊断性操作的理论依据，如体格检查、实验室检查等

D：小孩最好去抽血化验一下和拍个胸片，更好地明确诊断，明确了才能更好地对症下药。

P：好的。

D：听诊右肺底可闻及湿啰音。

看看舌苔（舌尖红，苔薄红）

摸摸脉象（脉浮数）。

常规检查（体温39℃，脉率130/min，呼吸38/min，血压90/60mmHg）

2. 告诉病人他/她目前身体情况，如体格检查、实验室检查的结果，解剖学异常诊断的结果

检查回来，根据检查结果。

X线胸片：右肺小斑片状阴影，肺纹理增多紊乱，肺部透亮度降低。

血常规检查：提示中性粒细胞较高，CRP也升高了，表明小孩还是存在感染。根据小孩的临床表现，发热咳嗽气喘，痰鸣，初步诊断为肺炎喘嗽，发热，汗出，面赤，咽红，痰黏，诊断为风热闭肺证。从胸片和化验来看，为小儿肺炎。

项目名称	英文缩写	测试结果	单位	参考值
白细胞	WBC	8.6	10^9/L	4.0–10.0
中性粒细胞 %	NE%	80	%	50.0–70.0
淋巴细胞 %	LY%	15	%	20.0–40.0
单核细胞 %	MO%	4.5	%	2.0–9.0
嗜酸性粒细胞 %	EO%	0.3	%	0.0–5.0
嗜碱性粒细胞 %	BA%	0.2	%	0.0–1.0
红细胞	RBC	4.78	10^12/L	3.5–5.5
血红蛋白	HGB	140	g/L	120–160
血小板总数	plt	250	10^9/L	100–300
C 反应蛋白	CRP	12	mg/L	≤ 10

四、理解安慰病人

（认同病人所付出的努力、所取得的成就、所需要克服的困难，如感谢病人的配合，体察病人的暗示、配合、默契）

这个病临床上还是比较常见的，不算很严重，但也不能轻视，目前需要积极控制，如果不积极治疗的话可能变成重症肺炎，会导致心肌炎或者脑炎等。注意保暖，多喝温水，忌吃辛辣，保持室内空气流通，不适随诊，就可以很快好起来了。

五、结束问诊

（问病人是否还有其他的问题需要探讨，并进一步说明下一步的诊治方案）

你小孩现在需要的治疗方案为：

治法：辛凉开闭，清肺止咳

方药：银翘散合麻杏石甘汤加减

麻黄 3g　杏仁 6g　生石膏 3g　生甘草 3g　金银花 6g　连

翘 6g　薄荷 6g　桔梗 3g　牛蒡子 3g

3 剂，水煎服，日一剂，早晚分服。

注意保暖，多喝温水，忌吃辛辣，保持室内空气流通，不适随诊。

西医治疗方案为病因治疗（细菌感染者，可用抗生素治疗。病毒感染者可考虑抗病毒治疗），对症治疗（吸氧，儿童有呼吸困难，发绀等症状时。保持呼吸道通畅，及时清除呼吸道分泌物及吸痰，祛痰剂，雾化治疗等），激素治疗（病情较重时）。

六、病例小结

×××，3 周岁，咳嗽发热 2 天入院。自用退热贴和服用板蓝根颗粒后体温下降不显后来我院就诊，体温 39℃，脉率 130/min，呼吸 38/min，右下肺闻及湿啰音。X 线胸片：右下肺小斑片状阴影，肺纹理增多紊乱，肺部透亮度降低。血常规检查：Hb140g/L，RBC4.78 × 1012/L，WBC8.6 × 109/L，N80%，L15%。

中医四诊：神志清，精神差，舌尖红，苔薄黄，脉浮数。

中医诊断：肺炎喘嗽，风热闭肺证；西医诊断：小儿肺炎。

治疗法则：辛凉开闭，清肺止咳

方药：银翘散合麻杏石甘汤加减

麻黄 3g　杏仁 6g　生石膏 3g　生甘草 3g　金银花 6g　连翘 6g　薄荷 6g　桔梗 3g　牛蒡子 3g

3 剂，水煎服，日一剂，早晚分服。

西医治疗方案为病因治疗（细菌感染者，可用抗生素治疗。病毒感染者可考虑抗病毒治疗），对症治疗（吸氧，儿童有呼吸困难，发绀等症状时。保持呼吸道通畅，及时清除呼吸道分泌物及吸痰，祛痰剂，雾化治疗等），激素治疗（病情较重时）。

66. 遗尿——肺脾气虚

一、准备（有礼貌地自我介绍及询问患者一般资料，工作等情况）

D：您好，我是您的接诊医生，我叫 ×××，请问孩子叫什么名字？

P：叫 ×××。

D：您家住哪里？

P：天润康园。

D：孩子今年多大龄？

P：4 岁。

D：您从事什么工作呢？

P：我是记者。

D：您的联系电话是？

P：12345678910。

二、信息收集

1. 主诉：

D：请问孩子哪里不舒服？

P：尿床，半夜睡觉的时候。

D：有多久了呢？

P：大概一个多月了。

D：孩子第一次尿床的时候有什么异常吗？比如说受到惊吓之类的？

P：也没什么特别的，一个多月前也记不清了。

D：从发病到现在有去哪里去诊疗过么？做过哪些检查？诊断是什么？服用过药物没？效果怎么样？

P：没有去过医院，也没有吃过药，孩子也不说，这几天才知道。

D：怎么个情况呢？天天尿还是时不时地？

P：也不是天天尿，隔三岔五地。

D：平时孩子胃口如何？

P：比较差，不爱吃饭，一点点就饱了。

D：孩子平时精神状态怎么样？

P：老是打呵欠，想睡觉，有气无力的，问他哪里不舒服，直说有点累，其他也没别的。

D：胃口比较差，还有其他什么症状吗？

P：出汗，稍微一动就出汗，但是不发烧。

D：白天不睡觉的时候知道自己要小便吗？

P：知道，白天很正常。

D：大便怎么样，几天解一次大便？

P：黏黏的，不成形，大概两天一次。

2. 询问现病史：

3. 诊治经过：

4. 病后一般状况：

5. 询问既往史：

D：孩子过去身体怎么样？有没有得过什么疾病吗？有过

麻疹、水痘等传染病史吗？

P：之前一直挺好的，没什么病。无传染病史。

D：是否做过手术？是否输过血？

P：都没有。

D：接种过什么疫苗吗？什么时候接种的？

P：生后1周接种卡介苗，6个月时服小儿麻痹糖丸，18个月注射百日破三次联疫苗。

D：小孩是否对某些药物过敏？饮食方面呢？其他，比如有海鲜类的食物过敏吗？

P：没有。

6. 询问个人史：

D：有没什么特殊嗜好？喜欢吃辛辣刺激或者喜欢吃生冷寒凉食物？

P：没有。

D：孩子到有传染病的地方待过吗？

P：没有。

三、信息给予

1. 解释诊断性操作的理论依据，如体格检查、实验室检查等

D：您最好再带孩子去化验一下小便，看看有什么问题。谢谢您的配合。

P：好的。

D：看看舌苔（舌质淡，苔白有齿痕，多涎）

摸摸脉象（脉沉细少力）

常规检查（体温36.5℃　脉率80/min　呼吸24/min　血压90/70mmHg）

2. 告诉病人他/她目前身体情况，如体格检查、实验室检查的结果，解剖学异常诊断的结果

检查回来，根据检查结果。

小便常规：无明显异常。

检查回来，根据小便化验结果和你描述的症状，我认为孩子的初步诊断是遗尿，结合中医特点伴随乏力，舌质淡，苔白，有齿痕，多涎，脉沉细少力，可辩证为肺脾两虚证。西医遗尿原因待查。

我先给孩子吃中药，下周的今天再带孩子来复查。

四、理解安慰病人

（认同病人所付出的努力、所取得的成就、所需要克服的困难，如感谢病人的配合，体察病人的暗示、配合、默契）

孩子这次检查很配合，这个病不严重的，您不要担心，但是也不能忽视它，有不舒服要及时就医，我开点中药给孩子吃，有点苦，不过还是尽量让孩子吃吧。给您用了中药方补中益气汤合缩泉丸加减，先开三服，每天一剂，早中晚两次分服，一服药吃两天，下周的今天再来复诊。禁止辛辣刺激或寒凉食物。我会关注您的病情。

五、结束问诊

（问病人是否还有其他的问题需要探讨，并进一步说明下一步的诊治方案）

治疗法则：补脾益肺，缩尿止遗

方药：补中益气汤合缩泉丸加减

黄芪 15g	白术 10g	陈皮 6g
人参 9g	柴胡 6g	升麻 6g
当归 6g	台乌 6g	山药 6g

益智仁 6g	山楂 6g	炒谷芽 6g
炒麦芽 6g	甘草 6g	

以水 500mL 泡 30 分钟，头煎取 200mL，二煎取 150mL，三煎取 100mL，混匀分六次餐后服用，一天三次，忌生冷、油腻、辛辣、不易消化的食物，有变化随诊。

六、病例小结

×××，4 岁，夜间尿床 1 个月，无任何治疗。体温 36.5℃，脉率 80/min，呼吸 24/min，血压 90/70mmHg。小便常规：无明显异常。中医四诊：神志清，精神差，面色晄白，舌质淡，苔白，有齿痕，多涎，脉沉细少力。

中医诊断：遗尿（肺脾气虚）

西医诊断：遗尿原因待查

治疗法则：补脾益肺，缩尿止遗

方药：补中益气汤合缩泉丸加减

黄芪 15g	白术 10g	陈皮 6g
人参 9g	柴胡 6g	升麻 6g
当归 6g	台乌 6g	山药 6g
益智仁 6g	山楂 6g	炒谷芽 6g
炒麦芽 6g	甘草 6g	

以水 500mL 泡 30 分钟，头煎取 200mL，二煎取 150mL，三煎取 100mL，混匀分六次餐后服用，一天三次，忌生冷、油腻、辛辣、不易消化的食物，有变化随诊。

67. 泄泻（食滞肠胃）

一、准备（有礼貌地自我介绍及询问患者一般资料，工作等情况）

D：您好，我是您的接诊医生，我叫 ×××，请问您叫什么名字？

P：叫 ×××

D：您家住哪里？

P：雨花路 1075 号。

D：今年多大年龄？

P：52 岁。

D：您从事什么工作呢？

P：我是农民。

D：您的联系电话是？

P：12345678910。

二、信息收集

1. 主诉：

D：孩子是怎么不舒服的？

P：拉肚子，昨天下午吃饭后开始。

D：有没有什么诱因？

P：昨天去做客，饭菜好吃，娃娃吃得有点多，晚上回家就开始拉肚子。

D：有没有其他症状？

P：有时候会打饱嗝，味道酸臭，没有胃口，肚子胀。

D：大小便怎么样？

P：大便稀黏很臭，小便很少。

D：体温？

P：38 度。

D：睡眠？

P：夜里睡不好，老是动。

2. 询问现病史：

3. 诊治经过：

4. 病后一般状况：

5. 询问既往史：

D：小孩过去身体怎么样？有没有得过什么疾病？有没有传染病？

P：一直很好，没有得过什么病，无传染病。

D：手术？输血？

P：都没有。

D：疫苗？时间？

P：一周的时候卡介苗，6 个月小儿麻痹糖丸，18 个月百日咳白喉破伤风三联。

D：药物过敏？

P：无。

6. 询问个人史：

三、信息给予

1. 解释诊断性操作的理论依据，如体格检查、实验室检查等

舌苔垢浊，厚腻，脉滑，指纹青紫。听诊发现肠鸣音亢进。化验无异常

体温 37.5℃　脉率 80/min　呼吸 24/min　血压 130/84mmHg

2. 告诉病人他 / 她目前身体情况，如体格检查、实验室检查的结果，解剖学异常诊断的结果

四、理解安慰病人

（认同病人所付出的努力、所取得的成就、所需要克服的困难，如感谢病人的配合，体察病人的暗示、配合、默契）

您的孩子这次检查很配合，这个病不严重的，您不要有心理压力，但是也不能忽视它，有不舒服要及时就医，之后您的孩子可能需要注意按时吃药，注意锻炼，给您的孩子用了中药方保和丸加减，每天一剂，早晚两次分服。禁止辛辣刺激或寒凉食物。我会关注您的孩子的病情。

五、结束问诊

（问病人是否还有其他的问题需要探讨，并进一步说明下一步的诊治方案）

治法：消食导滞，和中止泻

方剂：保和丸

山楂 180g	神曲 60g	莱菔子 60g
半夏 80g	陈皮 30g	茯苓 90g

连翘 30g

六、病例小结

×××，5 岁，腹泻两日，无任何治疗。体温 37.5℃，脉率 80/min，呼吸 24/min，血压 130/84mmHg，听诊发现肠鸣音亢进。化验无异常。中医四诊：神志清，精神差，舌苔垢浊，厚腻，脉滑，指纹青紫。

中医诊断：泄泻（食积）

西医诊断：泄泻

治疗法则：消食导滞，和中止泻

方药：保和丸

山楂 180g	神曲 60g	莱菔子 60g
半夏 80g	陈皮 30g	茯苓 90g
连翘 30g		

3 剂水煎服，日一剂，早晚温服，有变化随诊。

68. 呕吐——脾胃虚寒

一、准备（有礼貌地自我介绍及询问患者一般资料，工作等情况）

D：您好，我是您的接诊医生，我叫 ×××，请问您的孩子叫什么名字?

P：我的孩子叫 ×××。

D：请问你家住哪里?

P：呈贡区景明南路 227 号。

D：今年多大年纪?

P：3 岁。

D：请问你从事什么工作?

P：教师。

D：您的电话号码是多少?

P：12345678910。

二、信息收集

1. 主诉：

D：请问您的孩子哪里不舒服?

P：她呕吐。

D：有多久了?

P：大约有两周了。

D：您认为是什么原因导致的?

P：我也不是很清楚。

D：从发病到现在有没有去哪里诊治过？做过什么检查?

诊断是什么？服用过什么药物？效果怎么样？

P：做过推拿治疗，时好时坏，没吃过药。

D：她呕吐的什么？大约呕吐了几次？怎么个吐法？

P：吐的多为清稀痰水。早晨吃了，晚上就吐。晚上吃的，早晨就吐了。有时会夹杂她吃的东西。

D：发烧了吗？出汗吗？她还有哪里不舒服吗？

P：没，不发烧，不出汗。摸着她的手脚都冰凉，看着她每天都没有精神。

D：睡眠怎么样？大小便怎样？

P：睡眠还行，大便溏稀，小便清长。

2. 询问现病史：

3. 诊治经过：

4. 病后一般状况：

5. 询问既往史：

D：以往身体状况怎么样？有没有得过什么病？有没有结核、麻疹等传染病史？

P：之前身体状况一直还不错，没有得过什么病，没有传染病史。

D：有没有高血压、糖尿病、冠心病等病史？

P：没有的。

D：家里有没有遗传病史？

P：没有。

D：有没有药物及食物过敏史？有没有接种过疫苗？

P：没有。

6. 询问个人史：

D：出生于什么地方？居住的地方潮湿吗？有没有接触一些放射性物质？

P：出生于本地，其他没有。

D：平时有没有什么特殊嗜好，有没有吸烟、饮酒等嗜好？

P：没有。

D：您的家族有没有什么遗传病史？

P：没有。

三、信息给予

1. 解释诊断性操作的理论依据，如体格检查、实验室检查等

D：现在我查看一下孩子的舌、脉象，请您配合一下好吗？

P：舌质淡，苔白，脉细无力，指纹淡红。

D：我帮您做一个常规检查？

体温 38 ℃　心率 100 次 / 分　呼吸 25 次 / 分　血压 86/57mmhg

D：我要给你的孩子做一个腹部的切诊。查一下血常规。

P：好的。

2. 告诉病人他 / 她目前身体情况，如体格检查、实验室检查的结果，解剖学异常诊断的结果

根据您所描述的症状，及实验室检查。我初步诊断为呕吐，根据您的舌脉象，诊断为脾胃虚寒，现在我给你的孩子开服中药，不适随诊。

四、理解安慰病人

（认同病人所付出的努力、所取得的成就、所需要克服的

困难，如感谢病人的配合，体察病人的暗示、配合、默契）

D：您孩子这个病不严重的，您不要有太多的心理压力，但是也不能忽视它，如果回去以后有任何不适要及时随诊，回家后按时吃中药，给您的孩子开了丁萸理中汤，回家以后用冷水泡半个小时，煮开后 15 分钟，每天饭后各一次，每次 100mL，每服中药熬两天。暂时禁食 4~8 小时，可适量饮用生姜水或米汤，必要时静脉输液。注意防寒，宜食用清淡易消化食物。注意体位，防止呕吐物吸入气管。

五、结束问诊

（问病人是否还有其他的问题需要探讨，并进一步说明下一步的诊治方案）

治疗原则：温中散寒，和胃降逆

方药：丁萸理中汤

党参 6g	白术 6g	甘草 6g
干姜 6g	丁香 6g	吴茱萸 6g
竹茹 6g	半夏 6g	

3 剂水煎服，早中晚各一次，两日一剂。

六、病例小结

×××，3 岁，慢性呕吐，做过推拿治疗，效果不明显。体温 38℃，心率 100 次 / 分，呼吸 25 次 / 分，血压 86/57mmhg 中医四诊：神志清，精神尚可，舌质淡，苔白，脉细无力，指纹淡红。

中医诊断：呕吐—脾胃虚寒证

西医诊断：呕吐

方药：丁萸理中汤

党参 6g	白术 6g	甘草 6g

干姜 6g	丁香 6g	吴茱萸 6g
竹茹 6g	半夏 6g	

3 剂水煎服，早中晚各一次，两日一剂。

69. 呕吐——外邪犯胃

一、准备（有礼貌地自我介绍及询问患者一般资料，工作等情况）

D：您好，我是您的接诊医生，我叫 ×××，请问您的孩子叫什么名字？

P：我的孩子叫 ×××

D：请问你家住哪里？

P：呈贡区景明南路 227 号

D：今年多大年纪？

P：3 岁。

D：请问你从事什么工作？

P：教师。

D：您的电话号码是多少？

P：12345678910。

二、信息收集

1. 主诉：

D：请问您的孩子哪里不舒服？

P：她昨晚突然呕吐。

D：有多久了？

P：昨晚回到家，没过一会儿就呕吐了。

D：您认为是什么原因导致的。

P：昨天我们一家人出去玩，可能没给她穿暖和。

D：从发病到现在有没有去哪里诊治过？做过什么检查？

诊断是什么？服用过什么药物？效果怎么样？

P：没有看过，以为她吐完会好受些，今早可能就好了。

D：她呕吐的什么？大约呕吐了几次？

P：呕吐物比较清稀，吐了好几次，没仔细数。

D：发烧了吗？出汗吗？

P：给她量了体温，昨晚38℃。没发汗。

D：睡眠怎么样？饮食如何？大小便咋样？

P：昨晚哭闹了一晚，后面睡着后好点。孩子胃口一直很好的，大便未解，小便正常。

2. 询问现病史：

3. 诊治经过：

4. 病后一般状况：

5. 询问既往史：

D：以往身体状况怎么样？有没有得过什么病？有没有结核、麻疹等传染病史？

P：之前身体状况一直还不错，没有得过什么病，没有传染病史。

D：有没有高血压、糖尿病、冠心病等病史？

P：没有。

D：家里有没有遗传病史？

P：没有。

D：有没有药物及食物过敏史？有没有接种过疫苗？

P：没有。

6. 询问个人史：

D：出生于什么地方？居住的地方潮湿吗？有没有接触一些放射性物质？

P：出生于本地，其他没有。

D：平时有没有什么特殊嗜好，有没有吸烟、饮酒等嗜好？

P：没有。

D：您的家族有没有什么遗传病史？

P：没有。

三、信息给予

1. 解释诊断性操作的理论依据，如体格检查、实验室检查等

D：现在我查看一下孩子的舌、脉象，请您配合一下好吗？

P：苔白，脉浮。

D：我帮您做一个常规检查？

体温 38 ℃　心率 100 次 / 分　呼吸 25 次 / 分　血压 86/57mmhg

D：我要给你的孩子做一个腹部的切诊。查一下血常规。

P：好的。

2. 告诉病人他 / 她目前身体情况，如体格检查、实验室检查的结果，解剖学异常诊断的结果

根据您所描述的症状及实验室检查，我初步诊断为呕吐，根据您的舌脉象，诊断为外邪犯胃证，现在我给你的孩子开服中成药，不适随诊。

四、理解安慰病人

（认同病人所付出的努力、所取得的成就、所需要克服的困难，如感谢病人的配合，体察病人的暗示、配合、默契）

D：您孩子这个病不严重的，您不要有太多的心理压力，但是也不能忽视它，如果回去以后有任何不适要及时随诊，回家后按时吃中药，给您的孩子开了藿香正气散，回家以后用冷水泡半个小时，煮开后 15 分钟，每天饭后各一次，每次 100mL，每服中药熬两天。暂时禁食 4~8 小时，可适量饮用生姜水或米汤，必要时静脉输液。注意防寒，宜食用清淡易消化食物。注意体位，防止呕吐物吸入气管。

五、结束问诊

（问病人是否还有其他的问题需要探讨，并进一步说明下一步的诊治方案）

治疗原则：疏风解表，和中降逆

方药：藿香正气散加减

大腹皮 3g	白芷 3g	紫苏 3g
茯苓 3g	半夏曲 6g	白术 6g
陈皮 6g	厚朴 6g	苦桔梗 6g
藿香 9g	甘草 6g	

3 剂水煎服，早中晚各一次，两日一剂。

六、病例小结

×××，3 岁，急性呕吐，未进行任何治疗，体温 38℃，心率 100 次 / 分，呼吸 25 次 / 分，血压 86/57mmhg，中医四诊：神志清，精神尚可，舌苔薄白，脉浮。

中医诊断：呕吐—外邪犯胃证

西医诊断：呕吐

方药：藿香正气散加减

大腹皮 3g	白芷 3g	紫苏 3g
茯苓 3g	半夏曲 6g	白术 6g

陈皮 6g	厚朴 6g	苦桔梗 6g
藿香 9g	甘草 6g	

3 剂水煎服，早中晚各一次，两日一剂。

70. 厌食——脾胃气虚证

一、准备（有礼貌地自我介绍及询问患者一般资料，工作等情况）

D：您好！请坐，我是您的接诊医生，我叫 ×××，请问您的孩子叫什么名字？是男孩还是女孩？

P：医生您好，我的宝宝叫 ×××，是女孩。

D：孩子几岁了？

P：四岁了。

D：家住哪里？籍贯是哪里？

P：家住呈贡回回营，籍贯是云南。

D：麻烦留一个您的电话号码。

P：12345678910。

二、信息收集

1. 主诉：

D：小朋友怎么不舒服啊？多长时间了？

P：就是这一个月以来老是不爱吃饭，给他做的饭也变着花样做了，但她一看见饭就推开，吃不了两口就不吃了，好担心营养跟不上啊！这几天我都感觉宝宝的面色有点黄了！她以前就很挑食，还爱吃零食。

2. 询问现病史：

D：孩子平时爱哭闹吗？

P：很少哭闹。

D：睡觉时候有没有蜷缩而卧，或者喜人拥抱？（边触摸

患儿手心是否冰凉）

P：这倒没有。

D：汗多不多？

P：她这段时间都很少动了，都不出汗的。感觉精神不是很好。

D：她有没有说肚子痛？

P：没说过。

D：有没有给她吃过什么药，或者去哪里看过？

P：我自己给她吃了一星期的小儿健胃消食片，但是没有什么效果。

D：她睡眠怎么样？

P：睡觉没有以前安稳了。

D：大便怎么样？一天几次？

P：一天一两次，是稀的，好像还夹有吃进去没有消化的东西。

2. 询问现病史：

3. 诊治经过：

4. 病后一般状况：

5. 询问既往史：

D：以前有没有得过水痘麻疹，百日咳等疾病？

P：没有。

D：是否按时接种？

P：按时接种的。

D：吃药打针有没有过敏的？

P：暂时没有发现。

D：这是第几个孩子？足月还是早产？顺产还是剖宫产？

P：第一个孩子，足月顺产。

6. 询问个人史：

三、信息给予

1. 解释诊断性操作的理论依据，如体格检查、实验室检查等

D：小朋友，把舌头伸出来给我看看。

P：舌质淡、苔薄白，脉缓无力。

D：好，让孩子睡到床上，我做一下体格检查。（腹部触诊，边做边询问患儿痛不痛）

P：医生，我孩子有什么问题吗？需不需抽血化验或者照片之类的？

2. 告诉病人他 / 她目前身体情况，如体格检查、实验室检查的结果，解剖学异常诊断的结果

D：不用做其他检查，就是消化功能不好，脾胃的功能有点不足了，根据您所描述的症状，我初步诊断为小儿厌食，根据患儿的舌脉，诊断为脾胃气虚证，我开 2 服中药调调脾就行了，药喝完了再来找我复诊。

四、理解安慰病人

（认同病人所付出的努力、所取得的成就、所需要克服的困难，如感谢病人的配合，体察病人的暗示、配合、默契）

D：小朋友这次检查很配合，这个病不严重的，在小儿身上很常见，您不要有太多的心理压力，但是也不能忽视它。如果回去以后小孩有任何不适要及时就诊，回去给孩子按时服药，中药用水先泡 15 分钟，煮沸后 15 分钟就可以给孩子服用了，每天 3 次，每次喝 200 毫升，还要注意孩子的饮食，要清淡的、易消化的，少吃多餐。

P：好的，谢谢医生，再见！

D：不客气，再见！

五、结束问诊

（问病人是否还有其他的问题需要探讨，并进一步说明下一步的诊治方案）

辩证要点：不思饮食，食量减少，面色少华，肢倦乏力。

治法：健脾益气

主方：异功散加减

党参 6g　苍术 6g　陈皮 6g　茯苓 6g　鸡内金 6g　焦山楂 6g　炒谷芽 6g　炙甘草 6g

六、病例小结

×××，4 岁，食欲下降 1 个月。其家长曾令服小儿健胃消食片未好转。形体偏瘦、肢倦乏力、精神不振，不腹痛，大便溏薄夹有未消化食物残渣。体格检查未见异常。中医四诊：神志清，精神不振，舌淡，苔薄白，脉缓无力。

中医诊断：厌食—脾胃气虚证

西医诊断：小儿厌食

方药：异功散加减

党参 6g　苍术 6g　陈皮 6g　茯苓 6g　鸡内金 6g　焦山楂 6g　炒谷芽 6g　炙甘草 6g

71. 厌食——脾失健运证

一、准备（有礼貌地自我介绍及询问患者一般资料，工作等情况）

D：您好！请坐，我是您的接诊医生，我叫 ×××，请问您的孩子叫什么名字？是男孩还是女孩？

P：医生您好，我的宝宝叫 ×××，是女孩。

D：孩子几岁了？

P：四岁了。

D：家住哪里？籍贯是哪里？

P：家住呈贡，籍贯是云南。

D：麻烦留一个您的电话号码。

P：12345678910。

二、信息收集

1. 主诉：

D：小朋友怎么不舒服啊？多长时间了？

P：就是这一个月以来老是不爱吃饭，给他做的饭也变着花样做了，但她一看见饭就推开，吃不了两口就不吃了，好担心营养跟不上啊！她以前就很挑食，还爱吃零食。

2. 询问现病史：

D：孩子平时爱哭闹吗？

P：很少哭闹。

D：睡觉时候有没有蜷缩而卧，或者喜人拥抱？（边触摸患儿手心是否冰凉）

P：这倒没有。

D：汗多不多？

P：不多。

D：她有没有说肚子痛？

P：没说过。

D：有没有给她吃过什么药？或者去哪里看过？

P：我自己给她吃了一星期的小儿健胃消食片，但是没有什么效果。

D：她睡眠怎么样？

P：睡觉没有以前安稳了。

D：大便怎么样？一天几次？

P：一天一两次，不干也不稀。

3. 诊治经过：

4. 病后一般状况：

5. 询问既往史：

D：以前有没有得过水痘、麻疹、百日咳等疾病？

P：没有。

D：是否按时接种？

P：按时接种的。

D：吃药打针有没有过敏的？

P：暂时没有发现。

D：这是第几个孩子？足月还是早产！顺产还是剖宫产？

P：第一个孩子，足月顺产。

6. 询问个人史：

三、信息给予

1. 解释诊断性操作的理论依据，如体格检查、实验室检查等

D：小朋友，把舌头伸出来给我看看。

P：舌淡红、苔薄白，脉和缓。

D：好，让孩子睡到床上，我做一下体格检查。（腹部触诊，边做边询问患儿痛不痛）

P：医生，我孩子有什么问题吗？需不需抽血化验或者照片之类的？

2. 告诉病人他/她目前身体情况，如体格检查、实验室检查的结果，解剖学异常诊断的结果

D：不用做其他检查，就是消化功能不好，脾胃的功能有点不足了，根据您所描述的症状，我初步诊断为小儿厌食，根据患儿的舌脉，诊断为脾失健运证，我开2服中药调调脾就行了，药喝完了再来找我复诊。

四、理解安慰病人

（认同病人所付出的努力、所取得的成就、所需要克服的困难，如感谢病人的配合，体察病人的暗示、配合、默契）

D：小朋友这次检查很配合，这个病不严重的，在小儿身上很常见的，您不要有太多的心理压力，但是也不能忽视它。如果回去以后小孩有任何不适要及时就诊，回去给孩子按时服药，中药用水先泡半个小时，煮涨后15分钟就可以给孩子服用了，每天三次，每次喝200毫升，还要注意孩子的饮食，要清淡的、易消化的，少吃多餐。

P：好的，谢谢医生，再见！

D：不客气，再见！

五、结束问诊

（问病人是否还有其他的问题需要探讨，并进一步说明下一步的诊治方案）

辩证要点：食欲不振，食量减少，形体、精神如常

治法：运脾开胃

主方：不换金正气散加减

厚朴 6g　苍术 6g　陈皮 6g　藿香 6g　法夏 6g　炙甘草 6g　鸡内金 6g　加生姜三片、大枣二枚

六、病例小结

×××，4 岁，食欲下降 1 个月。其家长曾令服小儿健胃消食片未好转。形体、精神如常，不腹痛，体格检查未见异常。中医四诊：神志清，精神尚可，舌淡红，苔薄白，脉和缓。

中医诊断：厌食—脾失健运证

西医诊断：小儿厌食

方药：不换金正气散加减

厚朴 6g　苍术 6g　陈皮 6g　藿香 6g　法夏 6g　炙甘草 6g　鸡内金 6g　加生姜三片、大枣二枚

五、骨科

72. 腰痛病（气滞血瘀证）

一、准备（有礼貌地自我介绍及询问患者一般资料，工作等情况）

D：您好，我是您的接诊医生，我叫 ×××，请问你小孩叫什么名字？

P：叫 ×××。

D：您家住哪里？

P：学府路 388 号。

D：今年几岁？

P：23 岁。

D：你怎么称呼？联系电话是？

P：×××，12345678910。

二、信息收集

1. 主诉：

D：请问您哪里不舒服？

P：医生，我左边腰痛，特别是坐久了以后，疼得最厉害。

D：有多久了呢？

P：1 星期了。

询问现病史、病因：

D：什么原因导致的知道吗？

P：不太清楚，就是这几天要考试了，那天在教室看了一天的书，回宿舍就感觉腰有点不舒服。

D：有受过什么伤吗？

P：这个倒没有。

主要症状：

D：怎么个痛法，是胀痛呢？刺痛？

P：就是胀痛。

D：什么姿势痛得最厉害？

P：如果保持一个姿势就还好，但是姿势一变换就痛得厉害。

D：有什么缓解的姿势，什么方法可以缓解吗？

P：平躺着比较舒服，早上睡起来就会好一些，但是时间坐得太久，或者是背个书包什么的，腰就会有反应。

D：对活动有影响吗？比如说某一个姿势做不了什么的？走路时间长了需要停下来休息一下什么的？

P：好像没有吧，就是做动作的时候会有不舒服。

伴随：

D：其他还有哪里不舒服吗？

P：屁股有一点点酸痛的感觉。

D：有发热、恶寒、乏力、体重下降这些症状吗？

P：没有。

2. 询问现病史：

3. 诊治经过：

D：从发病到现在有去哪里看过吗？

P：没有。

4. 病后一般状况：

D：饮食怎么样？

P：还可以。

D：最近体重有没有变化？

P：没什么变化。

D：大小便怎么样？

P：都正常。

D：最近睡眠怎么样？

P：睡眠还行。

5. 询问既往史：

D：过去身体怎么样？有没有得过什么疾病？

P：之前一直挺好的，没什么病。

D：得过什么传染病吗？

P：没有。

D：是否做过手术？

P：没有。

D：是否输过血？

P：没有。

D：您是否对某些药物过敏？

P：没有。

D：饮食方面呢？比如有海鲜类的食物过敏吗？

P：没有。

6. 询问个人史：

D：抽烟、喝酒吗？

P：都不。

D：结婚了吗？

P：没有。

D：父母身体好吗，有什么家族遗传病吗？

P：父母身体挺好的，好像没有什么家族遗传病。

三、信息给予

1. 解释诊断性操作的理论依据，如体格检查、实验室检查等

D：来给你检查一下：

视：脊柱外形无异常，生理曲度正常，皮肤未见异常；

触：棘突无压痛，棘突旁无压痛，左侧腰大肌及骶脊肌紧张，压痛明显，稍肿胀，右侧腰大肌及骶脊肌紧张，轻压痛。双侧臀大肌压痛，左侧较重。

叩：无叩击痛。

动和量：腰部活动度：前屈45°，左右侧屈45°，后伸20°。直腿抬高试验双侧（-），腰背伸试验（-），神经系统体格检查无异常。下肢肌力及肌张力均正常。生理反射正常，病理反射未引出。

体格检查做完了，谢谢你的配合，现在去完善一个腰椎六位片，为的是确证是否有腰椎的滑脱、退变等。

看看你的舌苔——舌暗红有瘀点苔薄白，

摸摸你的脉象——脉涩。

2. 告诉病人他/她目前身体情况，如体格检查、实验室检查的结果，解剖学异常诊断的结果

检查回来，根据检查结果（腰椎DR：腰椎骨折未见明显异常。腰椎CT：腰椎平扫未见明显异常。腰椎MRI：右侧腰大肌及骶棘肌轻度水肿信号），给患者分析：

“看了片子，结合体格检查我认为您的初步诊断为腰肌劳损，结合中医特点诊断为腰痛病，属于气滞血瘀证。”

四、理解安慰病人

（认同病人所付出的努力、所取得的成就、所需要克服的困难，如感谢病人的配合，体察病人的暗示、配合、默契）

这种情况在中老年人身上较为常见，但目前青壮年的发病率也在逐步升高，这可能与你的生活习惯和不良的坐姿等等有关，久坐时要适当起身活动，负重工作时，要学会用力方式，必要时可佩戴腰围。没关系的，不是很严重的病，要注意多休息，积极治疗，应该能很快好转。

五、结束问诊

（问病人是否还有其他的问题需要探讨，并进一步说明下一步的诊治方案）

（1）多卧床休息，必要时可佩戴腰围活动。

（2）建议推拿 / 针灸 / 理疗 / 针刀等局部对症治疗。

（3）腰背操锻炼。

（4）口服中药活血舒筋汤，或者“泽兰合剂”。

活血舒筋汤：具体方药未知。

（5）外用膏药，红花油等。

嘱托：平时应注意腰部的正确姿势，经常变换体位，加强腰部肌肉锻炼，积极参加户外活动，注意保暖，避免风寒湿侵袭。积极治疗，预防成为慢性劳损。

六、病例小结

×××，23 岁，因右侧腰部疼痛，活动不利 1 周入院。未行相关治疗，后至我院就诊，查体见：脊柱外形无异常，生理曲度正常，腰椎棘突无压痛，棘突旁无压痛，右侧腰大肌及骶脊肌紧张，压痛明显，稍肿胀，左侧腰大肌及骶脊肌紧张，轻压痛。双侧臀大肌压痛，右侧较重。腰椎无叩击痛。腰部活动度正常，直腿抬高试验双侧（–），腰背伸试验（–），神经系统体格检查无异常。下肢肌力及肌张力均正常。生理反射正常，病理反射未引出。腰椎 DR 片：腰椎退行性改变。（CT：腰椎骨质未见明显异常。腰椎 MRI：腰椎轻度退行性变。）

中医四诊：神情，精神状态一般，舌暗红苔薄白，脉沉迟。

中医诊断：腰痛病—气滞血瘀证

西医诊断：腰肌劳损

治法：行气活血、舒筋祛瘀

方剂：活血舒筋汤

5 剂，水煎服，日一剂，分两次服。

中医治疗：针灸、推拿、针刀等。外用活血化瘀药物。

西医治疗：腰围固定、对症支持治疗；腰背操；理疗等。

73. 腰痛病（风寒湿痹证）

一、准备（有礼貌地自我介绍及询问患者一般资料，工作等情况）

D：您好，我是您的接诊医生，我叫 ×××，请问你小孩叫什么名字？

P：叫 ×××。

D：您家住哪里？

P：学府路 388 号

D：今年几岁？

P：23 岁。

D：你怎么称呼？联系电话是？

P：×××，12345678910。

二、信息收集

1. 主诉：

D：请问您哪里不舒服？

P：医生，我左边腰痛，特别是坐久了以后，疼得最厉害。

D：有多久了呢？

P：1 星期了。

2. 询问现病史：

询问现病史、病因：

D：什么原因导致的知道吗？

P：不太清楚，就是这几天要考试了，天气太热，我在图书馆看书，就坐在空调前面，吹了几天空调，就感觉腰有点活动不灵活。

D：有受过什么伤吗？

P：这个倒没有。

主要症状：

D：怎么个痛法，是胀痛呢还是刺痛？

P：就是感觉腰部很重，酸痛，转动不灵活。

D：什么姿势痛得最厉害？

P：如果保持一个姿势就还好，但是姿势一变换就痛得厉害。

D：有什么缓解的姿势，有什么方法可以缓解吗？

P：平躺着比较舒服，早上睡起来就会好一些，但是时间坐得太久，吹空调后就会开始不舒服，多穿点衣服也会舒服一些。

D：对活动有影响吗？比如说某一个姿势做不了什么的？走路时间长了需要停下来休息一下什么的？

P：好像没有吧，就是做动作的时候会有不舒服。

伴随：

D：其他还有哪里不舒服吗？

P：屁股有一点点酸痛的感觉。

D：有发热、恶寒、乏力、体重下降这些症状吗？

P：就是腰有点怕冷。

3. 诊治经过：

D：从发病到现在有去哪里看过吗？

P：没有。

4. 病后一般状况：

D：饮食怎么样？

P：还可以。

D：最近体重有没有变化？

P：没什么变化。

D：大小便怎么样？

P：都正常。

D：最近睡眠怎么样？

P：睡眠还行。

5. 询问既往史：

D：过去身体怎么样？有没有得过什么疾病？

P：之前一直挺好的，没什么病。

D：得过什么传染病吗？

P：没有。

D：是否做过手术？

P：没有。

D：是否输过血？

P：没有。

D：您是否对某些药物过敏？

P：没有。

D：饮食方面呢？比如有海鲜类的食物过敏吗？

P：没有。

6. 询问个人史：

D：抽烟喝酒吗？

P：都不。

D：结婚了吗？

P：没有。

D：父母身体好吗，有什么家族遗传病吗？

P：父母身体挺好的，好像没有什么家族遗传病。

三、信息给予

1. 解释诊断性操作的理论依据，如体格检查、实验室检查等

D：来，给你检查一下。

（视：脊柱外形无异常，生理曲度正常，皮肤未见异常。

触：棘突无压痛，棘突旁无压痛，左侧腰大肌及骶脊肌紧张，压痛明显，稍肿胀，右侧腰大肌及骶脊肌紧张，轻压痛。双侧臀大肌压痛，左侧较重。

叩：无叩击痛。

动和量：腰部活动度：前屈45°，左右侧屈45°，后伸20°。直腿抬高试验双侧（-），腰背伸试验（-），神经系统体格检查无异常。下肢肌力及肌张力均正常。生理反射正常，病理反射未引出。）

体格检查做完了，谢谢你的配合，现在去完善一个腰椎六位片，为的是确证是否有腰椎的滑脱、退变等。

看看你的舌苔——舌质淡，苔白腻，

摸摸你的脉象——脉浮紧。

2. 告诉病人他/她目前身体情况，如体格检查、实验室检查的结果，解剖学异常诊断的结果

检查回来，根据检查结果（腰椎DR：腰椎骨折未见明显异常。腰椎CT：腰椎平扫未见明显异常。腰椎MRI：右侧腰大肌及骶棘肌轻度水肿信号），给患者分析：

"看了片子，结合体格检查我认为您的初步诊断为是腰肌劳损，结合中医特点诊断为腰痛病，属于风寒湿痹证。"

四、理解安慰病人

（认同病人所付出的努力、所取得的成就、所需要克服的困难，如感谢病人的配合，体察病人的暗示、配合、默契）

这种情况在中老年人较为常见，但目前青壮年的发病率也在逐步升高，这可能与你的生活习惯和不良的坐姿等等有关，久坐时要适当起身活动，负重工作时，要学会用力方式，必要时可佩戴腰围，没关系的，不是很严重的病，要注意多休息，积极治疗，应该能很快好转。

五、结束问诊

（问病人是否还有其他的问题需要探讨，并进一步说明下一步的诊治方案）

进一步说明下一步的诊治方案：

（1）多卧床休息，必要时可佩带腰围活动。

（2）注意腰部保暖，可局部热敷。

（3）建议推拿 / 针灸 / 理疗 / 针刀等局部对症治疗。

（4）腰背操锻炼。

（5）口服中药羌活胜湿汤，或者“泽兰合剂”。

羌活胜湿汤

羌活 6g	独活 6g	藁本 3g
防风 3g	炙甘草 3g	蔓荆子 2g
川芎 1.5g		

（6）外用膏药，红花油等。

嘱托：平时应注意腰部的正确姿势，经常变换体位，加强腰部肌肉锻炼，积极参加户外活动，注意保暖，避免风寒湿侵袭。积极治疗，预防成为慢性劳损。

六、病例小结

×××，23 岁，因右侧腰部疼痛，活动不利 1 周入院。未行相关治疗，后至我院就诊，查体见：脊柱外形无异常，生理曲度正常，腰椎棘突无压痛，棘突旁无压痛，右侧腰大肌及骶脊肌紧张，压痛明显，稍肿胀，左侧腰大肌及骶脊肌紧张，轻压痛。双侧臀大肌压痛，右侧较重。腰椎无叩击痛。腰部活动度正常，直腿抬高试验双侧（–），腰背伸试验（–），神经系统体格检查无异常。下肢肌力及肌张力均正常。生理反射正常，病理反射未引出。腰椎 DR 片：腰椎退行性改变。（CT：

腰椎骨质未见明显异常。腰椎 MRI：腰椎轻度退行性变。）

中医四诊：神情，精神状态一般，舌质淡苔白腻，脉紧。

中医诊断：腰痛病—风寒湿痹证

西医诊断：腰肌劳损

治法：祛风除湿，温经通络

方剂：羌活胜湿汤

羌活 6g	独活 6g	藁本 3g
防风 3g	炙甘草 3g	蔓荆子 2g
川芎 1.5g		

5 剂，水煎服，日一剂，分两次服。

中医治疗：针灸、推拿、针刀等。外用温经通络药物。

西医治疗：腰围固定、对症支持治疗；腰背操；理疗等。

74. 腰突——肾阳虚证

一、准备（有礼貌地自我介绍及询问患者一般资料，工作等情况）

D：您好，我是您的接诊医生，我叫 ×××，请问您叫什么名字？

P：我叫 ×××。

D：您家住哪里？

P：昆明市五华区下马村。

D：先生今年几岁？

P：45 周岁。

D：您从事什么工作

P：下岗工人。

D：您的联系电话是？

P：12345678910。

二、信息收集

1. 主诉：

D：这位先生您是哪儿不舒服？

P：我就是腰杆疼（云南方言——腰痛）（手按压腰部不舒服部位），好几天了，忍不住了想让您看看究竟是什么情况，是不是腰椎出了问题？

D：您不用着急，您放心，我给您好好检查一下，千万别着急。请您用手指一下哪个地方疼。

P：就这（撩起衣服，手指左侧腰部位置），腰部叩击痛，肾区叩击痛检查。

D：您腰疼多长时间了？

P：疼了一个多月了，严重起来今天是第三天了。

2. 询问现病史：

D：当时是因为什么引起的？

P：一个月前在抬箱子时，闪了一下，之后就开始疼到现在。

D：是怎样痛呢？

P：腰部冰凉凉的，疼痛持续一个多月了。

D：那什么时候疼痛会缓解一点呢？

P：平睡就不痛了或者热敷后会缓解。

D：在什么情况下腰疼痛加重？

P：站久了。还有就是一弯腰，活动就特别疼。

D：除了腰疼还有哪个地方不舒服吗？

P：左边一只腿感觉麻麻的。不时还有疼痛。

3. 诊治经过：

4. 病后一般状况：

5. 询问既往史：

D：您过去身体怎么样？有没有得过什么疾病？

P：我身体一直都很好，没得过什么病。

D：高血压、糖尿病、冠心病、肺结核这些都没有得过吗？

P：没有。

D：有做过手术吗？有输过血吗？

P：没有。

D：有没有对什么食物、药物的过敏史？

P：没有。

D：您家里有没有遗传性的疾病？

P：没有。

6. 询问个人史：

D：有没有什么特殊不良嗜好？平时吸烟、喝酒吗？喜欢吃辛辣生冷的食物吗？

P：没有。

D：您的婚姻状况是？

P：已婚。

D：您的配偶有没有感染相关疾病呢？

P：没有。

D：是否有孩子？孩子的身体状况怎么样？

P：有孩子，很健康。

三、信息给予

1. 解释诊断性操作的理论依据，如体格检查、实验室检查等

查体示：腰 4，腰 5 椎体两侧有压痛，直腿抬高实验（+），直腿抬高加强实验（+）。影像学检查：腰部 CT 回报：只是 L4–5，L5–S1 有轻度膨出，椎管未见狭窄。DR 回报腰椎轻度侧弯，腰椎退变，L4–5，L5–S1 椎间隙狭窄，MRI 回报腰 4/5 腰 5 骶 1 椎间盘 T2WI 信号减低，并向后突出分别约 3mm.4mm，压迫硬膜囊。骨髓大小形态位置及信号未见异常。中医四诊：腰部冷痛，缠绵不愈，喜温喜按，遇劳加重，少腹拘急，形寒肢冷，神志清楚，精神差，舌质淡，脉沉无力。

2. 告诉病人他 / 她目前身体情况，如体格检查、实验室检查的结果，解剖学异常诊断的结果

四、理解安慰病人

认同病人所付出的努力、所取得的成就、所需要克服的困难，如感谢病人的配合，体察病人的暗示、配合、默契。

五、结束问诊

问病人是否还有其他的问题需要探讨，并进一步说明下一步的诊治方案。

六、病例小结

病例 ×××，45 岁，腰部疼痛 20 天加重 3 天入院。患者既往腰部疼痛一年余，曾在五华区人民医院住院治疗，效果不佳，本次发病以来未做过任何检查和治疗，近三天疼痛一直未缓解，为进一步治疗来我院治疗。查体示：腰 4，腰 5 椎体两侧有压痛，直腿抬高实验（+），直腿抬高加强实验（+）。影像学检查：DR 回报腰椎轻度侧弯，腰椎退变，L4–5，L5–S1 椎间隙狭窄，腰部 CT 回报：只是 L4–5，L5–S1 有轻度膨出，椎管未见狭窄。MRI 回报腰 4/5 椎间盘 T2WI 信号减低，并向后突出分别约 3mm.4mm，压迫硬膜囊。骨髓大小形态位置及信号未见异常。

中医四诊：神志清楚，精神差，腰部冷痛，缠绵不愈，喜温喜按，遇劳加重，少腹拘急，形寒肢冷，神志清楚，精神差，舌质淡，脉沉无力，

中医诊断：腰痛，肾阳虚证

西医诊断：腰椎间盘突出症

治法：补肾壮阳，温煦经脉

方药：右归丸加减

肉桂　附子　鹿角胶　杜仲　菟丝子　熟地　山药　山萸肉　枸杞子　川芎　当归　五灵脂　香附　甘草　羌活　没药　牛膝　秦艽　桃仁　红花　地龙等。

中成药：金匮肾气丸、强腰壮骨丸，腰痹通胶囊等。

配合针灸理疗

西医治疗：（1）甘露醇 250mL+ 地塞米松 5mL sig iv 每分钟 40 滴。

（2）150 mLGS+ 血塞通 0.6mg × 2 sig iv 每分钟 40 滴。

（3）持续体重 ×1/6 牵引；

射频消融术。

75. 腰椎间盘突出（寒湿阻络型）

一、准备（有礼貌地自我介绍及询问患者一般资料，工作等情况）

D：您好，我是您的接诊医生，我叫 ×××，请问您叫什么名字？

P：叫 ×××。

D：家住哪里？

P：雨花路 105 号。

D：今年几岁？

P：45 周岁。

D：联系电话是？

P：12345678910。

二、信息收集

1. 主诉：

D：您是哪儿不舒服？

P：腰痛，疼的时候扯着右脚疼。

D：您不用着急，您放心，我给您好好检查一下，千万别着急。请您用手指一下，哪个地方疼？

P：就这（腰部中间，有时候髋骨也疼）。

D：是怎么样痛呢？

P：跟针扎着一样的疼。

D：疼痛有原因吗？

P：当时淋着雨走回家，过了两天感觉腰部疼痛。特别是后面坐久了或弯腰工作时间长了直起来就疼。

D：您腰疼多长时间了？

P：腰疼一共有一年了。

D：那腿疼多久了？

P：5天了。

D：之前有什么原因没有，比如着凉、感冒了之类。

P：五天前是搬东西累到了。

D：哪条腿疼得重？

P：右侧。

D：左侧痛吗？

P：没痛过。

D：腰痛和腿痛有关联吗？

P：有，觉得从腰部往腿上串着痛。

D：那什么时候疼痛会缓解一点呢？

P：休息后好一点。

D：在什么情况下腰疼痛加重？

P：坐久了或者站久了。还有就是一弯腰。

D：除了腰疼还有哪个地方不舒服么？

P：左边屁股连着大腿也感觉麻麻的。

2. 询问现病史：

3. 诊治经过：

D：从发病到现在有去哪里看过吗？

P：之前在我家附近医院拍过CT，说是间盘突出，做了几天牵引不减轻，今天就来这里了。

D：最近体重有没有什么变化？

P：没什么变化。

D：大小便怎么样？有没有什么变化？

P：都正常，没什么变化。

D：吃饭睡觉怎么样？

P：吃饭还可以，睡觉不太好，姿势不对疼得厉害，睡得不好。

4. 病后一般状况：

5. 询问既往史：

6. 询问个人史：

D：您过去身体怎么样？有没有得过什么疾病吗？

P：我身体一直都很好，没得过什么病。

D：高血压、糖尿病、冠心病、肺结核这些都没有得过吗？

P：没有。

D：有做过手术吗？有输过血吗？

P：没有。

D：有没有对什么食物、药物的过敏史？

P：没有。

D：您家里有没有遗传性的疾病？

P：没有。

三、信息给予

1. 解释诊断性操作的理论依据，如体格检查、实验室检查等

D：您最好再去拍一个肩关节的 CT 片，更好地明确诊断。接下来我们将根据实际情况来共同确定接下来的治疗方案。谢谢您的配合。

P：好的。

D：看看舌苔（舌质淡，舌苔薄白）

摸摸脉象：脉弦紧

常规检查：体温 36.5℃，脉率 80/min，呼吸 24/min，血压 130/84mmHg

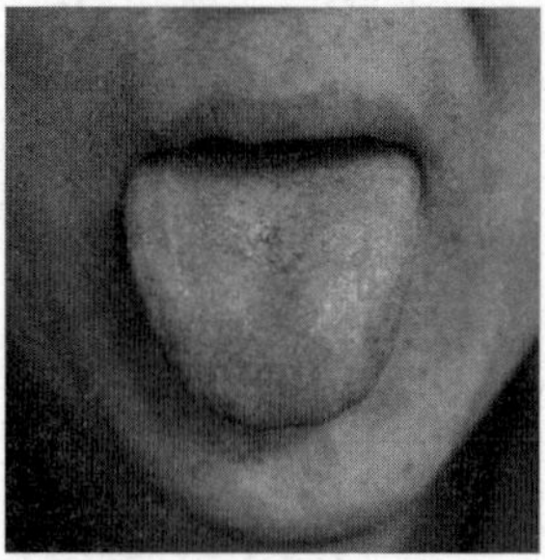

CT 检查提示：腰 4，腰 5 椎体两侧有压痛，直腿抬高实验（+），直腿抬高加强实验（+）。影像学检查：腰部 CT 回报：只是 L4–5，L5–S1 有轻度膨出，椎管未见狭窄。MRI 回报腰 4/5 腰 5 骶 1 椎间盘 T2WI 信号减低，并向后突出分别约 3mm.4mm，压迫硬膜囊。骨髓大小形态位置及信号未见异常

2. 告诉病人他 / 她目前身体情况，如体格检查、实验室检查的结果，解剖学异常诊断的结果

检查回来，根据您的 CT 结果和你描述的症状，我认为您的初步诊断是腰椎间盘突出，结合中医特点，舌质淡，苔白，脉弦紧，可辩证为寒湿阻络型。我先给您用中药内服，然后你配合针灸治疗，运动疗法也必不可少。

四、理解安慰病人

（认同病人所付出的努力、所取得的成就、所需要克服的困难，如感谢病人的配合，体察病人的暗示、配合、默契）

您这次检查很配合，这个病不严重的，您不要有心理压力，但是也不能忽视它，有不舒服要及时就医，之后您可能需要注意按时吃药，注意锻炼，给您用了中药方桂枝汤合身痛逐瘀汤加减，每天一剂，早晚两次分服。禁止辛辣刺激或寒凉食物。我会关注您的病情。

五、结束问诊

（问病人是否还有其他的问题需要探讨，并进一步说明下一步的诊治方案）

治疗法则：散寒除湿，活血通络

方药：桂枝汤合身痛逐瘀汤加减

川芎 10g　桂枝 10g　生姜 15g　当归 15g　五灵脂 10g　香附 10g　甘草 5g　羌活 10g　没药 10g　牛膝 15g　秦艽 10g　桃仁 10g　红花 10g　地龙 10g

3 剂水煎服，日一剂，早晚温服，有变化随诊。

六、病例小结

×××，45 岁，腰痛一年，加重伴右下肢疼痛五日入院。患者一年前淋雨后出现腰痛，久坐时加重，休息平卧后缓解，未予系统诊治，五天前弯腰持重物后再次出现腰痛，伴有右下肢放射样疼痛，在附近医院检查腰椎 CT 发现腰椎间盘突出，给予牵引理疗等治疗无明显缓解，为明确诊断来我院。病程中饮食尚可，二便正常，睡眠欠佳，体重无明显改变。查体示：腰 4，腰 5 椎体两侧有压痛，直腿抬高实验（+），直腿抬高加强实验（+）。中医四诊：神志清楚，舌质淡，舌苔薄白，脉弦紧。

中医诊断：腰痛（寒湿阻络型）

西医诊断：腰椎间盘突出

治疗法则：散寒除湿，活血通络

方药：桂枝汤合身痛逐瘀汤加减

黄芪 9g	桂枝 9g	芍药 9g
生姜 18g	大枣 4 枚	当归 12g
生地 12g	川芎 10g	

3剂水煎服，日一剂，早晚温服，有变化随诊。

76. 腰痛病（气血亏虚）

一、准备（有礼貌地自我介绍及询问患者一般资料，工作等情况）

D：您好，我是您的接诊医生，我叫 ×××，请问您叫什么名字？

P：叫 ×××。

D：家住哪里？

P：雨花路 1075。

D：今年几岁？

P：25 周岁。

D：联系电话是？

P：12345678910。

二、信息收集

1. 主诉：

D：您是哪儿不舒服？

P：我就是腰疼（手按压腰部不舒服部位），想让您看看究竟是什么情况，是不是腰椎出了问题？

D：您不用着急，您放心，我给您好好检查一下，千万别着急。请您用手指一下，哪个地方疼？

P：就这（撩起衣服，手指左后腰位置）。

D：您腰疼多长时间了？

P：今天是第三天了。

2. 询问现病史：

D：当时是因为什么引起的？

P：我3天前帮忙搬东西时候可能是东西太重了，闪了一下，之后就疼到现在。

D：是怎样痛呢？

P：跟针扎着一样的疼。

D：那什么时候疼痛会缓解一点？

P：休息后好一点。

D：在什么情况下腰疼痛加重？

P：站久了。还有就是一仰腰，咳嗽就特别疼。

D：除了腰疼还有哪个地方不舒服？

P：左边屁股连着大腿也感觉麻麻的。

3. 诊治经过：

D：从发病到现在有去哪里看过吗？

P：没有。

D：病后饮食怎么样？

P：还好，跟以前没什么区别。

D：最近体重有没有什么变化？

P：没什么变化。

D：大小便怎么样？有没有什么变化？

P：都正常，没什么变化。

4. 病后一般状况：

5. 询问既往史：

6. **询问个人史：**

三、信息给予

1. 解释诊断性操作的理论依据，如体格检查、实验室检查等

D：您最好再去拍一个腰部的 CT 还有核磁，更好地明确诊断。排除这个关节的外伤病变，接下来我们将根据实际情况来共同确定接下来的治疗方案。谢谢您的配合。

P：好的。

D：看看舌苔：舌质淡，苔白

摸摸脉象：脉细弱

常规检查：体温 36.5℃，脉率 80/min，呼吸 24/min，血压 130/84mmHg

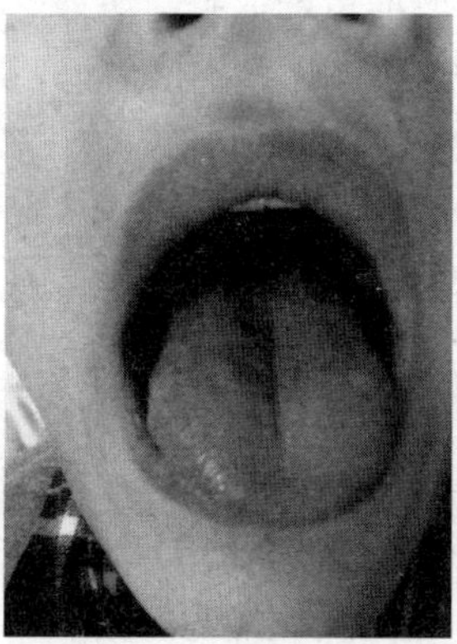
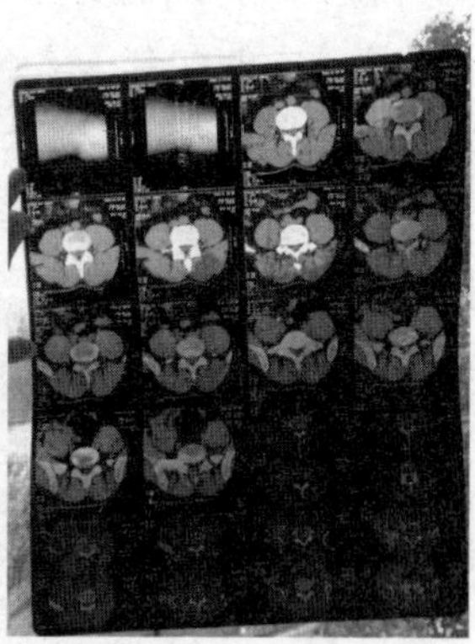

2. 告诉病人他 / 她目前身体情况，如体格检查、实验室检查的结果，解剖学异常诊断的结果

查体示：腰 4，腰 5 椎体两侧有压痛，直腿抬高实验（+），直腿抬高加强实验（+）。影像学检查：腰部 CT 回报：只是

L4–5，L5–S1 有轻度膨出，椎管未见狭窄。MRI 回报腰 4/5 腰 5 骶 1 椎间盘 T2WI 信号减低，并向后突出分别约 3mm、4mm，压迫硬膜囊。骨髓大小形态位置及信号未见异常。中医四诊：神志清楚，精神差，舌质紫暗，脉涩。舌质暗紫，或有瘀斑，脉沉涩。

与患者介绍病情：你的身体症状配合你的检查结果基本可以确定是你的四五腰椎有一些轻微的突出，压迫到了你的神经，所以你才有腰疼啊，大腿麻啊这些症状，其他的问题没有，鉴于你的这个病啊，我建议你去做中医的针灸推拿理疗，对于你的症状的缓解和疾病的康复有非常突出的疗效。其次你平时需要注意睡硬板床，这样有利于你的病情，同时也要注意保暖和避免体力劳动。这样才能促进你的康复。

四、理解安慰病人

（认同病人所付出的努力、所取得的成就、所需要克服的困难，如感谢病人的配合，体察病人的暗示、配合、默契）

您这次检查很配合，这个病不严重的，您不要有心理压力，但是也不能忽视它，有不舒服要及时就医，之后您可能需要注意按时吃药，注意锻炼，给您用了中药方黄芪桂枝五物汤加减，每天一剂，早晚两次分服。禁止辛辣刺激或寒凉食物。我会关注您的病情。

五、结束问诊

（问病人是否还有其他的问题需要探讨，并进一步说明下一步的诊治方案）

治疗法则：益气养血，祛风通络

方药：身痛逐瘀汤加减

川芎 15g　当归 9g　五灵脂 9g　香附 6g　甘草 6g　羌活

12g　没药 6g　牛膝 6g　秦艽 6g　桃仁 6g　红花 6g　地龙 3g 等

3 剂水煎服，日一剂，早晚温服，有变化随诊。

六、病例小结

×××，25 岁，腰部疼痛 3 天入院。患者因 3 天前搬重物致腰部疼痛，发病以来未做过任何检查和治疗，疼痛一直未缓解，为进一步治疗来我院治疗。查体示：腰 4，腰 5 椎体两侧有压痛，直腿抬高实验（+），直腿抬高加强实验（+）。影像学检查：腰部 CT 回报：只是 L4–5，L5–S1 有轻度膨出，椎管未见狭窄。MRI 回报腰 4/5 椎间盘 T2WI 信号减低，并向后突出分别约 3mm、4mm，压迫硬膜囊。骨髓大小形态位置及信号未见异常。

中医四诊：神志清楚，精神差，舌质紫暗，脉涩

诊断：腰椎间盘突出

证型：气滞血瘀

治法：行气活血，祛瘀止痛

方药：身痛逐瘀汤加减

川芎　当归　五灵脂　香附　甘草　羌活　没药　牛膝　秦艽　桃仁　红花　地龙等。

3 剂水煎服，日一剂，早晚温服，有变化随诊。

77. 肩痹——风寒湿痹

王磊

一、准备（有礼貌地自我介绍及询问患者一般资料，工作等情况）

D：您好，我是您的接诊医生，我叫 ×××，请问您叫什么名字？

P：叫 ××。

D：家住哪里？

P：学府路 388 号。

D：今年几岁？

P：23 周岁。

D：联系电话是？

P：12345678910。

二、信息收集

1. 主诉：

D：您是哪儿不舒服？

P：我就是左边的肩膀痛，特别是抬起来的时候。

D：您不用着急，您放心，我给您好好检查一下，千万别着急。请您用手指一下，哪个地方疼？

P：就这（撩起衣服，手指左侧肩部位置）。

D：您腰疼多长时间了？

P：两个月前一直疼到现在还在疼。

2. 询问现病史：

D：当时是因为什么引起的?

P：我两个月前睡觉的时候可能冷到了，之后就开始疼到现在。

D：是怎么样痛呢?

P：就是酸痛。

D：那什么时候疼痛会缓解一点呢?

P：我夜间、受寒及阴雨天时的时候就特别痛，要用热毛巾敷一下才会好一点。

D：除了肩痛还有哪个地方不舒服么?

P：没有了。

3. 诊治经过：

D：从发病到现在有去哪里看过吗?

P：没有。

D：病后饮食怎么样?

P：还好，跟以前没什么区别。

D：最近体重有没有什么变化?

P：没什么变化。

D：大小便怎么样? 有没有什么变化?

P：都正常，没什么变化。

D：睡眠呢?

P：不好，晚上经常会被痛醒。

4. 病后一般状况：

5. 询问既往史：

D：您过去身体怎么样？有没有得过什么疾病？

P：我身体一直都很好，只是有慢性胃炎。

D：高血压、糖尿病、冠心病、肺结核这些都没有得过吗？

P：没有。

D：有做过手术吗？有输过血吗？

P：没有。

D：有没有对什么食物、药物的过敏史？

P：没有。

D：您家里有没有遗传性的疾病？

P：没有。

6. 询问个人史：

三、信息给予

1. 解释诊断性操作的理论依据，如体格检查、实验室检查等

P：首先，我先给你做个肩部体格检查（搭肩实验，臂从神经牵拉试验，肩部活动度检查），然后再去拍个肩部的X片，看看有到底是什么问题，放轻松，不要紧张。

D：好的。

体格检查示：左肩关节周围广泛性压痛，以喙突及肱二头肌长头腱结节间沟处压痛明显，搭肩试验（+），左肩关节前屈40°、后伸30°、外展50°，臂丛牵拉试验（-）。

舌脉象：舌淡苔薄白脉沉紧。

X片示：左侧肩峰下脂肪线模糊。

2. 告诉病人他/她目前身体情况，如体格检查、实验室检查的结果，解剖学异常诊断的结果

D：您的检查结果出来了，根据目前你的检查结果，X片上没看到特别的问题，您这应该就是一个简单的漏肩风，就是西医所说的肩周炎，舌淡苔薄白脉沉紧，中医四诊合参，辩证为：风寒湿痹。

P：好的。

四、理解安慰病人

（认同病人所付出的努力、所取得的成就、所需要克服的困难，如感谢病人的配合，体察病人的暗示、配合、默契）

P：您这个病就是一个临床较常见的肩部损伤，不算很严重，但也不能轻视，注意休息，肩部不要做剧烈的运动，配合治疗，很快就可以好起来了。

五、结束问诊

（问病人是否还有其他的问题需要探讨，并进一步说明下一步的诊治方案）

P：请问对您的疾病还有什么问题吗？有没有什么不了解的？

您目前的治疗方案主要是针灸加上一些除湿通络、祛风散寒的中药内服，相信您很快就能够康复。

六、病例小结

××，男，23岁，左肩痛伴活动受限两月，加重半月。患者自诉两月前受凉出现左肩周疼痛，为阵发性酸痛，疼痛以夜间、受寒及阴雨天时为甚，左肩关节上举、旋后功能活动受限，穿衣活动困难。病后患者精神、睡眠差，饮食、二便正常；体重无改变。查体：左肩关节周围广泛性压痛，以喙突及肱二头肌长头腱结节间沟处压痛明显，搭肩试验（+），左肩关节前屈40°、后伸30°、外展50°，臂丛牵拉试验（–）。中医四诊：舌淡苔薄白脉沉紧。

辅助检查：肩关节 X 片示无明显异常。

中医诊断：肩痹—风寒湿痹

治疗法则：除湿通络、祛风散寒

方药：蠲痹汤加减

羌活 15g	黄芪 30g	秦艽 20g
当归 20g	川芎 15g	桂枝 12g
木香 15g	乳香 12g	赤芍 15g
防风 12g	桑枝 12g	威灵仙 20g
姜黄 9g	甘草 9g	

上药一日一剂，一日三次，水煎服。

针灸治疗：取肩井、阳陵泉，肩贞，曲池，阿是穴，肩前，肩髃，肩髎根据病情适当加减。

78. 肩周炎（气虚血瘀证）

一、准备（有礼貌地自我介绍及询问患者一般资料，工作等情况）

D：您好，我是您的接诊医生，我叫 ×××，请问您叫什么名字？

P：我叫张 ××。

D：您家住哪里？

P：我家住在学府路 1076 号。

D：今年多大岁数了？你平时是做什么工作的？

P：我今年 53 岁啦，我是一名老环卫工人。

D：您联系电话告诉我一下？

P：12345678910。

二、信息收集

1. 主诉：

D：你这次来看病主要是哪里不舒服呀？

P：你好医生，我右边呢肩膀疼得很，疼了好几个月了，严重的时候手都抬不起来。

D：具体疼了几个月啦？是咋个疼。喀是刺痛，么还是胀痛酸痛这种？

P：我疼了四个月了，就是右边肩膀刺痛，平常工作时间稍微长一点，就觉得疼得厉害。

D：开始痛之前喀有什么征兆？比如说扫地扯到这些，以前肩关节喀有受过外伤？

P：我记着是有一天早上去扫地的时候，起床起得太早了，也没有吃早点，恰好那天天气有点冷，下着点小雨，第二天晚上右边肩膀就有点刺痛，像针戳着一样，穿衣服，梳头发也会扯着痛，重点呢东西都不敢抬。

D：除了右肩疼痛还有没有哪里不舒服？

P：工作的时候常常提不起精神，感觉每天都特别累，倒在床上就想睡觉，做事也没有心情。

D：饮食、睡眠、大小便这些是否正常？

P：吃饭有点吃得少，就是有时候肩膀疼起来，晚上心里想着事就睡不着，感觉自己总是很累，小便正常，大便最近有点干。

D：有没有去其他医院过？

P：之前在我们的社区卫生院看过，吃过药，打了几次针灸，拔了几次火罐，但是感觉病情反反复复啊。

D：打过些什么针？吃过什么药还记得吗？做过什么检查？

P：记不得了，检查么就做过一个X片。医生你看这个是报告。（X线报告显示骨质疏松，大结节处有密度增高影）

D：嗯嗯，晓得啦。

2. 询问现病史：

3. 诊治经过：

4. 病后一般状况：

5. **询问既往史：**

D：以前有没有高血压、糖尿病，或者冠心病这些？

P：没有。

D：有没有患过肝炎、结核之类的传染病？

P：没有。

D：有没有受过重大外伤，输过血，有没有做过什么手术？

P：没有。

D：吃药打针会不会过敏？

P：之前都没有过。

D：会不会抽烟喝酒？

P：不会抽烟，酒基本上也不喝。

6. **询问个人史：**

D：父母身体怎么样，有没有什么传染病、遗传病？

P：身体健康，没有。

D：家里面有几个兄弟姐妹？身体怎么样？

P：有一个哥哥，身体都好呢。

D：我看看舌头，摸摸脉。（舌质黯淡，有瘀斑，苔白，脉细涩。）

P：医生，我这个是什么病啊？还需要做什么检查吗？严不严重？有没有什么需要小心的？

D：我初步看下来，你的这个是一个右肩关节周围炎（气虚血瘀型），也就是我们常说的肩周炎，如果你不放心还想确认一下，可以做一个核磁共振来确诊，这不算很重的病，但是也不是说就不管啦，要防止病情加重，你还是需要在生活工作方面有所注意，你平时就不要干重体力活，减少你右肩关节的活动，工作太累就休息一会儿，照我说的方法练练功，平时保持心情舒畅，坚持做做理疗，实在疼就打打针。

P：那医生，我今天需要做点什么治疗？开点什么药？

D：今天我给你做点针灸推拿，拔几个火罐，然后开点中药给你回去吃，记得按时吃药，少吃点辛辣刺激的东西。

P：好的，医生。

D：还有什么问题？

P：没有了，谢谢医生。

三、信息给予

1. 解释诊断性操作的理论依据，如体格检查、实验室检查等

D：您最好再去拍一个X片，更好地明确诊断。排除这个右肩关节酸痛与颈椎有无关系，明确了才能更好地对症下药，同时再做搭肩试验、疼痛弧实验，接下来我们将根据实际情况来共同确定接下来的治疗方案。谢谢您的配合。

P：好的。

D：看看舌苔（舌质黯淡，有瘀斑，苔白）

摸摸脉象（脉细涩）

2. 告诉病人他/她目前身体情况，如体格检查、实验室检查的结果，解剖学异常诊断的结果

四、理解安慰病人

（认同病人所付出的努力、所取得的成就、所需要克服的困难，如感谢病人的配合，体察病人的暗示、配合、默契）

这个病临床上还是比较常见的，不算很严重，但也不能轻视，任由病情进一步发展加重，平时除了进行医生交代的常规治疗外，自己还可以进行一些功能锻炼，如爬墙锻炼、打羽毛球等。同时控制工作时间，相信你的病情会有好转的。

五、结束问诊

（问病人是否还有其他的问题需要探讨，并进一步说明下一步的诊治方案）

治疗法则：补气活血，舒经通络

方药：桃红四物汤加减

桃仁 10g	红花 10g	当归尾 15g
熟地 10g	赤芍 10g	川芎 9g
白术 8g	黄芪 15g	

3 剂水煎服，日一剂，早晚温服，有变化随诊。

六、病例小结

×××，52 岁，右肩疼痛四月，经当地卫生院治疗后无效。右肩关节周围广泛性压痛，右三角肌、背阔肌压痛明显，关节局部无红肿，右肩关节外展、后伸及旋转受限，左上肢无压痛及麻木。

中医四诊：神志清，精神差，舌质黯淡，有瘀斑，苔白，脉细涩。

中医诊断：肩痹（气虚血瘀）；西医诊断：肩周炎。

治疗法则：补气活血，舒经通络

方药：桃红四物汤加减

桃仁 10g	红花 10g	当归尾 15g
熟地 10g	赤芍 10g	川芎 9g
白术 8g	黄芪 15g	

3 剂水煎服，日一剂，早晚温服，有变化随诊。

79. 肩凝风（气血亏虚）

一、准备（有礼貌地自我介绍及询问患者一般资料，工作等情况）

D：您好，我是您的接诊医生，我叫 ×××，请问您叫什么名字？

P：叫 ×××。

D：您家住哪里？

P：菊花村 ×× 号。

D：今年多大年龄？

P：52 岁。

D：您从事什么工作呢？

P：我是农民。

D：您的联系电话是？

P：12345678910。

二、信息收集

1. 主诉：

D：请问哪里不舒服？

P：你好医生，我的左肩酸痛，手也抬不起来。

D：有多久了呢？

P：我疼了快两个星期了，就是左边肩膀酸痛，基本不能自己穿衣服、梳头发。然后做完农活之后感觉疼得更厉害。

D：您自己认为是什么原因呢？过去有过这种情况吗？

P：我也不清楚，之前没有过，莫名其妙就抬不起手。

D：从发病到现在有去哪里诊疗过吗？做过哪些检查吗？诊断是什么？服用过药物没？效果怎么样？

P：没有去过医院，也没有吃过药，自己贴了膏药，效果不明显。

D：除了这个症状以外，还有哪里不舒服？还有别的症状么？最近体力怎么样，有没有感觉累？

P：会累的，还会头晕眼花，然后感觉没有力气，每天都是懒洋洋的。

D：那平时血压怎么样？现在我给你量个血压。

P：平时血压不高。

D：最近有没有冷到或者干重体力活的时候牵拉到呢？第一次酸痛之前有什么特殊的吗？

P：没有，噢，对了，那天干完活回家，一直下雨，然后晚上可能冷到了，第二天就开始疼。

2. 询问现病史：

3. 诊治经过：

4. 病后一般状况：

5. 询问既往史：

D：您过去身体怎么样？有没有得过什么疾病吗？有过麻疹、水痘等传染病史吗？

P：之前一直挺好的，没什么病。无传染病史。

D：是否做过手术？是否输过血？

P：都没有。

D：接种过什么疫苗吗？什么时候接种的？

P：生后 1 周接种卡介苗，6 个月时服小儿麻痹糖丸，18 个月注射百日破三次联疫苗。

D：您是否对某些药物过敏？饮食方面呢？比如对海鲜类的食物过敏吗？

P：没有。

6. 询问个人史：

D：有没什么特殊嗜好？平时吸烟、喝酒吗？喜欢吃辛辣刺激或者喜欢吃生冷寒凉食物？

P：平时偶尔喝一点酒，不多。

D：经常居住的地方会潮湿吗？平时卫生习惯怎么样？

P：房子条件不怎么好，会漏雨，卫生一般吧，我们是农民，不追求这么多的

D：您的配偶有没有相关感染疾病呢？

P：没有。

D：您的婚姻状况是？

P：已婚

D：是否有孩子？孩子身体状况挺好的吧？

P：有孩子，很健康。

三、信息给予

1. 解释诊断性操作的理论依据，如体格检查、实验室检查等

D：您最好再去拍一个肩关节的 X 片，更好地明确诊断。排除这个关节的外伤病变，接下来我们将根据实际情况来共同确定接下来的治疗方案。谢谢您的配合。

P：好的。

D：看看舌苔（舌质淡，苔白）

摸摸脉象（脉细弱。）

常规检查（体温 36.5℃，脉率 80/min，

呼吸 24/min，血压 130/84mmHg）

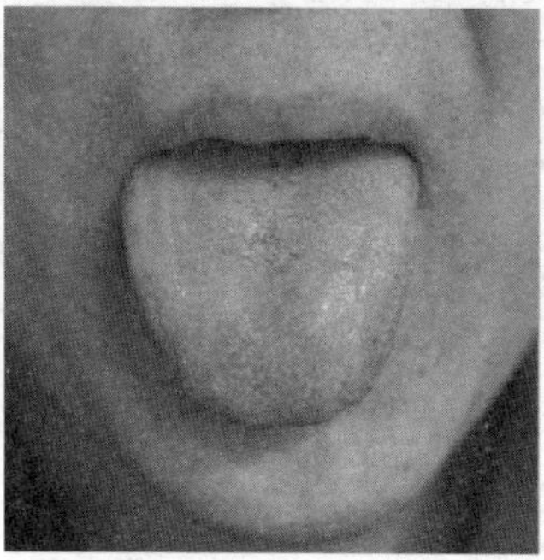

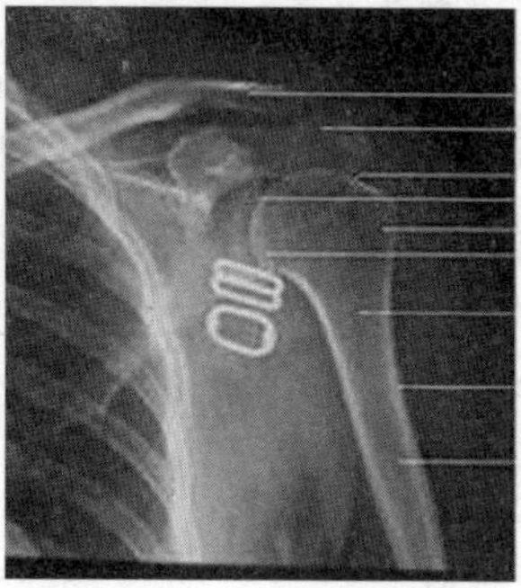

2. 告诉病人他 / 她目前身体情况，如体格检查、实验室检查的结果，解剖学异常诊断的结果

检查回来，根据检查结果。

X 线肩关节片：无明显异常。

检查回来，根据您的 X 线结果和你描述的症状，我认为您的初步诊断是肩凝风，结合中医特点伴随乏力，舌质淡，苔白，脉细弱，可辩证为气血虚证。西医是肩周炎。

我先给您用中药内服，然后你配合针灸治疗，运动疗法也必不可少，平时加强上肢的外展，内旋，外旋，前屈和后伸，一个疗程之后你再来复查。

四、理解安慰病人

（认同病人所付出的努力、所取得的成就、所需要克服的困难，如感谢病人的配合，体察病人的暗示、配合、默契）

您这次检查很配合，这个病不严重的，您不要有心理压力，但是也不能忽视它，有不舒服要及时就医，之后您可能需

要注意按时吃药，注意锻炼，给您用了中药方黄芪桂枝五物汤加减，每天一剂，早晚两次分服。禁止辛辣刺激或寒凉食物。我会关注您的病情。

五、结束问诊

（问病人是否还有其他的问题需要探讨，并进一步说明下一步的诊治方案）

治疗法则：益气养血，祛风通络

方药：黄芪桂枝五物汤加减

黄芪 9g	桂枝 9g	芍药 9g
生姜 18g	大枣 4 枚	当归 12g
生地 12g	川芎 10g	

3 剂水煎服，日一剂，早晚温服，有变化随诊。

六、病例小结

×××，52 岁，左上肢酸痛 2 周，无任何治疗。体温 36.5℃，脉率 80/min，呼吸 24/min，血压 130/84mmHg。X 线肩关节片：无明显异常。中医四诊：神志清，精神差，舌质淡，苔白，脉细弱。

中医诊断：露肩风或露肩风或肩凝风（气血亏虚）

西医诊断：左肩关节周围炎

治疗法则：益气养血，祛风通络

方药：黄芪桂枝五物汤加减

黄芪 9g	桂枝 9g	芍药 9g
生姜 18g	大枣 4 枚	当归 12g
生地 12g	川芎 10g	

3 剂水煎服，日一剂，早晚温服，有变化随诊。

80. 项痹（气血两虚）

一、准备（有礼貌地自我介绍及询问患者一般资料，工作等情况）

D：您好，我是您的接诊医生，我叫 ×××，请问您叫什么名字？

P：叫 ×××

D：您家住哪里？

P：雨花路 × 号。

D：今年多大年龄？

P：28 岁。

D：您从事什么工作呢？

P：文员。

D：您的联系电话是？

P：12345678910。

二、信息收集

1. 主诉：

D：您是哪儿不舒服？

P：我就是脖子酸疼，有时有点头昏，看东西不清楚。

D：您不用着急，您放心，我给您好好检查一下，千万别着急。请您用手指一下哪个地方疼。

P：就这（撩起衣服，手指左侧腰部位置）。

D：出现这个情况多长时间了？

P：有一个来月了，最近加班比较多。

2. **询问现病史：**

D：有没有去哪诊疗过啊？做过哪些检查？诊断结果是什么？用过什么药没有？效果怎么样？

P：以前检查说是颈椎有点问题，当时没有多大感觉，就没有在意。

D：除了这些症状，还有别的什么不舒服的吗？

P：有时两个肩膀也会疼，吃饭吃不下，总感觉浑身无力，不想动。

D：您血压怎么样？我给您量个血压吧。

P：好。

D：最近一次开始疼是什么情况下出现的？

P：就可能是加班时间长，一直看着电脑，时间稍长就会疼。

3. **诊治经过：**

4. **病后一般状况：**

5. **询问既往史：**

D：您过去身体怎么样？有没有得过什么疾病吗？有过麻疹、水痘等传染病史吗？

P：之前一直挺好的，没什么病。无传染病史。

D：是否做过手术？是否输过血？

P：都没有。

D：接种过什么疫苗吗？什么时候接种的？

P：生后1周接种卡介苗，6个月时服小儿麻痹糖丸，18个月注射百日破三次联疫苗。

D：您是否对某些药物过敏？饮食方面呢？比如对海鲜类

的食物过敏吗？

P：没有。

6. **询问个人史：**

D：有没什么特殊嗜好？平时吸烟、喝酒吗？喜欢吃辛辣刺激或者喜欢吃生冷寒凉食物吗？

P：哎，有点烟瘾，酒不怎么喝，就是工作加班比较多，

D：经常居住的地方会潮湿吗？平时卫生习惯怎么样？

P：不会。卫生习惯还算正常吧，偶尔会有不注意。

D：您的配偶有没有相关感染疾病呢？

P：没有。

D：您的婚姻状况是？

P：已婚。

D：是否有孩子？孩子身体状况挺好的吧？

P：没有。

三、信息给予

1. 解释诊断性操作的理论依据，如体格检查、实验室检查等

D：我来给您做下检查。你一会再去给颈椎拍个片看看。

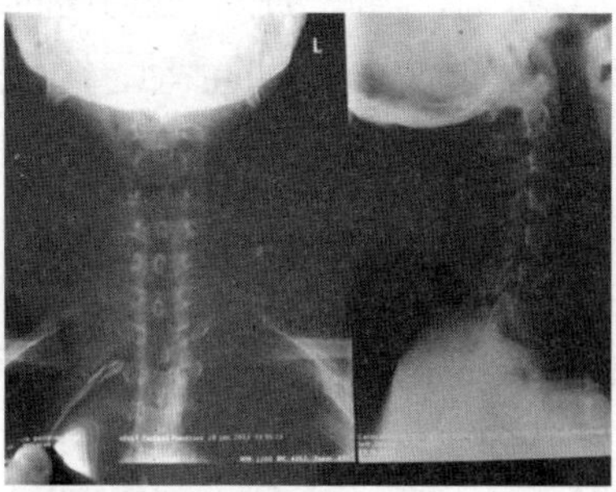

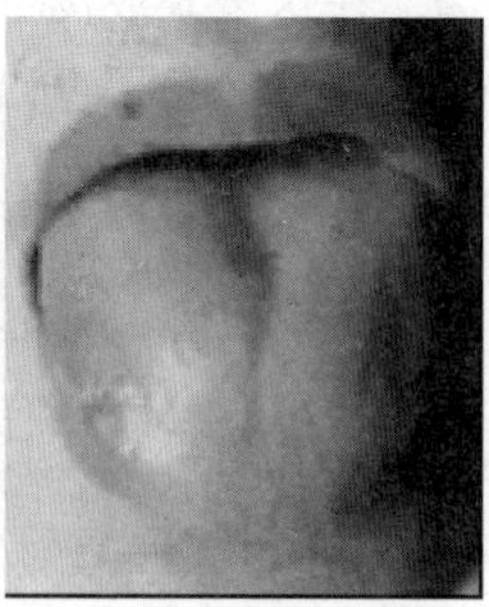

查体示发育正常，营养中等，神情欠佳，语言流利，查体合作。表情痛苦。耳、鼻、咽无异常。气管居中，甲状腺不

大；胸廓对称，无畸形，触诊语颤均等，无增强及减弱，心肺肝未见异常。颈椎 X 线正、侧、斜位片示：颈椎椎体正常排列，生理曲度变直。中医四诊：神志清楚，精神差，舌淡红，有齿痕，苔白而润，脉沉细无力。

2. 告诉病人他 / 她目前身体情况，如体格检查、实验室检查的结果，解剖学异常诊断的结果

检查回来，根据您的 X 线片结果和我查体，我认为您的初步诊断是颈椎病，结合中医特点伴随头晕，乏力，面唇紫暗，舌暗有瘀斑，可辩证为项痹的气血两虚证。

我先给您用中药内服，您一周后来随访。

四、理解安慰病人

（认同病人所付出的努力、所取得的成就、所需要克服的困难，如感谢病人的配合，体察病人的暗示、配合、默契）

您这次检查很配合，这个病不严重的，您不要有心理压力，但是也不能忽视它，有不舒服要及时就医，之后您可能需要注意按时吃药。就当是趁着这段日子好好养养身体吧，工作方面的事就尽量放放吧，操心太多也伤神啊。给您用了中药方颈舒汤，在这里开成汤剂，日一剂，早晚分服。服药期间禁性生活，禁辛辣刺激或寒凉食物。平时注意颈部的活动，饮食呢话平时就少吃动物肝脏这些了，要低油低脂。我会关注您的病情。

五、结束问诊

（问病人是否还有其他的问题需要探讨，并进一步说明下一步的诊治方案）

您今天是因为脖子疼来就诊，这种情况已经持续一个月了，近日症状加重。

D：通过刚才和您的交流，您的中医诊断是项痹（气血两

虚证）。西医诊断颈椎病

治疗法则：益气养血，醒脑宁神

方药：颈舒汤加减

葛根 24g	当归 10g	桂枝 9g
黄芪 6g	白芍 9g	茯苓 12g
狗脊 6g	全蝎 10g	炙甘草 6g
熟地 6g		

7 剂水煎服，日一剂，早晚温服。

六、病例小结

×××，27 岁，颈部酸痛一月余入院。患者一月前因长期加班，长时间未活动致颈部疼痛，发病以来未做治疗，疼痛一直未缓解，为进一步治疗来我院治疗。查体示：体温：36.5℃，脉搏：80/min 血压：125/86mmhg。触诊，左侧肩胛内侧及 C5、6 椎体左侧双侧风池穴明显压痛，上肢牵拉实验左侧㈩右㈠；压顶实验㈩颈椎 X 线正、侧、斜位片示：颈椎椎体正常排列，生理曲度变直。

中医四诊：神志清楚，精神差，舌淡红，有齿痕，苔白而润，脉沉细无力。

诊断：项痹—气血两虚型

治法：益气养血，醒脑宁神

推荐方药：颈舒汤加减。葛根、当归、桂枝、黄芪、白术、白芍、茯苓、狗脊、全蝎、炙甘草、熟地、党参等。水煎服，日三次。

辅助治疗：进行针灸治疗，日一次

81. 颈椎病（寒湿痹阻）

一、准备（有礼貌地自我介绍及询问患者一般资料，工作等情况）

D：您好，我是您的接诊医生，我叫 ×××，请问您叫什么名字？

P：叫 ×××。

D：您家住哪里？

P：菊花村 ×× 号。

D：今年多大年龄？

P：25 岁。

D：您从事什么工作呢？

P：我从事 IT 工作。

D：您的联系电话是？

P：12345678910。

二、信息收集

1. 主诉：

D：请问哪里不舒服？

P：你好医生，我的脖子疼，手也有点麻。

D：有多久了呢？

P：我疼了一个星期了，就是脖子疼，基本不能扭头。

D：您自己认为是什么原因呢？过去有过这种情况吗？

P：一周前有一天通宵加班加上吹空调，结果第二天就脖子疼，动不了了。

D：从发病到现在有去哪里诊疗过吗？做过哪些检查吗？诊断是什么？服用过药物没？效果怎么样？

P：没有去过医院，也没有吃过药。

D：除了这个症状以外，还有哪里不舒服？还有别的症状吗？最近体力怎么样，有没有感觉累？

P：有的时候脖子疼扯得头疼，手经常是麻的，而且感觉脖子是凉的，而且脖子老是出冷汗。

D：那平时血压怎么样？现在我给你量个血压。

P：平时血压不高。

D：饮食怎么样？二便如何呢？

P：饭量还是正常的，就是喜欢喝温开水。小便正常，大便有一点黏。

2. 询问现病史：

3. 诊治经过：

4. 病后一般状况：

5. 询问既往史：

D：您过去身体怎么样？有没有得过什么疾病？有过麻疹、水痘等传染病史吗？

P：之前一直挺好的，没什么病。无传染病史。

D：是否做过手术？是否输过血？

P：都没有。

D：接种过什么疫苗吗？什么时候接种的？

P：生后1周接种卡介苗，6个月时服小儿麻痹糖丸，18个月注射百日破三次联疫苗。

D：您是否对某些药物过敏？饮食方面呢？比如对海鲜类的食物过敏吗？

P：没有。

6. 询问个人史：

D：有没什么特殊嗜好？平时吸烟、喝酒吗？喜欢吃辛辣刺激或者喜欢吃生冷寒凉食物吗？

P：不抽烟、不喝酒。

D：您的配偶有没有相关感染疾病呢？

P：没有。

D：您的婚姻状况是？

P：未婚。

D：有没有冶游史？

P：没有。

三、信息给予

1. 解释诊断性操作的理论依据，如体格检查、实验室检查等

D：您最好再去拍一个颈椎的X片，更好地明确诊断。排除这个关节的外伤病变，接下来我们将根据实际情况来共同确定接下来的治疗方案。谢谢您的配合。

P：好的。

D：看看舌苔（舌质淡，苔白）

摸摸脉象（脉弦细）

常规检查（体温36.5℃，脉率80/min，

呼吸24/min，血压130/84mmHg）

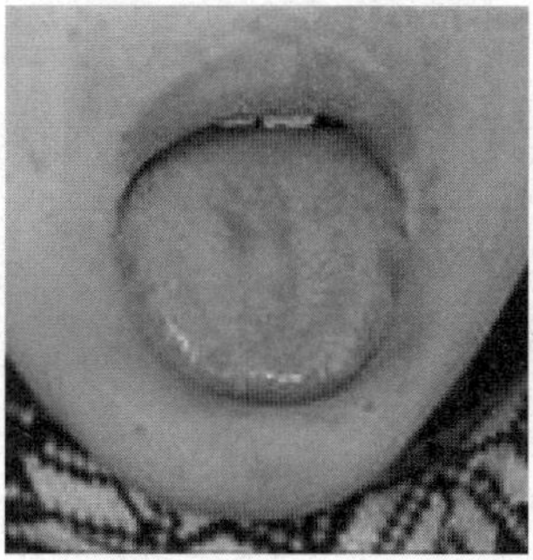

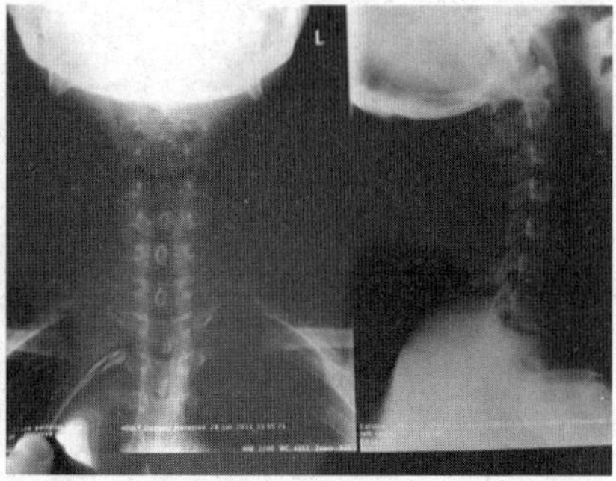

2. 告诉病人他/她目前身体情况，如体格检查、实验室检查的结果，解剖学异常诊断的结果

检查回来，根据检查结果。

X线颈部片：颈椎生理弯曲消失。

检查回来，根据您的X线结果和你描述的症状，我认为您的初步诊断是项痹，结合中医特点，舌质淡，苔白，脉弦细，可辩证为寒湿痹阻。西医是颈椎病。

我先给您用中药内服，然后你配合针灸治疗，运动疗法也必不可少，平时加强颈部的活动锻炼，一个疗程之后你再来复查。

四、理解安慰病人

（认同病人所付出的努力、所取得的成就、所需要克服的困难，如感谢病人的配合，体察病人的暗示、配合、默契）

您这次检查很配合，这个病不严重的，您不要有心理压力，但是也不能忽视它，有不舒服要及时就医，之后您可能需要注意按时吃药，注意锻炼，给您用了中药方颈舒汤加减，每天一剂，早晚两次分服。禁止辛辣刺激或寒凉食物。我会关注您的病情。

五、结束问诊

（问病人是否还有其他的问题需要探讨，并进一步说明下一步的诊治方案）

治疗法则：益气养血，祛风通络

方药：颈舒汤加减

葛根 30g	当归 15g	黄芪 30g
炒白术 15g	白芍 12g	茯苓 30g
狗脊 12g	全蝎 10g	炙甘草 10g
羌活 30g	独活 30g	

3 剂水煎服，日一剂，早晚温服，有变化随诊。

六、病例小结

×××，52 岁，左上肢酸痛 2 周，无任何治疗。体温 36.5℃，脉率 80/min，呼吸 24/min，血压 130/84mmHg。X 线肩关节片：无明显异常。中医四诊：神志清，精神差，舌质淡，苔白，脉细弱。

中医诊断：露肩风或露肩风或肩凝风（气血亏虚）

西医诊断：左肩关节周围炎

治疗法则：益气养血，祛风通络

方药：黄芪桂枝五物汤加减

黄芪 9g	桂枝 9g	芍药 9g
生姜 18g	大枣 4 枚	当归 12g
生地 12g	川芎 10g	

3 剂水煎服，日一剂，早晚温服，有变化随诊。

82. 颈椎病（痰瘀阻络）

一、准备（有礼貌地自我介绍及询问患者一般资料，工作等情况）

D：您好，我是您的接诊医生，我叫 ×××，请问您叫什么名字？

P：叫 ×××。

D：您家住哪里？

P：雨花路 ×××。

D：今年多大年龄？

P：42 岁。

D：您从事什么工作呢？

P：电脑程序员。

D：您的联系电话是？

P：12345678910。

二、信息收集

1. 主诉：

D：请问哪里不舒服？

P：你好医生，我就是颈椎刺痛，按压时候更疼，夜间疼痛睡不着。

D：有多久了呢？

P：大约有 6 年了，期间这个颈椎痛一直反反复复，这半个月感觉比以前还严重了。

D：您自己认为是什么原因呢？过去有过这种情况吗？

P：也没有什么因素引起，感觉就是慢慢地在加重。

D：从发病到现在有去哪里诊疗过吗？做过哪些检查？诊断是什么？服用过药物没？效果怎么样？

P：没去正规医院检查过，就经常去我们小区的诊所看了吃了点药，然后也做过颈椎牵引，牵引后感觉效果不错。

D：除了这个症状以外，还有哪里不舒服？还有别的症状吗？最近体力怎么样，有没有感觉累？

P：会累的，偶尔还伴有头晕，上肢麻木，恶心。

D：那平时血压怎么样？现在我给你量个血压。

P：平时血压不高。

D：最近饮食、大小便、睡眠怎么样？

P：饮食和以前一样，没什么变化，大小便也正常，就是睡眠不好，有时候晚上会被痛醒，醒后就很难入睡了。

2. 询问现病史：

3. 诊治经过：

4. 病后一般状况：

5. 询问既往史：

D：您过去身体怎么样？有没有得过什么疾病？有过肝炎、结核等传染病史吗？

P：之前一直挺好的，没什么病。无传染病史。

D：是否做过手术？是否输过血？

P：都没有。

D：接种过什么疫苗？什么时候接种的？

P：生后1周接种卡介苗，6个月时服小儿麻痹糖丸，18个月注射百日破三次联疫苗。

D：您是否对某些药物过敏？饮食方面呢？比如对海鲜类的食物过敏吗？

P：没有。

6. 询问个人史：

D：有没什么特殊嗜好？平时吸烟、喝酒吗？

P：平时偶尔喝一点酒，不吸烟。

D：您的配偶有没有相关感染疾病呢？

P：没有。

D：您的婚姻状况是？

P：已婚。

D：是否有孩子？孩子身体状况挺好的吧？

P：有孩子，很健康。

D：您家里有没有遗传性的疾病？

P：没有。

三、信息给予

1. 解释诊断性操作的理论依据，如体格检查、实验室检查等

D：您最好再去拍一个颈椎的X片，更好地明确诊断。排除这个关节的外伤病变，接下来我们将根据实际情况来共同确定接下来的治疗方案。谢谢您的配合。

P：好的。

D：看看舌苔（舌暗有瘀点，苔白滑）

摸摸脉象（脉弦数。）

常规检查（体温36.5℃，脉率80/min，

呼吸24/min，血压130/84mmHg）

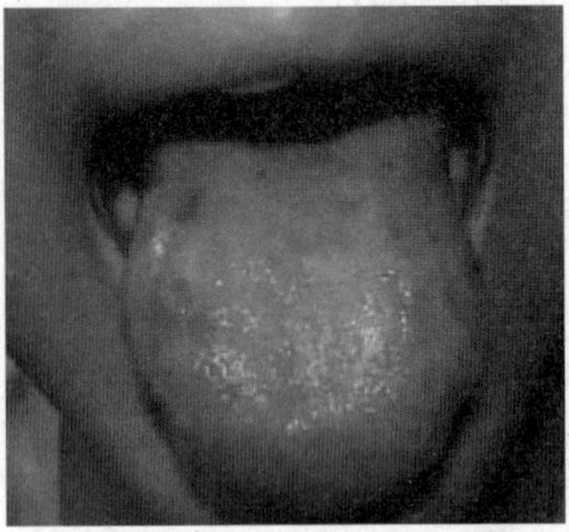

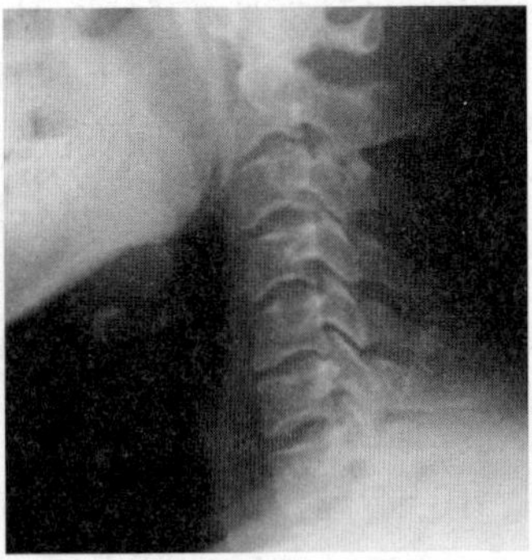

2. 告诉病人他 / 她目前身体情况，如体格检查、实验室检查的结果，解剖学异常诊断的结果

检查回来，根据检查结果。

根据您的 X 线结果和你描述的症状，我认为您的初步诊断是颈痹，结合中医特点伴头晕，上肢麻木，恶心，夜间加重等症状舌暗有瘀点、苔白腻，脉弦涩，可辩证为痰瘀阻络证。西医是颈椎病。

我先给您用中药内服，然后你配合针灸治疗，牵引，限制颈部活动，平时多休息，改变您的生活习惯和工作习惯，一个疗程之后你再来复查。

四、理解安慰病人

（认同病人所付出的努力、所取得的成就、所需要克服的困难，如感谢病人的配合，体察病人的暗示、配合、默契）

您这次检查很配合，这个病不严重的，您不要有心理压力，但是也不能忽视它，有不舒服要及时就医，之后您可能需要注意按时吃药，注意锻炼，给您用了中药方颈舒汤加减，每天一剂，早晚两次分服。禁止辛辣刺激或寒凉食物。我会关注您的病情。

五、结束问诊

（问病人是否还有其他的问题需要探讨，并进一步说明下一步的诊治方案）

方药：颈舒汤加减

葛根 18g	当归 15g	桂枝 9g
黄芪 12g	白术 12g	白芍 12g
茯苓 12g	狗脊 15g	全蝎 6g
炙甘草 6g	法半夏 12g	陈皮 9g
红花 12g	丹参 12g	

水煎取 450mL，150mL/ 次，每日三次，口服。

六、病例小结

张 ××，45 岁，颈部疼痛 6 年余，加重半月。现病史：患者于 6 年前无明显诱因出现颈部疼痛，逐渐加重，伴有头晕、上肢放射性疼痛等症状、夜间加重，就诊于当地，经治疗后症状好转（具体治疗不详），效不佳，期间症状时有发作，近半月以来上述症状加重未予特殊治疗，近为求进一步治疗遂来我院门诊就诊。查体示：颈椎生理曲度变直，颈部肌肉僵硬，活动受限，触之颈 4–7 棘突右侧有压痛，且向右上肢放射，右侧臂丛神经牵拉（+），右侧椎间孔挤压试验（–），扣顶试验（+），屈颈试验（–），双侧肱二头肌反射、肱三头肌反射、挠骨膜反射存在，双手霍氏征（–），上肢肌力可。双侧上肢皮肤感觉正常。中医四诊：神志清楚，精神差，舌暗有瘀点，脉弦涩。

中医诊断：颈痹—痰瘀阻络

西医诊断：颈椎病

法治：去湿化痰，通络止痛。

方药：颈舒汤加减

葛根 18g	当归 15g	桂枝 9g
黄芪 12g	白术 12g	白芍 12g
茯苓 12g	狗脊 15g	全蝎 6g
炙甘草 6g	法半夏 12g	陈皮 9g
红花 12g	丹参 12g	

水煎取 450mL，150mL/ 次，每日三次，口服。

83. 桡骨茎突狭窄性腱鞘炎——气郁痰瘀证

一、准备（有礼貌地自我介绍及询问患者一般资料，工作等情况）

D：您好，我是您的接诊医生，我叫 ×××，请问您叫什么名字？

P：我叫 ×××。

D：请问你家住哪里？

P：呈贡区景明南路 ××× 号。

D：今年多大年纪？

P：49 岁。

D：请问你从事什么工作？

P：银行职员。

D：您的电话号码是多少？

P：12345678910。

二、信息收集

1. 主诉：

D：请问您哪里不舒服？

P：我右手腕这里肿了，还很痛，感觉里面好像有什么东西，有点硬。

D：有多久了？

P：差不多有一个月左右了，刚开始的时候有点痛，没有过多注意。

D：您认为是什么原因导致的？

P：开始的时候我以为被什么虫子咬了。

D：从发病到现在有没有去哪里诊治过？做过什么检查？诊断是什么？服用过什么药物？效果怎么样？

P：没有看过，在家里面自己涂抹了一下药膏，感觉没有什么效果，就一直拖着，我以为会慢慢地好起来。

D：记得药膏叫什么名字吗？

P：不记得了。

D：除了这些症状，还有哪里不舒服吗？

P：手腕不能拿重物，也不能像以前那样随意弯曲了。

D：最近睡眠怎么样？饮食如何？大小便咋样？

P：最近睡眠不是太好，有时候夜间不小心碰到会被疼醒，饮食偏清淡，大小便还可以。

2. 询问现病史：

3. 诊治经过：

4. 病后一般状况：

5. 询问既往史：

D：您以往身体状况怎么样？有没有得过什么病？有没有结核、麻疹等传染病史？

P：之前身体状况一直还不错，没有得过什么病，没有传染病史。

D：有没有高血压、糖尿病、冠心病等病史？

P：血压偏高一点，其他的没有。

D：血压平时测量高压跟低压大概是多少？有没有服用降压药物？

P：142/80mmhg，没有服用。

D：有没有药物及食物过敏史？有没有接种过疫苗？

P：没有。

6. 询问个人史：

D：出生于什么地方？居住的地方潮湿吗？有没有接触一些放射性物质？

P：出生于本地，其他没有。

D：平时有没有什么特殊嗜好，有没有吸烟、饮酒等嗜好？

P：没有。

D：平时月经怎么样？量多不多，颜色淡还是深？

P：以前月经正常，现在绝经了。

D：您的家族有没有什么遗传病史？

P：没有。

D：您的爱人身体怎么样？现在有几个孩子？他们的身体状况怎么样？

P：有两个孩子，一男一女，身体都挺好。

三、信息给予

1. 解释诊断性操作的理论依据，如体格检查、实验室检查等

D：现在我查看一下您的舌、脉象，请您配合一下好吗？

P：舌苔薄腻，质暗隐紫，脉弦涩

D：我帮您做一个常规检查？

P：（体温 36.7℃　心率 78 次 / 分　呼吸 19 次 / 分　血压 140/78mmhg）

D：您现在先去拍一个右手腕部的 X 线片，我看看手腕片子上的情况。

P：好的。

2. 告诉病人他/她目前身体情况，如体格检查、实验室检查的结果，解剖学异常诊断的结果

现在根据您的检查结果，X线片未见明显异常，根据您所描述的症状，我初步诊断为桡骨茎突狭窄性腱鞘炎，根据您的舌脉象，诊断为筋脉瘀阻证，现在我给你开三服中药，然后给您打一针局部封闭针，您一周后来随诊。

四、理解安慰病人

（认同病人所付出的努力、所取得的成就、所需要克服的困难，如感谢病人的配合，体察病人的暗示、配合、默契）

D：您这次检查很配合，这个病不严重的，您不要有太多的心理压力，但是也不能忽视它，如果回去以后有任何不适要及时随诊，回家后按时吃中药，给您开了效灵活络汤，回家以后用冷水泡半小时，煮开后15分钟，每天饭后各一次，每次300mL，每服中药熬两天，禁止吃一些辛辣、冷的食物。最近多注意休息，右手不要拿一些重物。我会随时关注您的病情。

五、结束问诊

（问病人是否还有其他的问题需要探讨，并进一步说明下一步的诊治方案）

治疗原则：行气解郁，化痰祛瘀。

方药：越鞠丸合血府逐瘀汤加减

川芎 20g	香附 10g	苍术 20g
乳香 20g	没药 20g	当归 15g
丹参 12g	桃仁 12g	黄芪 20g
党参 10g	白术 15g	郁金 10g
延胡索 15g	陈皮 15g	甘草 8g

3 剂水煎服，早中晚各一次，两日一剂。

六、病例小结

×××，49 岁，右手腕部肿胀、疼痛一月余，未进行任何治疗，体温 36.7℃，心率 78 次 / 分，呼吸 19 次 / 分，血压 140/78mmhg，X 线显示未见明显异常，专科查体：手腕部扪及肿胀，压痛明显；中医四诊：神志清，精神尚可，舌苔薄腻，质暗隐紫，脉弦涩。

中医诊断：筋伤—气郁痰瘀证

西医诊断：桡骨茎突狭窄性腱鞘炎

方药：越鞠丸合血府逐瘀汤加减

川芎 20g	香附 10g	苍术 20g
乳香 20g	没药 20g	当归 15g
丹参 12g	桃仁 12g	黄芪 20g
党参 10g	白术 15g	郁金 10g
延胡索 15g	陈皮 15g	甘草 8g

3 剂水煎服，早中晚各一次，两日一剂。

84. 桡骨茎突狭窄性腱鞘炎——筋脉瘀阻证

一、准备（有礼貌地自我介绍及询问患者一般资料，工作等情况）

D：您好，我是您的接诊医生，我叫 ×××，请问您叫什么名字？

P：我叫 ×××。

D：请问你家住哪里？

P：呈贡区景明南路 ××× 号。

D：今年多大年纪？

P：49 岁。

D：请问你从事什么工作？

P：银行职员。

D：您的电话号码是多少？

P：12345678910。

二、信息收集

1. 主诉：

D：请问您哪里不舒服？

P：我右手腕这里肿了，还很痛，感觉里面好像有什么东西，有点硬。

D：有多久了？

P：差不多有一个月左右了，刚开始的时候有点痛，没有过多注意。

D：请问您最近有没有受过外伤？

P：没有。

D：您认为是什么原因导致的？

P：开始的时候我以为被什么虫子咬了。

D：从发病到现在有没有去哪里诊治过？做过什么检查？诊断是什么？服用过什么药物？效果怎么样？

P：没有看过，在家里面自己涂抹了一下药膏，感觉没有什么效果，就一直拖着，我以为会慢慢地好起来。

D：记得药膏叫什么名字吗？

P：不记得了。

D：除了这些症状，还有哪里不舒服吗？

P：手腕不能拿重物，也不能像以前那样随意弯曲了。

D：最近睡眠怎么样？饮食如何？大小便咋样？

P：最近睡眠不是太好，有时候夜间不小心碰到会被疼醒，饮食偏清淡，大小便还可以。

2. 询问现病史：

3. 诊治经过：

4. 病后一般状况：

5. 询问既往史：

D：您以往身体状况怎么样？有没有得过什么病？有没有结核、麻疹等传染病史？

P：之前身体状况一直还不错，没有得过什么病，没有传染病史。

D：有没有高血压、糖尿病、冠心病等病史？

P：血压偏高一点，其他的没有。

D：血压平时测量高压跟低压大概是多少？有没有服用降压药物？

P：142/80mmhg，没有服用。

D：有没有药物及食物过敏史？有没有接种过疫苗？

P：没有。

6. 询问个人史：

D：出生于什么地方？居住的地方潮湿吗？有没有接触一些放射性物质？

P：出生于本地，其他没有。

D：平时有没有什么特殊嗜好，有没有吸烟、饮酒等嗜好？

P：没有。

D：平时月经怎么样？量多不多，颜色淡还是深？

P：以前月经正常，现在绝经了。

D：您的家族有没有什么遗传病史？

P：没有。

D：您的爱人身体怎么样？现在有几个孩子？他们的身体状况怎么样？

P：有两个孩子，一男一女，身体都挺好。

三、信息给予

1. 解释诊断性操作的理论依据，如体格检查、实验室检查等

D：现在我查看一下您的舌、脉象，请您配合一下好吗？

P：舌质暗紫，少苔，脉微迟涩

D：我帮您做一个常规检查？

P：（体温 36.7℃　心率 78 次 / 分　呼吸 19 次 / 分　血压 140/78mmhg）

D：您现在先去拍一个右手腕部的 X 线片，我看看手腕片子上的情况。

P：好的。

2. 告诉病人他 / 她目前身体情况，如体格检查、实验室检查的结果，解剖学异常诊断的结果

现在根据您的检查结果，X 线片未见明显异常，根据您所描述的症状，我初步诊断为桡骨茎突狭窄性腱鞘炎，根据您的舌脉象，诊断为筋脉瘀阻证，现在我给你开三服中药，然后给您打一针局部封闭针，您一周后来随诊。

四、理解安慰病人

（认同病人所付出的努力、所取得的成就、所需要克服的困难，如感谢病人的配合，体察病人的暗示、配合、默契）

D：您这次检查很配合，这个病不严重的，您不要有太多的心理压力，但是也不能忽视它，如果回去以后有任何不适要及时随诊，回家后按时吃中药，给您开了效灵活络汤，回家以后用冷水泡半小时，煮开后 15 分钟，每天饭后各一次，每次 300mL，每服中药熬两天，禁止吃一些辛辣、冷的食物。最近多注意休息，右手不要拿一些重物。我会随时关注您的病情。

五、结束问诊

（问病人是否还有其他的问题需要探讨，并进一步说明下一步的诊治方案）

治疗原则：活血化瘀，通络止痛。

方药：效灵活络汤加减

乳香 20g	没药 20g	当归 15g
丹参 12g	桃仁 12g	黄芪 20g
党参 10g	白术 15g	砂仁 15g

郁金 10g	香附 10g	甘草 8g

3 剂水煎服，早中晚各一次，两日一剂。

六、病例小结

×××，49 岁，右手腕部肿胀、疼痛一月余，未进行任何治疗，体温 36.7℃，心率 78 次 / 分，呼吸 19 次 / 分，血压 140/78mmhg，X 线显示未见明显异常，专科查体：桡骨茎突前缘扪及肿胀，掌横纹出黄豆大小痛性结节，压痛明显；中医四诊：神志清，精神尚可，舌质暗紫，少苔，脉微迟涩。

中医诊断：筋伤—筋脉瘀阻证

西医诊断：桡骨茎突狭窄性腱鞘炎

方药：效灵活络汤加减

乳香 20g	没药 20g	当归 15g
丹参 12g	桃仁 12g	黄芪 20g
党参 10g	白术 15g	砂仁 15g
郁金 10g	香附 10g	甘草 8g

3 剂水煎服，早中晚各一次，两日一剂。

85. 桡骨茎突狭窄性腱鞘炎（气虚血瘀）

一、准备（有礼貌地自我介绍及询问患者一般资料，工作等情况）

D：你好，请问您叫什么名字？

P：叫 ×××。

D：请问你家住哪里？

P：呈贡区景明南路 ××× 号。

D：你今年多大年纪？

P：49 岁。

D：请问你从事什么工作？

P：银行职员。

D：你的联系电话是多少？

P：12345678910。

二、信息收集

1. 主诉：

D：请问你哪里不舒服？

P：我右手腕这里肿了，还很痛，能摸到一个小包块，有点硬。

D：有多久了？

P：差不多有一个月左右了，刚开始的时候有点痛，没有过多注意。

D：您认为是什么原因导致的？以前有没有过这种情况？

P：没什么特殊原因，可能最近加班用电脑比较多，以前也没有过类似的情况。

D：你仔细回想一下，最开始痛的时候有没有受过外伤？

P：没有。

D：你感觉什么时候疼痛会加重或者缓解一点？

P：加班比较累的时候用电脑用得比较多的时候疼得比较厉害，用热毛巾敷了疼痛后好一点。

D：从发病到现在有没有去哪里诊治过？做过什么检查？诊断是什么？服用过什么药物？效果怎么样？

P：没有看过，在家里面自己贴了一下膏药，感觉没有什么效果，就一直拖着，我以为会慢慢地好起来。

D：记得膏药叫什么名字吗？

P：不记得了。

D：除了这些症状，还有哪里不舒服吗？

P：感觉最近少气无力的，手腕不能拿重物，也不能像以前那样随意弯曲了。

D：最近睡眠怎么样？饮食如何？大小便咋样？

P：睡眠、饮食还可以，大小便没有什么特殊的。

2. 询问现病史：

3. 诊治经过：

4. 病后一般状况：

5. 询问既往史：

D：您以往身体状况怎么样？有没有得过什么病？有没有

结核、麻疹等传染病史？有没有高血压、糖尿病、心脏病、痛风或者类风湿性关节炎。有没有受过外伤、做过手术？

P：之前身体状况一直还不错。没得过什么病，也没受过外伤、做过手术。

D：有没有药物及食物过敏史？

P：没有。

6. 询问个人史：

D：出生于什么地方？居住的地方潮湿吗？有没有接触一些放射性物质？

P：出生于本地，其他没有。

D：平时有没有什么特殊嗜好，有没有吸烟、饮酒等嗜好？

P：没有。

D：平时月经怎么样？

P：去年绝经了。

D：您的爱人身体怎么样？现在有几个孩子？他们的身体状况怎么样？

P：有两个孩子，爱人和孩子身体都挺好。

D：您的家族有没有什么遗传病史？

P：没有。

三、信息给予

1. 解释诊断性操作的理论依据，如体格检查、实验室检查等

D：现在我查看一下您的舌、脉象，请您配合一下好吗？

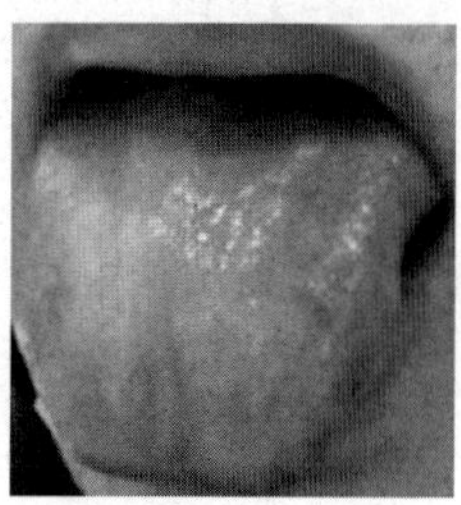

P：舌胖大，质暗紫，脉沉涩。

D：我帮您做一个常规检查？

P：（体温 36.7 ℃　心率 78 次 / 分　呼吸 19 次 / 分　血压 136/78mmhg）

2. 告诉病人他 / 她目前身体情况，如体格检查、实验室检查的结果，解剖学异常诊断的结果

现在根据您的检查结果，X 线片未见明显异常，根据您所描述的症状，我初步诊断为桡骨茎突狭窄性腱鞘炎，根据您的舌脉象，诊断为气虚血瘀证，现在我给你开三服中药，然后给您打一针局部封闭针，您一周后再来看看情况。

四、理解安慰病人

（认同病人所付出的努力、所取得的成就、所需要克服的困难，如感谢病人的配合，体察病人的暗示、配合、默契）

D：您这次检查很配合，这个病不严重的，您不要有太多的心理压力，但是也不能忽视它，如果回去以后有任何不适要及时随诊，回家后按时吃中药，给你开了中药，回家以后用冷水泡半小时，煮开后 15 分钟，每天三次，每次 200mL，每服中药熬两天，少吃一些辛辣、冷的食物。最近多注意休息，减少右手关节的活动。

五、结束问诊

（问病人是否还有其他的问题需要探讨，并进一步说明下一步的诊治方案）

治疗原则：活血化瘀，通络止痛

方药：桃红四物汤加减

桃仁 15g	红花 10g	黄芪 40g
党参 30g	川芎 15g	当归 15g
丹参 12g	白术 15g	三棱 15g
莪术 15g	醋延胡索 15g	甘草 8g

3 剂水煎服，早中晚各一次，两日一剂。

六、病例小结

×××，49 岁，右手腕部肿胀、疼痛一月余，未进行任何治疗，体温 36.7℃，心率 78 次 / 分，呼吸 19 次 / 分，血压 136/78mmhg，X 线显示未见明显异常，专科查体：手腕部扪及直径约 3cm 的圆形包块，边界清，质稍硬，活动度可，压痛明显，肤温不高，右手腕部活动轻度受限。中医四诊：神志清，精神尚可，舌胖大，质暗紫，脉沉涩。

中医诊断：筋伤—气虚血瘀证

西医诊断：桡骨茎突狭窄性腱鞘炎

方药：桃红四物汤加减

桃仁 15g	红花 10g	黄芪 40g
党参 30g	川芎 15g	当归 15g
丹参 12g	白术 15g	三棱 15g
莪术 15g	醋延胡索 15g	甘草 8g

3 剂水煎服，早中晚各一次，两日一剂。

六、针灸科

86. 腰痛——气滞血瘀型

赵　蕾　袁自水

一、准备（有礼貌地自我介绍及询问患者一般资料，工作等情况）

D：您好，我是您的接诊医生，我叫 ×××，请问您叫什么名字？

P：叫 ×××。

D：家住哪里？

P：学府路 ××× 号。

D：今年几岁？

P：28 周岁。

D：联系电话是？

P：12345678910。

二、信息收集

1. 主诉：

D：您是哪儿不舒服？

P：我就是腰疼（手按压腰部不舒服部位），想让您看看究竟是什么情况，是不是腰椎出了问题？

D：您不用着急，您放心，我给您好好检查一下，千万别着急。请您用手指一下，哪个地方疼？

P：就这（撩起衣服，手指左侧腰部位置）。

D：您腰疼多长时间了？

P：半个月前一直疼到现在还在疼。

2. 询问现病史：

D：当时是因为什么引起的？

P：我 3 天前打篮球不小心把腰给扭伤了，到现在还是疼。

D：是怎么样痛呢？

P：隐隐地疼。

D：那什么时候疼痛会缓解一点呢？

P：白天的时候稍微会好一点，平躺休息后也会好一点。

D：在什么情况下腰疼痛加重？

P：站久了。

D：除了腰疼还有哪个地方不舒服吗？

P：没有了。

3. 诊治经过：

D：从发病到现在有去哪里看过吗？

P：没有。

D：病后饮食怎么样？

P：还好，跟以前没什么区别。

D：最近体重有没有什么变化？

P：没什么变化。

D：大小便怎么样？有没有什么变化？

P：都正常，没什么变化。

D：睡眠呢？

P：还好，只是有时候晚上会被痛醒。

4. 病后一般状况：

5. 询问既往史：

D：您过去身体怎么样？有没有得过什么疾病？

P：我身体一直都很好，没得过什么病。

D：高血压、糖尿病、冠心病、肺结核这些都没有得过吗？

P：没有。

D：有做过手术吗？有输过血吗？

P：没有。

D：有没有对什么食物、药物的过敏史？

P：没有。

D：您家里有没有遗传性的疾病？

P：没有。

6. 询问个人史：

三、信息给予

1. 解释诊断性操作的理论依据，如体格检查、实验室检查等

P：首先，我先给你做个腰部体格检查（腰部叩诊、腿抬高实验、4 字实验），然后再去拍个腰椎的 X 片和 MRI，看看有到底是什么问题，放轻松，不要紧张。

D：好的。

体格检查示：腰 2、腰 3、腰 4 椎体两侧有压痛，直腿抬高实验（－），4 字实验（－）。

舌脉象：舌质紫暗，脉涩。

影像学检查：腰椎正侧位 X 片及 MRI 未见明显异常。

2. 告诉病人他 / 她目前身体情况，如体格检查、实验室检查的结果，解剖学异常诊断的结果

D：您的检查结果出来了，根据目前你的检查结果，X 片上没看到腰椎有骨折，腰椎核磁也没有发现有腰椎间盘突出，您这应该就是一个简单的腰痛病，就是西医所说的急性腰扭伤，腰部刺痛，舌质紫暗，脉涩，中医四诊合参，辩证为：瘀血阻滞。

P：好的。

四、理解安慰病人

（认同病人所付出的努力、所取得的成就、所需要克服的困难，如感谢病人的配合，体察病人的暗示、配合、默契）

P：您这个病就是一个临床较常见的急性腰扭伤，不算很严重，但也不能轻视，注意休息，不要做剧烈的运动，配合治疗，很快就可以好起来了

五、结束问诊

（问病人是否还有其他的问题需要探讨，并进一步说明下一步的诊治方案）

P: 请问对您的疾病还有什么问题吗？有没有什么不了解的？

您目前的治疗方案主要是针灸加上一些活血化瘀的中药内服，相信您很快就能够康复。

六、病例小结

×××，28 岁，腰部疼痛 3 天入院。患者因 3 天前打篮球扭到腰部致腰部疼痛，发病以来未做过任何检查和治疗，疼痛一直未缓解，为进一步治疗来我院治疗。查体示：腰 2、腰 3、腰 4 椎体两侧有压痛，直腿抬高实验（–），4 字实验（–）。影像学检查：腰椎正侧位 X 片及 MRI 未见明显异常。

中医四诊：神志清楚，精神差，舌质紫暗，脉涩。

中医诊断：腰痛病——瘀血阻滞；西医诊断：急性腰扭伤

中医治则：舒筋活络，活血化瘀

方药：身痛逐瘀汤加减

秦艽 12g	川芎 15g	桃仁 9g

红花 9g	甘草 9g	羌活 9g
没药 3g	当归 15g	灵脂 5g
香附 6g	牛膝 12g	地龙 6g

针灸治疗：以子午流注针法开穴，配合补缓泻急取穴法。

血海穴、膈腧穴、大肠俞、委中穴、腰阳关、肾俞穴根据病情适当加减。

87. 中风后遗症——风痰阻络型

一、准备（有礼貌地自我介绍及询问患者一般资料，工作等情况）

D：您好，我是您的接诊医生，我姓 ×，现在针对您的病情向您了解一下相关情况，希望您配合。

请问您家住哪里？

P：民航路 ×× 号。

D：您好，我叫 ×××，请问你叫什么名字？

P：我叫 ×××。

D：今年多大年纪？

P：64 岁。

D：您从事什么工作呢？

P：我已经退休了，以前是公务员。

二、信息收集

1. 主诉：

D：请问您现在哪里不舒服？

P：医生，我左边的手脚不灵活，手臂也伸不直。

D：有多久了呢？

P：2 个月了。

D：现在你感觉最不舒服的除了手脚不灵活之外，还有没有觉得头晕头痛或者哪里不舒服？

P：嗯，现在就头有一点晕，没有头痛。

感觉这两个月以来说话就有些说不清楚，有时候还会流口水。

D：手脚麻不麻呢？

P：麻的。

2. 询问现病史：

D：当时手脚不灵活是怎么发生的？

P：我记得两个月前的晚上起来上厕所的时候突然感觉头痛、头晕，我就扶着墙回去睡了，第二天早上醒来发现左边的手脚就不怎么灵活了。

D：您以前有高血压吗？

P：以前在社区里体检，医生说我血压有点高。

P：最高到多少呢？

D：记不清了，也没怎么测量。

D：当时医生给你开降压药没？

P：开了一些降压药，但吃了一段时间觉得头不晕不痛了就没吃了。

D：当时开了什么降压药呢？

P：忘记了。

D：是什么时候体检的呢？

P：大概两年前吧。

3. 诊治经过：

D：从发病到现在去哪里看过病吗？

P：有的，之前去昆华医院住过一次院。

D：当时做了什么治疗呢？

P：记得输了一些液，吃了一些药。

D：输了什么液呢？吃了什么药呢？

P：记得有一个口服药是血栓通，其他就记不得了。

D：医生给你做了哪些检查呢？

P：做了一个 CT，还有核磁共振。

D：医生怎么说呢？
P：当时主治医生说是右边基底节区梗塞。
D：把您的检查单和出院记录拿给我们看看。
4. 病后一般状况：
D：饮食怎么样？
P：原来很爱吃肥肉，但现在不吃了。
D：大小便怎么样，有没有变化？
P：小便正常，大便有点稀。
D：最近睡眠怎么样？
P：睡眠不太好，早上起来痰特别多。
P：痰什么颜色？好咯吗？
D：白色的，不好咯。
5. 询问既往史：
D：您过去身体怎么样？有没有得过什么疾病？
P：除了血压高一点之外，没有其他病。
D：有肝炎、结核病吗？
P：没有。
D：有冠心病或者糖尿病吗？
P：没有。
D：之前有没有做过手术呢？
P：没有。
D：有没有对什么药物或者食物过敏的？
P：没有。
6. 询问个人史：
D：您原来是做什么工作的？
P：以前是公务员。
D：有没什么特殊嗜好？平时吸烟、喝酒吗？
P：没有

D：您结婚了吗？

P：结了。

D：您老伴还健在吗？

P：她身体好着呢。

三、信息给予

1. 解释诊断性操作的理论依据，如体格检查、实验室检查等

（1）查看舌苔（舌质暗红，苔白腻），摸脉象（脉弦滑）。

（2）专科检查：

D：首先，我需要给您做一些专科检查。

P：好的。

专科检查：左上肢肌力5级，左下肢5级，右下肢肌力3+级，右上肢肢体肌张力亢进，角膜反射存在，（肱二头肌腱、肱三头肌腱、腹壁、膝腱、跟腱反射）存在。Babiniski征未引出，Oppenheim征未引出，Gordon征未引出，Chaddock征未引出，Hoffmann征未引出，脑膜刺激征，颈项强直阴性，Kerning征阴性，Brudzinski征阴性，闭目难立征：阴性，指鼻试验阴性，轮替试验阴性。循右侧足阳明胃经可触及结节，右手三里、右足三里右丰隆等穴压痛，无经络传感现象。

（3）针对专科检查做出解释及下一步诊察计划：

D：大爷，我现在根据你的描述和我做的检查知道你的情况了，但是我们现在需要给您做一个CT检查来再确认一下脑部梗塞的大小。

P：好的。

D：我们需要给您输液对症支持治疗，您血压高，我们要用降压药给你调理血压，而且您要按时吃护士每天发给您的降压药，等你血压稳定了，我们会给您用针灸治疗，还要给您配合中药治疗。

2. 告诉病人他 / 她目前身体情况，如体格检查、实验室检查的结果，解剖学异常诊断的结果

你是因为左半边肢体活动不利来就诊，发病后虽有治疗，但治疗效果不是特别明显，且持续了 2 个多月，时间比较久。根据患者病情、舌脉象、影像检查，我们给出的中医诊断为：中风后遗症 中经络（风痰阻络型），西医诊断为：脑梗塞。

四、理解安慰病人

（认同病人所付出的努力、所取得的成就、所需要克服的困难，如感谢病人的配合，体察病人的暗示、配合、默契）

五、结束问诊

（问病人是否还有其他的问题需要探讨，并进一步说明下一步的诊治方案）

治法：祛风豁痰，活血通络

针灸治疗：以子午流注针法开穴，配合补缓泻急取穴法。

主穴：四神聪、合谷、足三里、三阴交等穴，可加用风池、丰隆穴，根据病情适当加减。

手法：泻法或平补平泻手法，留针 20 分钟。

中药：半夏白术天麻汤加减

半夏、白术、天麻、陈皮、茯苓、甘草、生姜、大枣

特殊针法：将每周用一次“时空针灸”给您做治疗。时空针灸是朱勉生教授在法国巴黎达芬奇医学院和居里医学院 26 年的中医教学和 29 年欧洲临床实践中，深入解析古代时间取穴方法。用于治疗各种疑难病症，取得满意疗效。对本病的治疗也取得满意疗效。

（1）嘱患者门诊治疗 3 次 /1 周，遵医嘱服药，定期复查；

（2）避风寒，外出家人陪护；（3）积极做康复功能锻炼，如：八段锦、太极拳等。

六、病例小结